レジデントノート増刊

Vol.26-No.14

いま身につけたい
CKD患者を診るチカラ
腎機能を診るチカラ

病態評価、薬剤選択、合併症管理、腎代替療法 など
身近な症例で学ぶ31テーマ

編 西脇宏樹

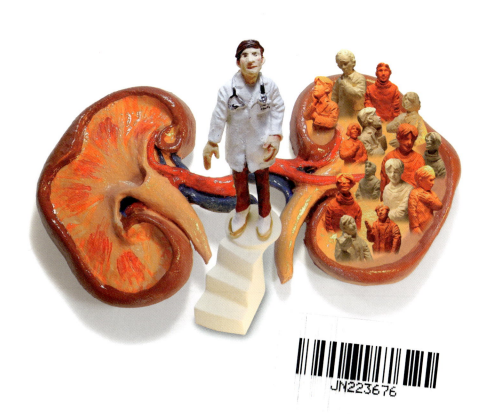

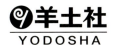
羊土社
YODOSHA

謹告 ―――
　本書に記載されている診断法・治療法に関しては，発行時点における最新の情報に基づき，正確を期するよう，著者ならびに出版社はそれぞれ最善の努力を払っております．しかし，医学，医療の進歩により，記載された内容が正確かつ完全ではなくなる場合もございます．

　したがって，実際の診断法・治療法で，熟知していない，あるいは汎用されていない新薬をはじめとする医薬品の使用，検査の実施および判読にあたっては，まず医薬品添付文書や機器および試薬の説明書で確認され，また診療技術に関しては十分考慮されたうえで，常に細心の注意を払われるようお願いいたします．

　本書記載の診断法・治療法・医薬品・検査法・疾患への適応などが，その後の医学研究ならびに医療の進歩により本書発行後に変更された場合，その診断法・治療法・医薬品・検査法・疾患への適応などによる不測の事故に対して，著者ならびに出版社はその責を負いかねますのでご了承ください．
―――

❖ **本書関連情報のメール通知サービスをご利用ください**

メール通知サービスにご登録いただいた方には，本書に関する下記情報を
メールにてお知らせいたしますので，ご登録ください．

・本書発行後の更新情報や修正情報（正誤表情報）
・本書の改訂情報
・本書に関連した書籍やコンテンツ，セミナーなどに関する情報
※ご登録の際は，羊土社会員のログイン／新規登録が必要です

ご登録はこちらから

序

　慢性腎臓病（CKD）を有する患者は心血管疾患（CVD）のハイリスクグループであり，糖尿病などの合併症も多いです．また腎臓は薬剤の主要な代謝排泄経路であるため，その障害に伴い投与量や投与方法に調整の必要なことがあり，なかには禁忌になる薬剤もあります．もちろんCKDが進行すれば透析や腎移植を考慮していく必要が出てきます．さらにCKDは腎臓内科だけでなくあらゆる診療の場面で遭遇します．CKDを日常臨床で当然のように見かけることは，本書を手にとっていただいた方には同意いただけると思います．

　腎臓に限らず各診療科で身につけてほしい日進月歩の知識や技術，考え方は短い初期研修の期間だけで習得するのはとてもじゃないが不可能です．またセッティングによっては腎臓専門医のいない診療環境もあるでしょう．幸い，現代ではテキストブック的な知識は多くの教科書やウェブ上のリソースもあり，マウスでポチっとすれば簡単に入手できるものの，それだけでCKD患者の診療にあたれるかといったらおそらく答えはNoでしょう．手元に教科書があってすべての疾患・病態に向き合えるのであれば苦労はしません．そのギャップを埋めるのに必要なものは生きた知識だったり経験であると私は考えます．

　本書はCKDを罹患している患者の診療に関して，日常臨床で出会う「困りごと」に寄り添うために既存のテキストブックの枠にとらわれずにつくった「副読本」です．原稿の数だけ病棟の指導医の小噺やミニレクチャーを聞いてもらえる，そのようなイメージで構成し，それを語っていただける経験豊富な方々に執筆を依頼しました．医学に限らず新しい分野を勉強するには3冊の本を読むようにというアドバイスを目にします．CKDを学ぶのであれば腎臓内科全体を俯瞰した分厚い本と白衣に入るハンドブック，そして本書が3冊目になってもらえれば幸いです．

　本書の構成についてその概略を少しご説明します．第1章はまず腎機能障害を有する患者を診たときのfirst actionと，その背景を探るためのCKDと原疾患の関係，尿所見と腎生検の関係で構成されています．第2章ではしつこいくらいに日常臨床で頻繁に遭遇する腎不全と薬剤の問題についてとり上げました．腎機能に応じた薬剤の投与量のクックブックは世のなかに多くあり日常臨床において必携のグッズですが，それをどのように使うのか，腎不全の原因が薬剤にないのか？根底にある考え方は？そのようなことにこの章では触れています．第3章は「CKD患者がERにやってきた，どうしよう？」からはじまり亜急性期から急性期，超急性期のセッティングを想定した項目をとり揃えました．打って変わって第4章ではCKD患者の日常診療，特に定期フォローに主眼を置いたものとしています．はじめて外来研修を行う初期研修医の先生，専門外来

を任された専攻医の先生，腎臓内科医のいない環境でどこか心許なくCKD診療にあたられている先生方等に読んでもらいたい章です．第5章はCKD患者の電解質（Na, K），酸塩基平衡の異常について述べています．執筆陣には特に「CKDに合併した」電解質・酸塩基平衡異常を意識してご執筆いただきました．第6章は進行したCKD，つまり末期腎不全，透析導入についていつからそのアプローチをするのか，シャントのある患者についてどうアプローチするのか，緊急透析は？　という項目からそのとき患者さんが抱えている心理的葛藤に至るまでをカバーしています．そして最後の第7章にはここまでの章を科学的に下支えしているさまざまなエビデンスやガイドラインについてどのように向き合うのか，逆にエビデンスでは語るのが難しい災害や，地域医療におけるCKDへのアプローチについても触れています．

　それぞれの章に他のCKDについて書いた特集や本にはない独自の項目が含まれています．ぜひ手にとっていただき，読んだ後に皆様の視座が少しでも広がったり，新しい発見があったり，診療と患者さんのアウトカムが変わってくれれば，執筆陣にとってこれ以上ない喜びです．

　2024年10月

昭和大学藤が丘病院 内科系診療センター 内科（腎臓）
Division of Nephrology, Department of Medicine, University of Illinois Chicago
西脇宏樹

レジデントノート増刊

Resident Note Extra Number
Vol.26-No.14

contents

いま身につけたい
CKD患者を診るチカラ
腎機能を診るチカラ

病態評価 、薬剤選択 、合併症管理 、腎代替療法 など

身近な症例で学ぶ**31**テーマ

序 ……………………………………………………………………西脇宏樹　3（2437）

Color Atlas ……………………………………………………………10（2444）

第1章　腎機能の悪い患者を診るときに知っておきたいこと

1. 腎機能が悪化している患者をみたらはじめに何を評価するのか？
〜 Primer on patients with renal dysfunction ……………………鈴木泰平　16（2450）
1. 症例提示　2. 腎機能とは何か　3. CKDとは何か　4. AKIとは　5. 腎機能障害をみたらまず行うこと　6. 提示症例の経過

2. CKDのnatural courseと新しいエンドポイントeGFR slope
〜ADPKDも含めて ……………………………………塩入瑛梨子，鈴木　智　24（2458）
1. 腎硬化症，糖尿病関連腎臓病によるCKDのeGFR slope　2. CKD原疾患となりうる糸球体腎炎　3. Advanced Lecture（SGLT2阻害薬とInitial dipについて）　4. 多発性嚢胞腎について

3. 健康診断で尿蛋白と尿潜血が陽性！ 腎生検は必要ですか？
〜腎生検，やるべき状況とわかること ……………………………原　怜史　32（2466）
1. 検尿異常を指摘されたら　2. 尿検査の再検後の選択　3. 尿蛋白単独陽性の場合　4. 2型糖尿病の治療中の場合

第2章　腎機能の悪い患者に薬を使うときに知っておきたいこと

1. 腎機能の悪い患者の肺炎，腎盂腎炎，蜂窩織炎．抗菌薬の投与量はどう決める？
··永瀬裕一朗，石金正裕　42 (2476)

　　1. 抗菌薬投与時は常にCCrの計算を行う　2. 初回投与量は，CKD患者でも健常者と同量で問題がないことが多い　3. 肝障害も合併したCKD患者は，腎機能で抗菌薬調整を行う　4. 提示症例の経過　● Advanced Lecture：抗菌薬のワンショット

2. CKD患者にバンコマイシン投与，いつどうやってモニタリングする？ AKIが起きたらどうする？ ··西脇宏樹　47 (2481)

　　1. TDMを要する薬剤　2. 薬と腎臓 ～ 薬剤性腎障害の一般的な考え方　3. バンコマイシンによる腎障害　● Advanced Lecture：1. ステロイド治療の注意点　2. バンコマイシン＋ PIPC/TAZは本当に悪いのか？

Column バンコマイシンの投与方法 ··鈴木絢子　54 (2488)

　　1. VCM有効性と安全性はAUCで評価する　2. 初回負荷投与量　3. 維持投与量　4. 採血ポイントと投与時間の管理

3. 腎機能の悪い患者の帯状疱疹，薬は何をどう使うのか？
··稲永亮平　57 (2491)

　　1. 腎排泄型抗ヘルペスウイルス薬　2. 非腎排泄型抗ヘルペスウイルス薬

4. CKD患者の心筋梗塞後，心房細動，血栓症治療
　　～抗血小板薬と抗凝固薬は何に気をつけて使うのか？
··柳澤侑哉，河原﨑宏雄　64 (2498)

　　1. 非弁膜症性心房細動の抗凝固療法一般論　2. CKDでの抗凝固薬の使用方法と注意点　3. 抗凝固薬のモニタリング　4. CKDと抗血小板薬の使用　5. 抗血小板薬，抗凝固薬使用時の消化管出血予防のためのPPI内服について　6. PPIとCKDに関して

5. 腎機能の悪い患者の急性腹症，どうする造影剤？
　　～最近の議論と現状でのdecision making ··未田善彦　71 (2505)

　　1. 造影剤腎症に関して　2. 造影剤腎症の予防は？　● Advanced Lecture：造影剤腎症に関するおすすめ論文

6. CKD患者の疼痛管理
　　～悪性腫瘍を事例に ··古庄正英　78 (2512)

　　1. 腎機能低下は，どの段階から注意が必要か？　2. 肝代謝の薬剤が多いが，なぜ腎機能低下と関係するのか？　3. 代表的な薬とその特徴や注意点は？
　　● Advanced Lecture：Onconephrologyとは

第3章　CKD患者を救急外来で診るときに知っておきたいこと

1. CKD患者のうっ血性心不全管理のコツ
　〜循環器内科の立場から ……………………………………………夜久英憲　83　(2517)
　　　1. CKDステージを考慮した心不全治療薬選択　2. 高カリウム血症改善薬（カリウム吸着薬）

2. CKD患者のうっ血性心不全
　〜腎臓内科の立場から ……………………………………酒井雅史，谷澤雅彦　91　(2525)
　　　1. 心腎連関症候群と腎うっ血　2. 利尿薬の使い方〜CKDと心不全に特徴的なPK/PDに沿って処方を考える〜　3. 緊急透析の適応　● Advanced Lecture：VExUS grading system

3. CKD患者のトロポニン上昇 ……………………………伊藤伸悟，木田圭亮　101　(2535)
　　　1. CKD患者におけるACS　2. CKD患者のトロポニン上昇　3. CKD患者の診断アプローチ

4. 初診のCKD患者が，とてもむくんでいる
　〜利尿薬，何をどれだけ，どのくらい？ …………………………寺下真帆　109　(2543)
　　　1. 浮腫をみたら　2. ループ利尿薬：フロセミド　3. フロセミドの次の一手　4. 利尿薬開始後のフォローアップ

5. 外科医から見たCKD患者の周術期管理
　〜外科医のやっていること，腎臓内科医に任せたいこと ……………氏家直人　116　(2550)
　　　1. CKD患者の術前管理　2. CKD患者の術中管理　3. CKD患者の術後管理
　　　4. 抗菌薬の用量調節　5. CKD患者における周術期の栄養管理

6. CKD患者の集中治療 ………………………………………番場春衣，片桐大輔　124　(2558)
　　　1. CKD患者がICUに入室したら　2. 敗血症性ショック後に腎機能が増悪したCKD患者

第4章　CKD患者を定期外来で診るときに知っておきたいこと

1. 君たちはCKD患者をどう診ていくか？ …………………………谷口智基　130　(2564)
　　　1. CKD診療：病期ごとに注目すべきポイント　2. CKD診療：患者−医療従事者間の関係構築を軸に考える　3. 提示症例の経過

2. CKD患者の貧血管理
　〜すべて腎性貧血でOK？　腎性貧血の治療のしかたは？
　………………………………………………………………鈴木皓大，濱野高行　140　(2574)
　　　1. CKD患者における貧血の機序　2. 貧血の鑑別　3. 治療の基本

3. CKD患者の糖尿病，何を使って治療する？ ………大庭悠貴，山内真之　146　(2580)
　　　1. なぜ血糖値を下げる必要があるのか　2. 腎機能で考える血糖降下薬

4. CKD患者の食事療法「ググったら低たんぱくと減塩と書いてありました！」
　～昨今の腎不全食事療法の PROs & CONs ············宮島　功 156 (2590)
　　　1. 食事療法の基本とたんぱく質の役割　2. CKDの食事摂取基準について　3. CKD患者の低栄養，サルコペニア　4. サルコペニアを合併したCKD患者の食事療法　● Advanced Lecture

5. CKD患者のCaとP管理
　いつ何のために何からはじめて何を注意してみていくのか？
　　　··笹井文彦，下川麻由，河西恵州 162 (2596)
　　　1. CKD-MBDにかかわる因子

第5章　CKD患者の電解質異常を診るときに知っておきたいこと

1. CKD患者の低ナトリウム血症　·················髙山　卓，冨永直人 168 (2602)
　　　1. 低Na血症の頻度　2. 低Na血症の分類と臨床像　3. 低Na血症と死亡率，骨粗鬆症と骨折リスク，在院日数　4. 水・Naバランスの異常　5. 低Na血症の治療（特にCKD合併の観点から）

2. CKD患者の高カリウム血症·········伊藤麻里江，高見礼示，曽根寧莉 178 (2612)
　　　1. 病態と診断　2. 治療　● Advanced Lecture：STOP-ACEi試験

3. CKD患者の酸塩基平衡異常　·····························志水英明 184 (2618)
　　　1. 代謝性アシドーシスの評価　2. 緊急性のある代謝性アシドーシス　● Advanced Lecture：正常血糖ケトアシドーシス

第6章　末期腎不全の患者を診るときに知っておきたいこと

1. 腎代替療法についていつ話すのか，いつ導入するのか？
　　　·· 祖父江 理 191 (2625)
　　　1. 腎代替療法についていつ話すのか？　2. 腎代替療法選択について何を話すのか？　3. 腎代替療法選択について，いつ導入するのか？　● Advanced Lecture：先行的（未透析）腎移植

2. シャントのある患者，注意すべきことは？
　～この音って正常？ シャントのところが赤いけど大丈夫？
　　　····························伊藤英利，重松寛哉，山本真寛 198 (2632)
　　　1. はじめに考えるべきこと　2. 発赤　3. 聴診の基本　4. ここを見逃してはいけない　5. シャント管理，患者への教育　● Advanced Lecture：シャントを採血に使用しても大丈夫ですか？

3. 緊急透析の判断とカテーテル挿入の注意点
　　　·····················及川　愛，大城剛志，米村　耀 205 (2639)
　　　1. 緊急透析の適応　2. カテーテル挿入とその注意点　● Advanced Lecture

4. CKD 患者の心理的葛藤や ACP
　〜 PRO を活用した研究から ･･栗田宜明　212　(2646)
　　1. 心理的葛藤　2. ACP（アドバンスケアプランニング）　● Advanced Lecture：日本の文化に即
　　した ACP

第7章　エビデンスで解決できること，エビデンスで解決できないこと

1. How to read CPG 〜 CKD ガイドラインでわかること・わからないこと
　･･ 佐々木 彰　221　(2655)
　　1. 診療ガイドラインとは？　2. ランダム化比較試験と観察研究の違い　3. ガイドラインは必要
　　か？　● Advanced Lecture：ガイドラインに書かれていない状況をどう乗り越える？

2. CKD 患者における災害時の留意点　･･････････････････････････矢尾　淳　227　(2661)
　　1. 災害総論　2. 災害時の透析医療体制　3. 各病期での対応　4. 患者に求めるべき災害時の一般的
　　な行動

3. 透析導入したら車で片道 2 時間の透析クリニックに通院!?
　プライマリ・ケア医の対 CKD 戦略　･･････････････山並寛明，菅家智史　234　(2668)
　　1. へき地における CKD 診療　―福島県南会津郡只見町の例―
　　2. 家庭医療学の考え方と VBP　● Advanced Lecture：腎代替療法を行わない選択肢〜 CKM 〜

● **索引**　･･･　241　(2675)

● **執筆者一覧**　･･･　245　(2679)

Color Atlas

第1章3（❶, ❷）

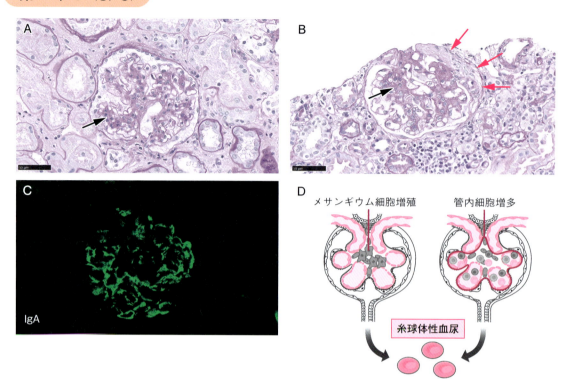

❶ **症例1の腎生検組織像（A〜C）糸球体血尿と腎病理組織像の関係（D）**
A）分節性にメサンギウム細胞増殖を認める（→，PAS染色）．B）メサンギウム細胞増殖（→）のみならず線維細胞性半月体（→）を形成しており，分節性硬化を伴っている．糸球体周囲にも炎症が波及し，間質への炎症細胞浸潤や尿細管萎縮がみられる（PAS染色）．C）蛍光染色ではIgAのメサンギウム領域・一部係蹄への沈着を認める（蛍光IgA染色）．D）原則として糸球体基底膜の内側の炎症，つまりメサンギウム増殖性腎炎や管内増殖性腎炎により糸球体性血尿が出現する．この他に糸球体基底膜自体の構造異常（糸球体基底膜菲薄化病やAlport症候群）や破綻（半月体形成性糸球体腎炎）によっても糸球体性血尿を呈する．
（p34 図1参照）

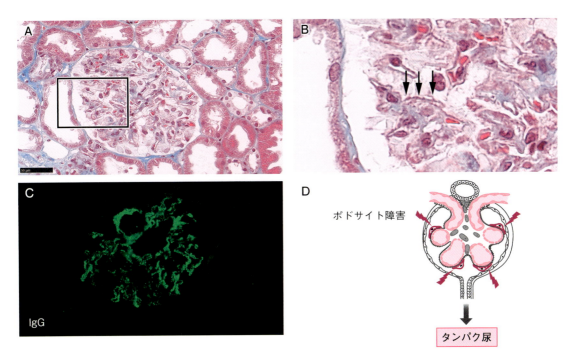

❷ 症例4の腎生検組織像（A〜C）蛋白尿と腎病理組織像との関係（D）
A, B）糸球体係蹄の上皮下にtrichrome陽性の顆粒状沈着（→）が全節性にみられる（Masson's Trichrome染色）．本染色では免疫複合体がtrichrome陽性となる．C）蛍光染色ではIgGが同部位に陽性となり，免疫複合体であることが確認される（蛍光IgG染色）．D）原則として糸球体基底膜の外側，つまり上皮細胞（ポドサイト）の障害により蛋白尿が出現する．この他に糸球体基底膜が破綻した場合（Alport症候群や半月体形成性腎炎糸球体腎炎）や内皮細胞障害（糖尿病性腎症や血栓性微小血管障害）でも蛋白尿が出現する．
（p38 図2参照）

第2章3（❸）

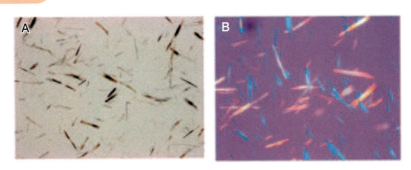

❸ アシクロビルの尿中結晶
A）針状結晶（光学顕微鏡），B）針状結晶の複屈折像（偏光顕微鏡）
p63 文献9より転載
（p60 図1参照）

Color Atlas

第2章5（❹）

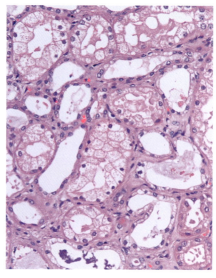

❹ 浸透圧腎症の自験例
尿細管が浮腫状になっている
（p73 図2参照）

第4章3（❺）

A）左大腿に多発した水疱

B）食道内視鏡所見

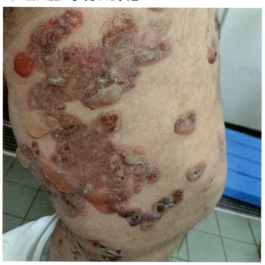
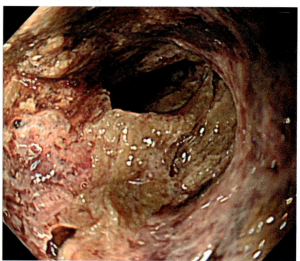

❺ DPP-4阻害薬による水疱性類天疱瘡
（p152 図3参照）

第6章2（❻〜❽）

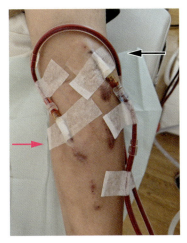

❻ バスキュラーアクセス（VA）
➡︎が脱血，➡︎が返血のために穿刺した部位
（p199 図1参照）

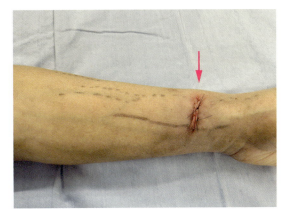

❼ 作製直後のシャント
➡︎が吻合部
（p201 図2参照）

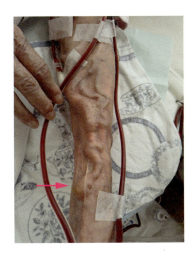

❽ シャント作製して数年後のシャント血管
このようにシャント作製後，時間経過とともにシャント血管は太くなり，穿刺しやすくなる．➡︎が吻合部．
（p203 図4参照）

Color Atlas

第6章3（❾）

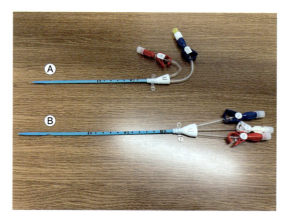

❾ 短期留置カテーテル
A）内頸静脈用→あごや耳などに当たらないように接続部がプレカーブとなっている．長さは13〜20 cmが多い
B）大腿静脈用→接続部は大腿に出るためストレートになっている．長さは20〜35 cmが多い．中央に輸液用のルーメンがついている．
製剤見本協力：モザークメディカルジャパン合同会社
（p210 図2参照）

レジデントノート増刊

いま身につけたい
CKD患者を診るチカラ
腎機能を診るチカラ

病態評価 、薬剤選択 、合併症管理 、腎代替療法 など
身近な症例で学ぶ31テーマ

西脇宏樹／編

第1章 腎機能の悪い患者を診るときに知っておきたいこと

1. 腎機能が悪化している患者をみたらはじめに何を評価するのか？
～Primer on patients with renal dysfunction

鈴木泰平

> **●Point**
> ・腎機能，慢性腎臓病（CKD）および急性腎障害（AKI）の定義を正しく理解する
> ・腎機能障害のある患者を診察した際はAKIである可能性を最後まで除外しない
> ・詳細な問診，丁寧な診察，そして根気強い経過観察が鑑別の鍵を握る

はじめに

「腎機能障害あり・なし」の診断は，患者の背景次第で180度変わってしまう．仮に目の前の患者に腎機能障害があるとして，それは慢性腎臓病（chronic kidney disease：CKD）なのか，急性腎障害（acute kidney injury：AKI）なのか，あるいは両者の合併か．単純にその場の血清クレアチニン（sCr）値を参照するのみでは，これらを判断することはできない．丁寧に問診と診察を行い，根気強く観察を続けることで診断のためのヒントが見えてくる．腎機能障害の診断と治療を行う医師は「腎機能」，「慢性腎臓病」そして「急性腎障害」の定義を理解する必要がある．

1. 症例提示

診察するセッティングに分けて腎機能障害患者の症例を提示する．具体的な経過は後述するため，どのような疾患を鑑別に挙げ，それに対しどう対応を行うかを考えてみてほしい．

症例1（内科初診外来）

特に既往歴のない32歳男性．身長180 cm，体重85 kg．数年前からジムに通っており，高負荷の筋力とトレーニングと高蛋白食を継続している．今年の健康診断でsCr値1.2 mg/dLを指摘され，精査目的に腎臓内科外来を紹介受診した．

症例2（内科初診外来）

70歳女性．身長146 cm，体重40 kg．自営業であり，これまで健康診断を定期的に受けてこなかった．感冒症状があり，近医を受診したところ血液検査でsCr値1.2 mg/dLであった．腎機能低下の精査目的に二次医療機関を受診した．

> **症例3（救急外来）**
> 77歳女性．近医で骨粗鬆症を指摘され，約3カ月前よりビタミンD製剤の服用が開始された．最近になり，頻尿と口渇を訴えていた．本日，自宅で意識朦朧としているところを近くに住む家族が発見し，救急外来を受診した．

2. 腎機能とは何か

　本稿で使用する「腎機能」とは主に「糸球体濾過量（glomerular filtration rate：GFR）」を指す．腎臓は尿の産生以外にも複数の生理的役割を担っているが，GFRの低下は腎臓が果たす他の機能の低下ともよく相関することから，包括的な腎臓機能を推測するマーカーとして利用されている．GFRを直接測定することは容易ではないため，推算GFR（estimated GFR：eGFR）を計算する必要がある．GFR推定のゴールデンスタンダードはイヌリンクリアランスとされているが，日常診療においてルーチンで計測することは現実的ではない．またクレアチニンクリアランスも蓄尿を必要とすることや，尿細管からのクレアチニン分泌を無視できない（GFRを過大評価する可能性がある）という問題がある．

　2024年8月現在，わが国ではsCrから算出する日本腎臓学会による日本人向けeGFRcreatの計算式が頻用されている[1]．eGFRcreatは算出が簡便であるが，計算にクレアチニンを用いているため**年齢，性別，体格（筋肉量の多い若者では過小評価，高齢者では過大評価となる），食事内容および内服薬（シメチジンやST合剤は尿細管からのクレアチニン分泌が低下し，sCr値が見かけ上増加する）の影響を受ける**ことに注意を要する．さらに，急激な糸球体濾過量の低下が起きてもsCr値は24〜48時間程度遅れて上昇してくることが知られており[2]，**瞬間的なsCrやeGFRの値のみでAKIの有無は判断できない**ことにも留意する．

3. CKDとは何か

　CKDは増加傾向にあった末期腎不全症患者や腎代替療法（血液透析・腹膜透析・腎移植）を要する患者数を抑制するために提唱された概念である．

　2024年8月現在，CKDの診断基準は以下のとおりである．

---

①尿異常，画像診断，血液検査，病理診断で腎障害の存在が明らか
　［特に0.15 g/gCr以上の蛋白尿（30 mg/gCr以上のアルブミン尿）が存在する場合］
②糸球体濾過量（GFR）＜60 mL/分/1.73 m²
→①もしくは②，または両方が3カ月を超えて持続する場合に診断する[3]．

　前述したように，eGFRcreatは年齢，性別，体格などの影響を受けるためこの値のみでCKDの有無を判断できないケースが存在する．糖尿病や高血圧など，併存疾患の罹患歴や腎形態に関する情報もCKDを診断するうえで重要となる．例えばeGFR ≧ 60 mL/分/1.73 m²であったとしても尿検査異常（血尿や蛋白尿など）や腎形態異常があった場合は腎生検を含む追加検査を考慮する．

表1 KDIGO基準におけるAKIの定義とステージ

定義	1. ΔsCr≧0.3 mg/dL（48時間以内）	注）1～3の1つを満たせばAKIと診断する. sCrと尿量による重症度分類では重症度の高い方を採用する.
	2. sCrの基礎値から1.5倍以上の上昇（7日以内）	
	3. 尿量0.5 mL/kg/時以下が6時間以上持続	

ステージ	sCr基準	尿量基準
1	ΔsCr≧0.3 mg/dL，または基礎値から1.5～1.9倍の上昇	0.5 mL/kg/時未満が6時間以上持続
2	基礎値から2.0～2.9倍の上昇	0.5 mL/kg/時未満が12時間以上持続
3	基礎値から3.0倍以上の上昇，または sCr 4.0 mg/dL以上の上昇，または腎代替療法開始 18歳未満ではeGFR 35 mL/分/1.73 m² 未満への低下	0.3 mL/kg/時未満が24時間以上 または無尿が12時間以上持続

文献5より引用

　また，年齢・性別・体格などから明らかに乖離したsCr値やeGFRcreatである場合，筋肉量に依存しないシスタチンCを測定し，eGFRcysを算出することも重要である[4]．初診外来や救急外来で腎機能障害がある患者を診察した場合は以下に述べるAKIをまず除外する必要がある．

4. AKIとは

　AKIとは，急性に腎機能の低下をきたし，体液の恒常性が破綻した状態を示す急性腎不全（acute renal failure：ARF）を，sCr値と尿量で規定した概念である．2012年に現在広く使用されているKidney Disease Improving Global Outcomes（KDIGO）によるAKI診断基準（以下KDIGO基準）が策定され，わが国でも使用が推奨されている（表1）．

　AKI診断のためにはsCr値の基礎値の把握が重要である．また，診断とステージングにsCr値と尿量の変化を確認する必要があるため，一定時間経過した後にこれらを再評価する必要がある．救急外来など時間的な制約があるセッティングではAKIである可能性を常に念頭に置きつつ腎機能障害の原因を検索する必要がある．

　AKIは成因により主に腎前性，腎性および腎後性に区別され，それぞれ鑑別すべき疾患が異なる（表2）．AKIの原因は非常に多彩であるが，後述するように問診や身体診察によりある程度絞り込むことが可能である．

5. 腎機能障害をみたらまず行うこと

　腎機能障害のある患者を診療した際は，**問診・身体診察・血液尿検査・画像検査**を行いつつ，原因の検索を行う．大まかな診療のフローを図1に記し，各項目のポイントを下記に詳述する．

1 問診

　腎機能障害の鑑別を行うために，詳細な問診を行う必要がある．CKDは進行期に至るまで症状

表2 AKIの鑑別

分類		原因
腎前性	循環血漿量減少	体液喪失量の増加（出血，熱傷，嘔吐，下痢），摂食量の低下
	心拍出量減少	心不全，心タンポナーデ，肺塞栓症
	腎血管調整障害	薬剤（NSAIDs，ACE阻害薬/ARB/ARNI，MRA，SGLT2阻害薬，シクロスポリン，ヨード造影剤），高カルシウム血症，肝腎症候群，腹部コンパートメント症候群
	血管	敗血症，肝腎症候群
腎性	腎血管	腎動脈石灰化，動脈・静脈の遮断，腎動脈塞栓
	微小血管	血栓性微小血管障害症［血小板減少性紫斑病，溶血性尿毒症症候群（HUS），非定型HUS，播種性血管内凝固症候群，抗リン脂質抗体症候群，悪性高血圧，強皮症腎クリーゼ，子癇前症/HELLP症候群，薬剤性］，コレステロール塞栓症
	糸球体	急速進行性糸球体腎炎（ANCA関連血管炎，抗GBM抗体病），ネフローゼ症候群をきたす疾患［微小変化型ネフローゼ症候群（急性尿細管壊死を合併），膜性腎症（腎静脈塞栓合併），多発性骨髄腫など］，IgA腎症，ループス腎炎，感染関連糸球体腎炎（溶連菌，黄色ブドウ球菌，HIV，COVID-19など）
	尿細管間質	急性間質性腎炎（薬剤，感染，リンパ増殖性疾患，自己免疫性疾患），急性尿細管壊死［虚血性（ショック/敗血症，炎症），薬剤性（アミノグリコシド系抗菌薬，NSAIDs，ACE阻害薬/ARB，造影剤）］，横紋筋融解症，腫瘍崩壊，骨髄腫
腎後性	膀胱出口部	前立腺肥大，悪性腫瘍，凝血塊
	尿管	両側尿管閉塞（結石，悪性腫瘍，後腹膜線維症）
	腎盂	乳頭壊死（NSAIDs），結石

文献6を参考に作成

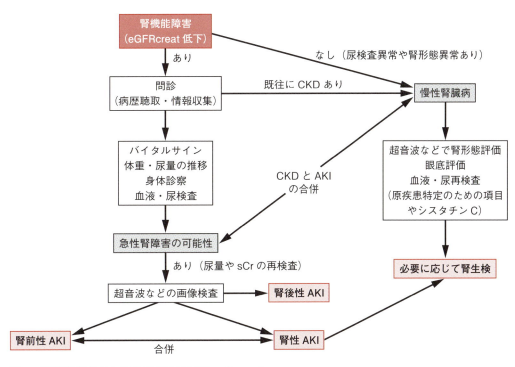

図1 腎機能障害のある患者の診療フローチャート
文献7を参考に作成

表3 腎機能障害鑑別のための問診

	確認事項	ポイント
症状	全身倦怠感, 瘙痒, 味覚異常, 食思不振, 嘔気, 夜間頻尿, 尿量の減少, 下肢つり, 筋痙攣など	CKDは症状が非特異的で, 自覚症状が乏しいことも多く, closed questionで質問する.
既往歴	糖尿病, 高血圧, 脂質異常症, 慢性腎臓病, 心血管疾患, 肝疾患, 肺疾患, 自己免疫疾患, 前立腺肥大症, 悪性腫瘍など	基礎疾患はいつから罹患しているかの確認も重要.
内服歴	抗菌薬, 抗ウイルス薬, ビタミンD製剤, NSAIDs, 利尿薬, 抗コリン作用のある薬剤, RAS阻害薬 (ACEI/ARB/ARNI/MRAなど), SGLT2阻害薬など	元々の服薬に加え, 新規に開始した薬剤の有無を確認する.
家族歴	腎疾患の家族歴など	突然死や透析歴も確認する (多発性嚢胞腎などの遺伝性腎疾患の鑑別目的).
生活歴	喫煙, 飲酒, 摂食・飲水状況, 排便状況, 居住状況	平常時の体重からの変化の有無を確認する.
その他	出生時の異常 (早産, 低体重など), 直近の造影検査の有無 (72時間以内) や血管内操作の有無 (数週間以内) など	出生時低体重はCKDや糸球体疾患のリスクとなる, 造影剤腎症やコレステロール塞栓は発症まで時間差がある.

が生じず, 患者自身も自覚症状のないことがあるため, 全身倦怠感・瘙痒・食欲低下・嘔気, 下肢つりや筋痙攣といった尿毒症症状の有無を確認する. また, sCrやeGFRのベースライン値は腎機能障害の原因鑑別のために重要であり, **できる限り健診結果やかかりつけ医の情報を参照する**. 糖尿病や高血圧はCKDのリスク因子であるが, 単に併存を確認するのみではなく, 罹病期間の確認も行う.

内服歴は内容に加え, 薬剤が開始となった時期も確認する. 近年では腎保護や心保護を目的とし, ACE阻害薬 (angiotensin converting enzyme inhibitor：ACEI), アンジオテンシンII受容体拮抗薬 (angiotensin II receptor blockers：ARB), アンジオテンシン受容体ネプリライシン阻害薬 (angiotensin receptor neprilysin inhibitor：ARNI), ミネラルコルチコイド受容体拮抗薬 (mineralocorticoid receptor antagonist：MRA) およびSGLT2阻害薬 (sodium glucose co-transporter 2阻害薬) が頻用されるが, これらの薬剤は開始後に一定期間eGFRが低下 [initial decline (dip) in eGFR] することが確認されており, 使用開始時期を確認することが重要である.

さらに家族歴や出生に関する情報も聴取する. また, 直近の摂食や飲水の状況および体重の変化を確認することも忘れないようにしたい. 問診で押さえるべきポイントの詳細を表3に記す.

2 身体診察

CKDに特異的な身体所見はないが, 色素沈着, 尿毒症による口臭, 瘙痒による引っ掻き傷などが参考になることがある. 体液量の状態を正確に把握することは腎前性AKIを検討するうえで非常に有用であるため, 循環血漿量減少を示唆する身体所見について習熟しておくことが望ましい. 体液量減少を示唆する主な身体所見を表4に列記する (ただし, 表の元となった文献9～12の患者背景はさまざまであり, 目の前の患者にそのまま応用できるわけではない点に注意).

その他, 腎後性腎不全を示唆する下腹部の膨隆, 網状皮疹やblue toe syndromeなどコレステロール塞栓を疑う所見, 血管炎による紫斑など, 診断的価値の高い身体所見を見出せる可能性があるため, 全身をくまなく観察することが重要である.

表4 体液量減少を示唆する所見

身体所見		感度	特異度	陽性尤度比 （95％信頼区間）	陰性尤度比 （95％信頼区間）
立位変換によるバイタルサインの変化	脈拍上昇＞30/分[9]	43％	75％	1.7（0.7〜4.0）	0.8（0.5〜1.3）
	血圧低下＞20 mmHg[9]	29％	81％	1.5（0.5〜4.6）	0.9（0.6〜1.3）
皮膚・眼・粘膜所見	腋窩の乾燥[10]	50％	82％	2.8（1.4〜5.4）	0.6（0.4〜1.0）
	口腔・鼻粘膜の乾燥[11]	85％	58％	2.0（1.0〜4.0）	0.3（0.1〜0.6）
	舌の乾燥[11]	59％	73％	2.1（0.8〜5.8）	0.6（0.3〜1.0）
	舌の縦皺[11]	85％	58％	2.0（1.0〜4.0）	0.3（0.1〜0.6）
	眼球陥凹[11]	62％	82％	3.4（1.0〜12.2）	0.5（0.3〜0.7）
神経学的所見	意識混濁[11]	57％	73％	2.1（0.8〜5.7）	0.6（0.4〜1.0）
	上下肢脱力[11]	43％	82％	2.3（0.6〜8.6）	0.7（0.5〜1.0）
	言語不明瞭・発語困難[11]	56％	83％	3.1（0.9〜11.1）	0.5（0.4〜0.8）
毛細血管充満時間の遅延[※12]		34％	95％	6.9（3.2〜14.9）	0.7（0.5〜0.9）

※小児・成人男性（＞2秒），成人女性（＞3秒），高齢者（＞4秒）
文献8より引用

3 画像検査

　初診などでこれまでに指摘のない腎機能障害を有する患者を診察した際は，まず超音波検査で水腎症の有無および膀胱内の残尿を確認し，腎後性AKIの可能性を否定する．

　また，腎サイズも診断の絞り込みに有用である．腎臓は長径10〜11 cm程度が正常範囲であり，9 cm以下を萎縮，11 cm以上を腫大とする．腎萎縮を認める場合はCKDの併存を疑う．ただし糖尿病性腎臓病やアミロイドーシスなどを合併する場合は腎萎縮を認めないことがあり注意が必要である．なお，AKIでは腎腫大を認めることがあるが，あくまで参考である．超音波検査で腎皮質の菲薄化や辺縁不整があり，腎臓の輝度が肝臓よりも上昇（逆肝腎コントラスト）している場合もCKDの存在が示唆される．

4 血液検査および尿検査

　まず問診や身体診察により検査前確率を上昇させたうえで，必要な検査項目を測定する．腎性AKIを想定した免疫血清学検査（抗核抗体の各種特異抗体，ANCA，抗GBM抗体など）は検査結果が参照できるまで数日かかるため，必要と判断した場合はあらかじめ採取しておくと迅速な対応につながる可能性がある．この他，尿電解質，尿比重，尿中Na排泄率・尿素窒素（UN）排泄率など，腎前性AKIと腎性AKIの鑑別に有用な指標を表5に示す．

5 腎生検を考慮すべきタイミング

　腎後性もしくは腎前性AKIが否定でき，腎性AKIを疑う場合は腎生検を考慮する．特に腎機能障害に尿検査異常を伴う場合は糸球体疾患の鑑別のために腎生検を検討する必要がある[14]．また，腎後性AKIや腎前性AKIであっても，適切な介入後に腎機能障害が残存するケースでは腎生検を考慮する．

表5　AKI鑑別に有用な指標

	腎前性AKI	腎性AKI
FENa（%）	＜1	＞2
尿Na濃度（mEq/L）	＜20	＞40
尿Cl濃度（mEq/L）	＜20	＞40
尿Cr/血清Cr比	＞40	＜20
尿UN/BUN比	＞8	＜3
尿比重	＞1.018	〜1.010
尿浸透圧（mOsm/kg H_2O）	＞500	〜300
BUN/血清Cr比	＞20	＜10〜15

文献13を参考に作成

6. 提示症例の経過

症例1

　体格のよい若年男性のsCr値上昇例であった．シスタチンCによるeGFRcysを算出したところ，92 mL/分/1.73 m^2 であった．尿検査異常も認めないため定期的な健康診断による経過観察を指示した．

症例2

　eGFRcreatを算出したところ，34.7 mL/分/1.73 m^2 と低下を認めた．尿検査では潜血陰性，蛋白尿0.3 g/gCrであった．血圧を測定したところ163/100 mmHgであった．腎臓超音波検査では両腎ともに辺縁不整があり，腎サイズは9 cm未満であった．眼科に紹介したところ高血圧眼底と診断された．その後複数回の外来通院により腎機能障害と尿蛋白陽性が持続したため，未治療の高血圧を背景としたCKDと診断し，腎保護療法を開始した．

※症例1・2はそれぞれsCr値が同じである点にも注目してみてください．

症例3

　受診時に口腔内および腋窩の乾燥が著明であり，皮膚ツルゴールの低下がみられた．かかりつけ医師に確認したところ，sCr値のベースラインは0.8 mg/dL前後とのことであった．血液検査を施行し，血清補正Ca値14 mg/dL，sCr値1.75 mg/dLであった．尿中Na排泄率0.5 ％であり，腎前性AKIが疑われた．新規開始となったビタミンD製剤による高Ca血症により尿濃縮障害が起こり，脱水と腎機能障害が生じた可能性が考えられた．入院管理とし，ビタミンD製剤を中止，細胞外液による補液およびカルシトニン製剤による治療を行った．血清Ca濃度の低下とともに意識レベルは改善し，sCr値もベースライン値まで改善した．

おわりに

　本稿では日常臨床で腎機能障害を有する患者を診察した際に，まずどのように考え，診断に向かっていくかを解説した．CKDとAKIの各論的な要素は十分盛り込めているわけではなく，他章や成書等を参照してほしい．どのような疾患でも診断をするためには正確に定義を整理・理解することが重要である．本稿がその一助になることを願っています．

引用文献

1) Matsuo S, et al：Revised equations for estimated GFR from serum creatinine in Japan. Am J Kidney Dis, 53：982-992, 2009（PMID：19339088）
2) Moran SM & Myers BD：Course of acute renal failure studied by a model of creatinine kinetics. Kidney Int, 27：928-937, 1985（PMID：4021321）
3)「エビデンスに基づくCKD診療ガイドライン2023」（日本腎臓学会／編），東京医学社，2023 https://jsn.or.jp/medic/guideline/pdf/guide/viewer.html?file=001-294.pdf
4) Inker LA & Titan S：Measurement and Estimation of GFR for Use in Clinical Practice：Core Curriculum 2021. Am J Kidney Dis, 78：736-749, 2021（PMID：34518032）
5) Kellum JA, et al：Kidney disease：Improving global outcomes（KDIGO）acute kidney injury work group. KDIGO clinical practice guideline for acute kidney injury. Kidney International Supplements. 2：1-138. 2012
6) Moore PK, et al：Management of Acute Kidney Injury：Core Curriculum 2018. Am J Kidney Dis, 72：136-148, 2018（PMID：29478864）
7) Shibagaki Y：[Programs for Continuing Medical Education：B session；6. AKI（acute kidney injury）：Aquiring new knowledge with cherishing old wisdom]．Nihon Naika Gakkai Zasshi, 104：561-566, 2015（PMID：26571743）
8) McGee S, et al：The rational clinical examination. Is this patient hypovolemic? JAMA, 281：1022-1029, 1999（PMID：10086438）
9) Johnson DR, et al：Dehydration and orthostatic vital signs in women with hyperemesis gravidarum. Acad Emerg Med, 2：692-697, 1995（PMID：7584747）
10) Eaton D, et al：Axillary sweating in clinical assessment of dehydration in ill elderly patients. BMJ, 308：1271, 1994（PMID：8205020）
11) Gross CR, et al：Clinical indicators of dehydration severity in elderly patients. J Emerg Med, 10：267-274, 1992（PMID：1624737）
12) Schriger DL & Baraff LJ：Capillary refill--is it a useful predictor of hypovolemic states? Ann Emerg Med, 20：601-605, 1991（PMID：2039096）
13) Sharfuddin A, et al：Acute kidney injury.「Brenner and Rector's The Kidney, 9th ed」（Taal MW, et al, eds），pp1044—1099, Elsevier Saunders, 2011
14)「腎生検ガイドブック2020」（日本腎臓学会／編），東京医学社，2020

プロフィール

鈴木泰平（Taihei Suzuki）
昭和大学医学部 内科学講座 腎臓内科学部門
昭和大学病院腎臓内科では，幅広く腎臓病分野の研鑽を積むことができます．指導医も多く，さまざまな上級医の指導を受けられることも魅力の1つです．見学や入局をご希望の先生はお気軽にご連絡ください．
taihei-s@med.showa-u.ac.jp

第1章 腎機能の悪い患者を診るときに知っておきたいこと

2. CKDのnatural courseと新しいエンドポイントeGFR slope
〜ADPKDも含めて

塩入瑛梨子, 鈴木　智

● Point ●

- CKDの新しいエンドポイントであるeGFR slopeについて知る
- 各疾患のeGFR slopeが典型的な臨床経過（natural course）から外れるかどうかを理解する
- RA系阻害薬, SGLT2阻害薬, MR拮抗薬, トルバプタンは, 使用開始直後にeGFRが一過性に低下（initial dip）することがある

はじめに

　CKDはステージ分類が登場し, CKDの進行およびCVDイベントのリスク管理が統一化された. これまではCKD患者の治療として, 尿蛋白量を治療目標にすることが多かったが, 近年尿蛋白量以外のサロゲートマーカーとしてeGFR slopeが登場し, CKDガイドライン2023においても明記されるようになった. 具体的には, 1〜3年間で血清Cr値の倍化（eGFR57％低下に相当）, eGFR40％もしくは30％の低下などがあるが, eGFR slopeも予後予測に有用な因子であり, 近年行われているさまざまなRCT（ランダム化比較試験）で使用されている[1]. eGFR slopeが−5.0 mL/分/1.73 m^2/年より負に急峻な場合は, rapid progressionとされる[2].

　病歴所見から推察される腎疾患のeGFR slopeが予想と異なる場合には, 想定している疾患でない可能性や, その他の疾患を合併している可能性などを考慮することで, 腎生検を含めた原因検索を行うことや, また治療の不十分性を検討することにもつながるかもしれない. そのため, 腎機能障害に遭遇した際は, 現在の腎機能, 尿蛋白量だけでなく, eGFR slopeを確認することは重要と考える.

> **症例**
>
> 　2型糖尿病の既往をもつ68歳男性. 2年前に近医を受診した際に血清クレアチニン（Cr）1.8 mg/dL, eGFR 30.4 mL/分/1.73 m^2 を指摘されていたが放置していた. 今回, 呼吸苦を自覚し近医を受診, BUN 44.4 mL/dL, Cr 4.07 mg/dL, eGFR 12.4 mL/分/1.73 m^2, Alb 2.9 g/dL, 尿蛋白10 g/gCr, 血圧206/140 mmHg, 心エコーで心機能の低下を認め, うっ血性心不全とネフローゼ症候群のため前医へ入院. 利尿薬と降圧薬で症状が改善した後に, この腎機能ではあるが病態確認のため腎生検を施行. 糸球体は8割が全節性硬化, 2割は分節性硬化とメサンギウム基質の増加および結節性病変を認めた. また, 間質の8割以上は線

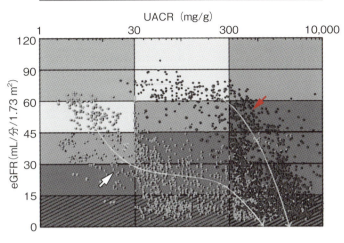

図1 腎硬化症と糖尿病性腎症における初診からRRT開始までのeGFRとUACRの同時測定データ
腎硬化症（⇨），糖尿病性腎症（➡）
文献3を参考に作成

維化し，細小動脈は動脈硬化を認め，Diabetic nephrosclerosis, ISN/RPS Class Ⅳと診断した．退院後，転居もあり前医の外来通院を中断し，3カ月後に呼吸苦と全身倦怠感のため当院受診，Cr 5.34 mg/dL，eGFR 9.2 mL/分/1.73 m²のため当科に入院となった．

1. 腎硬化症，糖尿病関連腎臓病によるCKDのeGFR slope

　多くの高血圧性腎硬化症は尿所見に乏しくeGFRが緩徐に低下する．一方で，典型的な糖尿病性腎症はネフローゼ症候群を経てeGFRがすみやかに低下し末期腎不全に至る．
　図1はKDIGOのヒートマップを用い，eGFR 45 mL/分/1.73 m²以上の糖尿病性腎症と腎硬化症を分け，アルブミン尿と腎機能を後方視的に連続して観察した結果である．腎硬化症は糖尿病性腎症に比してeGFR slopeが緩徐であり，アルブミン尿の増えはじめる時期は異なる[3]．また，近年糖尿病性腎症の臨床病理学的特徴は日本から数多く報告されているが，急速な腎機能低下の予測因子は，アルブミン尿の上昇に加え，結節性病変，メサンギウム融解であった[4]．一方で，腎硬化症と糖尿病性腎症を併発した症例も多く，糖尿病性腎症であってもネフローゼ症候群にならず，腎硬化症のような経過の糖尿病性腎症もある．進行速度が速い場合はアルブミン尿が多いとされるが，近年アルブミン尿が乏しいまま急速に腎機能低下が進行する例は少なからずある．また，後に述べるように，近年ではSGLT2阻害薬，MR拮抗薬，GLP-1受容体作動薬が登場したことで明らかに腎予後および生命予後が改善し，それに関連してか図1のような経過を辿らずに糖尿病性腎症が進行する例もある．そのため，糖尿病に関連する腎臓病を総称して，「糖尿病関連腎臓病（diabetic kidney disease：DKD）」という用語が登場した．

表1　糸球体腎炎の分類

症候群的病名	進行速度による分類	代表疾患（病理組織学的病名）
ネフローゼ症候群		微小変化型ネフローゼ症候群，巣状分節性糸球体硬化症，膜性腎症，膜性増殖性糸球体腎炎
腎炎症候群	急性腎炎症候群	溶連菌感染後糸球体腎炎
	急速進行性腎炎症候群	ANCA関連血管炎
	慢性腎炎症候群	IgA腎症

2. CKD原疾患となりうる糸球体腎炎

　CKDの原因としては糖尿病，高血圧症以外にも糸球体腎炎があり，それぞれの疾患によって尿所見と腎予後が異なる．

　糸球体腎炎は腎生検による病理組織学的診断を行う前に，症状および尿所見による症候から症候群的病名を付けることで，病名分類を行っている．尿蛋白量を評価し，**ネフローゼ症候群**をきたしている場合と，ネフローゼ症候群には至っていないが軽度の尿蛋白と糸球体性血尿を認める**腎炎症候群**に大きく分類することができる．

　腎炎症候群は腎機能低下の進行期間により，1週間以内では急性腎炎症候群，数週から数カ月では急速進行性腎炎症候群，3カ月から年余にわたる場合では慢性腎炎症候群に分けられる（表1）．

　日本の腎生検レジストリーでは，IgA腎症は全体の約3割と最も頻度が高く，悪性腫瘍の合併が多い膜性腎症は年齢を重ねるごとに頻度が高まることが報告されている[5]．尿所見は，ネフローゼ症候群であっても蛋白尿のみではなく顕微鏡的血尿を認めることがある．微小変化型ネフローゼ症候群では約20〜30％に[6]，膜性腎症では約40％に[7]，顕微鏡的血尿が認められる．ANCA関連血管炎とIgA腎症は蛋白尿と顕微鏡的血尿を認めるが，ネフローゼ症候群をきたすことは少ない．未治療のIgA腎症や膜性腎症は，それぞれ尿蛋白量とeGFR slopeが異なる．具体的には，IgA腎症の場合，尿蛋白1 g/日程度であるとeGFR slopeの低下は大きいが，膜性腎症は尿蛋白1 g程度でもeGFR slopeの低下は大きくないことが報告されている[8]．

　わが国のIgA腎症の10年後腎生存率は85％程度であるが，早期の治療介入により腎予後は改善する．IgA腎症におけるCKD進行研究で，治療開始後早期の尿蛋白減少は腎予後改善における有用な指標であることが示されている[9]．

3. Advanced Lecture（SGLT2阻害薬とInitial dipについて）

　これまで蛋白尿があるCKDの薬物治療は主としてRA系阻害薬による降圧治療が中心となっていたが，近年SGLT2阻害薬が登場し，加えてDKDに対してはMR拮抗薬やGLP-1受容体作動薬も腎予後，生命予後を改善させることが報告された．RA系阻害薬は輸出細動脈を拡張することで糸球体内圧を低下させ蛋白尿を減少，腎機能障害の進展を抑制する[10]．SGLT2阻害薬は近位尿細管でグルコースとともにナトリウムの再吸収を抑制し尿細管糸球体フィードバック機構により輸入細動脈を収縮させ糸球体内圧が低下することで，また近尿細管の酸化ストレスを減らすことで，腎保護的に働くと考えられている．

　SGLT2阻害薬，MR拮抗薬は，輸出細動脈が拡張し糸球体内圧が下がることで，投与初期にはeGFR値の低下（initial dip）を認めることが多く，その後slopeが緩徐になる（図2）．そのため，

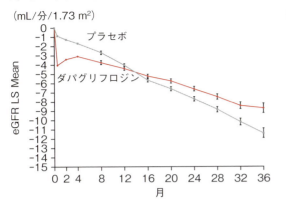 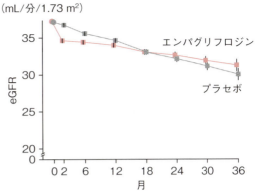

図2 SGLT2阻害薬投与後のeGFR slope
文献12, 13を参考に作成

投与開始後どのくらいeGFR低下が予測されるかを患者にあらかじめ説明しておくことや, eGFR slopeの使い方として薬剤投与直後のinitial dipをとり除いて考えることは, 治療継続性の観点から重要である.

また, 3カ月以内に腎機能が30％以上の低下を認める場合は, 通常のinitial dipより大きいとして, 腎臓内科医へコンサルテーションが推奨されている. 病態から考えると, initial dipが大きい方が治療効果は高いと考えられているが, DAPA-CKDのサブ解析ではinitial dipの大きさとeGFR slopeに差はないことが報告されており, 一定の見解は得られていない. Initial dipが大きい要因として, 利尿薬を使用している場合が報告されている[11]. 筆者らの経験も同様であり, SGLT2阻害薬を使用する場合には利尿薬減量を心掛けることが重要である.

SGLT2阻害薬の代表的な2つのstudyにDAPA-CKD, EMPA-kidneyがあり, 両試験とも同様の結果である[12, 13]. SGLT2阻害薬の試験は種類によらず, また糖尿病の有無によらず, initial dipはeGFR-2 mL/分/1.73 m² 未満となっている. そのため, eGFR slopeがそれより急峻な場合は, 治療強化や原疾患の見直し, その他の腎疾患が合併していないかを考えることは重要である.

> **提示症例の経過**
> 本例は, 自己中断をくり返し無治療のまま経過したことで, eGFR slopeとしては約2年でeGFR 20 mL/分/1.73 m²の低下をきたし, rapid progressionの経過を辿った糖尿病関連腎臓病であるが, 腎生検まで施行し予後不良を示唆する病理学的所見も確認できた. 入院後はフロセミドとトルバプタンで体液コントロールを行ったが, 利尿薬のみでは体液貯留の改善が不十分であり, 最終的に血液透析を導入した.

4. 多発性嚢胞腎について

1 PKDの特徴

多発性嚢胞腎（polycystic kidney disease：PKD）の患者に対しては, トルバプタンが日本で承認されてから約10年が経過した. わが国では, 2015年よりPKDが指定難病となり, 重症度基準

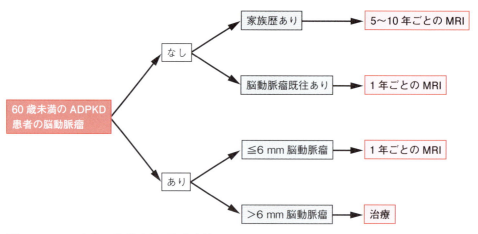

図3　ADPKD患者の脳動脈瘤の治療方針
文献17を参考に作成

A（CKD重症度分類ヒートマップで赤色），あるいはB（総腎容積750 mL以上かつ年間総腎容積の増大速度5％/年以上）のいずれかを満たした場合が使用対象となる．トルバプタン登場後から，嚢胞腎の専門外来が増え，近年専門性が増してきた．

　当院の嚢胞腎外来初診は1枠30分で，具体的内容としては常染色体顕性疾患であり詳細な家族歴の聴取，現在および将来の腎機能予測，脳動脈瘤を中心とした合併症，血圧管理，そしてトルバプタンによる薬物治療について説明する．家族歴がはっきりせず，常染色体顕性多発性嚢胞腎（autosomal dominant polycystic kidney disease：ADPKD）に典型的でない場合は遺伝子検査について説明するが，現時点では遺伝子検査は保険適応となっていない．腎容積の評価は，当院ではCTもしくはMRI検査を半年間で2回測定し，腎容積の増大速度を計算することが多い．その他には，透析患者の腎嚢胞塞栓についても相談を受けている．

2 合併症の治療

　PKDの合併症は多岐にわたる．高血圧症と尿路感染症は腎不全の増悪因子であり，高血圧症は若年発症では腎機能が低下する前から認められることが多く，35歳以前に高血圧症を指摘された患者は腎機能の予後が悪い[14]．また，糖尿病患者においては青年期から高血圧症を意識して診療することが重要であるが[15]，PKDでも同様である．

　腎外病変の中で，脳動脈瘤は致死的合併症であり最も重要であるが，スクリーニング方法についてのエビデンスは乏しい．脳動脈瘤，くも膜下出血の家族歴がある患者には積極的に検査することは重要である．1つの治療方針（図3）を示すが，60歳未満の脳動脈瘤の有無，脳動脈瘤のサイズ，家族歴などから治療方針，フォローの方法が示されている[16]．その他の合併症は，肝嚢胞を60〜70％に認め，心臓弁膜症は僧帽弁逆流が20％，大動脈弁逆流が10％程度とされる．10〜20％の患者には頭蓋内動脈瘤を認める．

3 降圧治療

　降圧薬の選択については，RA系阻害薬（ACE阻害薬もしくはARB）はCa拮抗薬に比べて腎不全進展を抑制する効果が得られ第一選択であるが，ACE阻害薬とARBを併用するメリットはないとされている．降圧薬の種類も重要であるが，厳格な降圧治療の方がより重要と考えられる．血

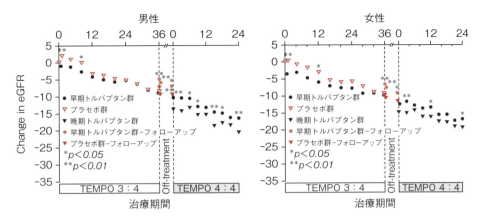

図4 トルバプタン投与後のeGFR slope
文献20から引用

圧110/75 mmHg未満の厳格な降圧療法は，50歳未満でeGFR > 60 mL/分/1.73 m²の患者であれば，アルブミン尿，左心肥大，腎容積増大を軽減する効果が期待できる．そのため，50歳未満でeGFR > 60 mL/分/1.73 m²かつ忍容性のある患者に限っては110/75 mmHg未満の厳格な降圧をめざすことがPKDガイドライン2020から提案されている[17]．厳格治療をめざす場合は，ふらつきや立ちくらみに注意が必要である．

4 トルバプタンの使用

トルバプタンの適応は，上記Bであり，腎容積増大および腎機能低下速度を抑制することができる．トルバプタンの腎予後改善効果は用量依存性であるため，最大投与量を投与した方が効果を認めるとされている[18]．トルバプタンの使用開始早期に尿浸透圧低下を認めることは，治療反応性と関連している可能性があり，腎予後を評価する有用な指標となる[19]．また，トルバプタンもRA系阻害薬やSGLT2阻害薬と同様に，initial dipを認めることが多い（図4）．

トルバプタンを継続するにあたり重要なことは尿量であるが，サイアザイド系利尿薬の使用は尿量を減量し，QOLスコアを改善させた．その他に塩分および蛋白制限を指導することは重要である．

5 ADPKD患者の子どものフォロー

ADPKDは常染色体顕性であり，1/2の確率で子どもに遺伝するため，子どものフォローをどうするかは非常に悩ましい．10歳代に関しては，画像検査をすることで嚢胞を見つけることができることが多いが，思春期でもあり積極的な受診は勧めてはいない．高血圧症の指摘や，ご家族の希望がある場合は一度受診を検討するようにしている．20歳代は，家族に透析歴がある場合，脳動脈瘤の家族歴，高血圧症がある場合は積極的に勧めるようにしている．脳動脈瘤の破裂による，くも膜下出血を契機にPKDが診断されることもあり，そのようなことは何としても避けたいと考える．

おわりに

　腎疾患に対して，蛋白尿だけでなく eGFR slope をとり入れることで，診療の質を上げるだけでなく，透析導入の目安を含めた長期的な視点を患者に話すことができるため，eGFR slope を理解することは重要である.

引用文献

1) Lambers Heerspink HJ, et al：Estimated GFR decline as a surrogate end point for kidney failure：a post hoc analysis from the Reduction of End Points in Non-Insulin-Dependent Diabetes With the Angiotensin II Antagonist Losartan（RENAAL）study and Irbesartan Diabetic Nephropathy Trial（IDNT）. Am J Kidney Dis, 63：244-250, 2014（PMID：24210590）

2) Andrassy KM：Comments on 'KDIGO 2012 Clinical Practice Guideline for the Evaluation and Management of Chronic Kidney Disease'. Kidney Int, 84：622-623, 2013（PMID：23989362）

3) Abe M, et al：Comparison of Clinical Trajectories before Initiation of Renal Replacement Therapy between Diabetic Nephropathy and Nephrosclerosis on the KDIGO Guidelines Heat Map. J Diabetes Res, 2016：5374746, 2016（PMID：26839894）

4) Furuichi K, et al：Nationwide multicentre kidney biopsy study of Japanese patients with type 2 diabetes. Nephrol Dial Transplant, 33：138-148, 2018（PMID：28340221）

5) Goto K, et al：Renal pathology in adult and paediatric population of Japan：review of the Japan renal biopsy registry database from 2007 to 2017. J Nephrol, 36：2257-2267, 2023（PMID：37597092）

6) Waldman M, et al：Adult minimal-change disease：clinical characteristics, treatment, and outcomes. Clin J Am Soc Nephrol, 2：445-453, 2007（PMID：17699450）

7) Shiiki H, et al：Prognosis and risk factors for idiopathic membranous nephropathy with nephrotic syndrome in Japan. Kidney Int, 65：1400-1407, 2004（PMID：15086481）

8) Cattran DC, et al：The impact of sex in primary glomerulonephritis. Nephrol Dial Transplant, 23：2247-2253, 2008（PMID：18182409）

9) Inker LA, et al：Association of Treatment Effects on Early Change in Urine Protein and Treatment Effects on GFR Slope in IgA Nephropathy：An Individual Participant Meta-analysis. Am J Kidney Dis, 78：340-349.e1, 2021（PMID：33775708）

10) Jafar TH, et al：Progression of chronic kidney disease：the role of blood pressure control, proteinuria, and angiotensin-converting enzyme inhibition：a patient-level meta-analysis. Ann Intern Med, 139：244-252, 2003（PMID：12965979）

11) Kanaoka T, et al：Factors affecting the sodium-glucose cotransporter 2 inhibitors-related initial decline in glomerular filtration rate and its possible effect on kidney outcome in chronic kidney disease with type 2 diabetes：The Japan Chronic Kidney Disease Database. Diabetes Obes Metab, 26：2905-2914, 2024（PMID：38719436）

12) Heerspink HJL, et al：Dapagliflozin in Patients with Chronic Kidney Disease. N Engl J Med, 383：1436-1446, 2020（PMID：32970396）

13) Herrington WG, et al：Empagliflozin in Patients with Chronic Kidney Disease. N Engl J Med, 388：117-127, 2023（PMID：36331190）

14) Johnson AM & Gabow PA：Identification of patients with autosomal dominant polycystic kidney disease at highest risk for end-stage renal disease. J Am Soc Nephrol, 8：1560-1567, 1997（PMID：9335384）

15) Lim CTS, et al：Rapid decline of renal function in patients with type 2 diabetes with heavy proteinuria：a report of three cases. BMC Nephrol, 20：22, 2019（PMID：30651084）

16) Kanaan N, et al：Renal transplantation in autosomal dominant polycystic kidney disease. Nat Rev Nephrol, 10：455-465, 2014（PMID：24935705）

17)「エビデンスに基づく多発性囊胞腎（PKD）診療ガイドライン」（厚生労働科学研究費補助金難治性疾患等政策研究事業（難治性疾患政策研究事業）難治性腎障害に関する調査研究班/編, 成田一衛/監）, 東京医学社, 2020

18) Akihisa T, et al：Dose-Dependent Effect of Tolvaptan on Renal Prognosis in Patients with Autosomal Dominant Polycystic Kidney Disease. Kidney360, 2：1148-1151, 2021（PMID：35368344）

19) Akihisa T, et al：Immediate drop of urine osmolality upon tolvaptan initiation predicts impact on renal prognosis in patients with ADPKD. Nephrol Dial Transplant, 39：1008-1015, 2024（PMID：37935473）

20) Torres VE, et al：Multicenter, open-label, extension trial to evaluate the long-term efficacy and safety of early versus delayed treatment with tolvaptan in autosomal dominant polycystic kidney disease：the TEMPO 4：4 Trial. Nephrol Dial Transplant, 33：477-489, 2018（PMID：28379536）

プロフィール

塩入瑛梨子（Eriko Shioiri）
亀田総合病院 腎臓高血圧内科 腎移植科
腎炎，慢性腎不全から透析，移植など，幅広く腎臓病の診療に携わっています．
腎臓内科は全身を総合的に診る科ですので，当院は総合診療や家庭医の先生方にも研修していただいています．とてもやりがいのある分野ですので，御興味のある方はぜひ見学にいらしてください．

鈴木　智（Tomo Suzuki）
亀田総合病院 腎臓高血圧内科 腎移植科
腎炎/腎病理では病態を詰めること，透析領域では患者中心のアウトカムは何かを考えることで，少しでも患者様に還元できるように日々診療しております．

第1章 腎機能の悪い患者を診るときに知っておきたいこと

3. 健康診断で尿蛋白と尿潜血が陽性！腎生検は必要ですか？
～腎生検，やるべき状況とわかること

原 怜史

● **Point** ●

・腎生検による腎病理評価は多くの腎疾患の診断のためのゴールドスタンダードであり，かつ重症度評価，腎予後予測，治療選択に用いられる

・0.5 g/日以上の蛋白尿もしくは蛋白尿＋糸球体性血尿がある場合は腎生検を検討する

・糸球体性血尿のみの場合は腎疾患の家族歴や肉眼的血尿があれば腎生検を検討する

・軽度の蛋白尿のみの場合は良性蛋白尿（一過性蛋白尿，起立性蛋白尿）を除外する

はじめに

　腎生検による腎病理評価は多くの腎疾患の診断におけるゴールドスタンダードである．**腎障害の成り立ちや病態を把握することで診断を確定するのみならず，重症度評価，治療選択，腎予後の推定がなされるため，適切な時期に腎生検がなされることが重要である．** ただし腎臓は血流が豊富なため術中・術後に出血等のさまざまな合併症のリスクがあり，患者さんに大きな身体的・心理的負担をかけるため，不要・不適切な検査とならないよう注意したい．

　本稿は健康診断で検尿異常があり二次精査として外来にやってきた方を診察した際に，腎生検を勧めるべきかを適切に判断できることを目的としている．なお，日本腎臓学会から「エビデンスに基づく CKD 診療ガイドライン 2023」「腎生検ガイドブック 2020」が Web 上で公開されているため[1, 2]，合わせて参照することを強くお勧めする．

1. 検尿異常を指摘されたら

症例1
　16歳女性．今年の学校健診で尿蛋白2＋，尿潜血3＋を指摘されたため二次精査目的に内科外来を受診した．昨年の健診では検尿異常を指摘されなかった．腎疾患の家族歴なし．

1 はじめに考えるべきこと
　まずは尿検査を再検すべきで，随時尿で尿定性，尿沈渣，尿生化学（尿中蛋白，尿中 Cr）をオーダーする．女性の場合は生理中でないことも確認する．検尿異常に再現性があるのか，そし

表1　腎生検を安全に行うためのチェック項目

問診	
既存症・併存症	出血傾向，感染徴候，血栓傾向，食品・薬剤アレルギー
内服薬	抗血小板薬，抗凝固薬
その他	検査に対する理解度・協力性
身体診察	
バイタルサイン	意識レベル，血圧，脈拍，体温，呼吸
身体診察	身長，体重，BMI（肥満の有無），出血傾向，感染徴候，血栓傾向，腎生検穿刺部位の皮膚周囲における創部や感染巣
その他	腎生検時の適切な体位保持（主に腹臥位），穿刺時の呼吸停止（10秒程度），腎生検後の長時間の安静保持
検査*	
血液型	ABO型，Rh型
末梢血	WBC，RBC，Hb，Hct，Plt，白血球分画
凝固系	PT，APTT，FDP，Fbg，D-dimer
生化学	BUN，Cr，eGFR
感染症	HBs抗原，HCV抗体，梅毒検査（RPR/TPHA），HIV抗体
画像	胸腹部X線，腹部超音波・CT，IVP/DIP，下肢静脈超音波

*症例あるいは施設によって，適宜チェック項目を調整する．
文献2より改変して転載

て糸球体性血尿なのか変形赤血球や顆粒円柱・赤血球円柱の有無を確認する．**尿蛋白・潜血陽性に再現性があり，かつ糸球体性血尿であれば腎生検の適応**である[1]．尿生化学は尿蛋白/尿Cr比（g/gCr）で尿蛋白を定量するため合わせてチェックする．g/gCrはg/日の代替として随時尿で評価でき，0.15 g/gCr未満は正常，0.50 g/gCr以上は高度蛋白尿[1] と，まずは押さえてほしい．

2 コンサルトまでにすべきこと

　腎機能の評価と腎生検を安全に実施できるかを判断するための項目を確認しておく（表1）．ただし検査結果が出るまで時間がかかるものも含まれているため，紹介先が近い，あるいはすでに腎機能が低下している状況であればはじめから腎臓専門医への紹介を考慮してよい．

提示症例1の経過

　再検でも尿蛋白2＋（1.0 g/gCr），尿潜血3＋，変形赤血球や顆粒円柱・赤血球円柱（＋）で，かつCr 0.80 mg/dLと軽度の腎機能低下がみられたため腎生検を実施した．腎生検の結果，びまん性のメサンギウム細胞増殖とメサンギウム領域へのIgA・C3沈着があり（図1A〜C），IgA腎症と診断した．Oxford分類でM1E1S1 T1-C1と高疾患活動性であったため[3]，免疫抑制療法の適応と判断し，副腎皮質ステロイド点滴静注療法および扁桃腺摘出術を実施した．治療反応は良好で検尿異常は改善し寛解した．

　このように糸球体性血尿が出ている場合は原則として糸球体基底膜（glomerular basement membrane：GBM）の内側，つまりメサンギウム領域や毛細血管内に炎症が起こっていたり（図1D），GBM自体に異常があること（GBM菲薄化病，Alport症候群，抗GBM腎炎）が想定される．IgA腎症はメサンギウム増殖性腎炎の代表例である．さらにOxford分類では前述の**メサンギウム細胞増多（M）**に加え，**管内細胞増多（E），分節性硬化（S），尿細管萎縮・間質線維化**

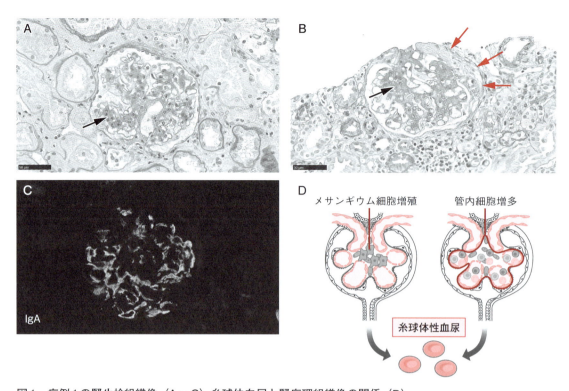

図1 症例1の腎生検組織像（A～C）糸球体血尿と腎病理組織像の関係（D）
A）分節性にメサンギウム細胞増殖を認める（➡，PAS染色）．B）メサンギウム細胞増殖（➡）のみならず線維細胞性半月体（➡）を形成しており，分節性硬化を伴っている．糸球体周囲にも炎症が波及し，間質への炎症細胞浸潤や尿細管萎縮がみられる（PAS染色）．C）蛍光染色ではIgAのメサンギウム領域・一部係蹄への沈着を認める（蛍光IgA染色）．D）原則として糸球体基底膜の内側の炎症，つまりメサンギウム増殖性腎炎や管内増殖性腎炎により糸球体性血尿が出現する．この他に糸球体基底膜自体の構造異常（糸球体基底膜菲薄化病やAlport症候群）や破綻（半月体形成性糸球体腎炎）によっても糸球体性血尿を呈する．
Color Atlas①参照．

（T），細胞性/線維細胞性半月体（C）で重症度を評価するが[3]，特にTスコアは腎予後の悪化と関連し，Cスコアも免疫抑制療法を実施しない場合は腎予後が悪化するため[4]，本例は免疫抑制療法の適応と判断することができた．

●ここがポイント

検尿異常をみたらまず再検すること．再現性があり，蛋白尿と血尿の両方であれば腎生検を考慮すること．

2. 尿検査の再検後の選択

> ### 症例2
>
> 　10歳男児．今年の学校健診で尿蛋白1＋，尿潜血3＋を指摘されたため二次精査目的に内科外来を受診した．昨年の健診では検尿異常を指摘されなかった．腎疾患の家族歴なし．肉眼的血尿なし．受診時に尿検査を再検したところ，尿比重1.030，尿蛋白1＋，尿潜血3＋，尿沈渣では赤血球30～49/強視野，変形赤血球あり，顆粒円柱なし，赤血球円柱なし．Cr 0.45 mg/dL．

1 はじめに考えるべきこと

　尿潜血陽性で変形赤血球があるため糸球体性血尿があり，一見，尿蛋白も持続して陽性である．しかし尿比重が1.030と濃縮尿だったため，水分を摂取して再検したところ，尿比重1.010，尿蛋白－，尿潜血2＋，尿沈渣は前回と同様だった．このため尿蛋白は偽陽性と判断した．このように**尿定性を評価する際は，濃縮尿による偽陽性に注意されたい**．この点，尿蛋白/尿Cr比で合わせて評価しておくと確実で，本例は0.05 g/gCrと正常だった．

2 次に考えるべきこと

　では本例に腎生検を勧めるべきだろうか．**糸球体性血尿単独の場合，腎疾患の家族歴がなければ経過観察可能だが，家族歴があれば腎生検を検討してよい**．症例1でもみたように糸球体性血尿がある場合はGBMの内側の炎症である糸球体腎炎（IgA腎症などの慢性腎炎症候群）や，GBMの異常すなわち遺伝性腎炎（糸球体基底膜菲薄化病，Alport症候群）が想定される．

1）糸球体腎炎の場合

　蛋白尿陰性ならば早期の段階で，血尿のみでは長期予後は良好である．このため腎生検で確定診断しても治療適応とならずに経過観察となる．経過観察中に蛋白尿が出現したら活動性が上昇したと考えるが，このときに免疫抑制療法を導入すべきか，あるいは腎保護療法のみで経過観察可能かの判断がつきにくく，再度の腎生検を考慮することになってしまう．患者さんに余計な負担をかけないためにも，**血尿単独で糸球体腎炎を想定した場合はCKD重症度分類ヒートマップ**（表2）**に応じた受診間隔で検尿・腎機能を再検して経過観察していけばよく，蛋白尿が陽性となった時点で腎生検を検討する**．

2）遺伝性腎炎を想定した場合

　確定診断してしまえばその後の治療方針は臨床経過で決定できるため，腎生検を考慮してよい．糸球体基底膜菲薄化病なら経過観察となり，Alport症候群なら蛋白尿出現時に腎保護療法を開始することになる．

> ### 提示症例2の経過
>
> 　家族歴のない糸球体血尿単独例のため現時点では腎生検の施行は勧めず，腎機能正常であるため6カ月ごとに検尿を再検して蛋白尿が出現しないか経過観察する方針となった．蛋白尿が出現した時点で腎生検について相談する予定である．

表2 CKD重症度分類

原疾患		タンパク尿区分		A1	A2	A3
糖尿病関連腎臓病		尿アルブミン定量（mg/日）尿アルブミン/Cr比（mg/gCr）		正常	微量アルブミン尿	顕性アルブミン尿
				30未満	30〜299	300以上
高血圧性腎硬化症腎炎多発性嚢胞腎移植腎不明その他		尿タンパク定量（g/日）尿タンパク/Cr比（g/gCr）		正常	軽度タンパク尿	高度タンパク尿
				0.15未満	0.15〜0.49	0.50以上
GFR区分（mL/分/1.73 m²）	G1	正常または高値	≧90	リスク低		
	G2	正常または軽度低下	60〜89			
	G3a	軽度〜中程度低下	45〜59			
	G3b	中程度〜高度低下	30〜44			
	G4	高度低下	15〜29			
	G5	高度低下〜末期腎不全	<15			リスク高

重症度は原疾患・GFR区分・タンパク尿区分を合わせたステージにより評価する. 表の赤色が濃くなるほど, 死亡, 末期腎不全, CVD発症リスクが上昇する.
注：わが国の保険診療では, アルブミン尿の定量測定は, 糖尿病または糖尿病性早期腎症であって微量アルブミン尿を疑う患者に対し, 3カ月に1回に限り認められている. 糖尿病において, 尿定性で1＋以上の明らかな尿蛋白を認める場合は尿アルブミン測定は保険で認められていないため, 治療効果を評価するために定量検査を行う場合は尿蛋白定量を検討する.
日本腎臓学会編. CKD診療ガイド2012. 東京医学社, 2012, 改変

文献1より改変して転載

3 補足説明

血尿単独の場合について, もう2パターン見ておきたい.

まず, 変形赤血球や顆粒円柱・赤血球円柱がみられなかったらどうするか. この場合は非糸球体性血尿, つまり尿路系由来の血尿を考慮するため腎生検は不要である.

次に, 肉眼的血尿だったらどうするか. まず泌尿器科的疾患をスクリーニングし, 次に糸球体性血尿かを確認する. 糸球体性血尿の場合, 肉眼的血尿は急性腎障害により腎機能低下を呈することがあるため[5], 腎生検を考慮する.

●ここがポイント

糸球体性血尿単独の場合, 家族歴や肉眼的血尿があれば腎生検を考慮する. そうでなければ, 検尿を経過観察し, 蛋白尿出現時に改めて腎生検を検討する.

3. 尿蛋白単独陽性の場合

症例3

12歳男児. 学校の健診で尿蛋白1＋を指摘されたため二次精査目的に午前11時頃に内科外来を受診した. 既往歴なし. 腎疾患の家族歴なし. 受診時の尿検査の再検では尿比重1.012, 尿蛋白1＋, 尿潜血—, 尿蛋白定量0.50 g/gCrだった.

1 まず考えるべきこと

　血尿は陰性だが，尿蛋白は再検でも陽性かつ0.50 g/gCrである．**蛋白尿単独の場合，0.5 g/日以上が腎生検の適応である**[1]．尿蛋白0.5 g/日以上は「高度蛋白尿」であり，大まかな目安として，尿定性で1＋（30 mg/dL）以上に相当する（1日1.5～2Lの排尿で0.45～0.60 g/日）（**表2**）．尚，「CKD診療ガイドライン2023」では**尿蛋白±（10～20 mg/dL）であっても2年連続で検出されていれば医療機関への受診勧奨となった**[1]．尿蛋白±は「軽度蛋白尿」に相当し，定量で0.15～0.49 g/日に相当する．蛋白尿は腎予後・生命予後を悪化させるため[6]，定性で±や1＋であっても看過しないように注意すること．

　以上から腎生検を考慮したくなるが，もう一点，本例は若年であるため，まずは良性蛋白尿の可能性がないか確認する必要がある．早朝尿で再検するとよい．

提示症例3の経過

　再度，家で起床時の尿を採取して持ってきてもらったところ，尿比重1.020，尿蛋白－，尿潜血－と尿蛋白は陰性だった．このため起立性蛋白尿と診断した．**起立性蛋白尿は良性蛋白尿の一つで30歳以下に多く，日中の活動時に蛋白尿が出現し臥位で陰性となる病態である**．起立活動時に左腎静脈が圧迫されて腎うっ血が起こることが原因と推定されている[7]．起立性蛋白尿の蛋白尿は2g/日以下なので[8]，それ以上であれば再検せずに腎生検へ進んでも構わない．学校健診では通常早朝尿を持参することになっているが，この症例は朝に採取し忘れてしまい登校後に採取して提出していたようである．

　良性蛋白尿には他に一過性蛋白尿があり，前日夜の蛋白質摂取や脱水，精神的ストレス，発熱，熱傷，炎症性病態，激しい運動，急性疾患により出現する[8]．**症例2の濃縮尿による蛋白陽性はこの一過性蛋白尿に該当する．**

●ここがポイント

ネフローゼレベルではない蛋白尿単独の場合は，良性蛋白尿（起立性蛋白尿，一過性蛋白尿）の除外を行う．特に30歳以下の場合は起立性蛋白尿の可能性があるため，早朝尿での再検を考慮する．

4. 2型糖尿病の治療中の場合

症例4

　40歳男性．職場の健康診断ではじめて尿蛋白2＋，尿潜血－を指摘され，二次精査のため内科を受診した．2年前に2型糖尿病を指摘され，ビグアナイド薬を内服中で血糖コントロールは良好である．2カ月前の再診では糖尿病網膜症は指摘されておらず，尿中アルブミンは正常だった．肥満体型．尿検査の再検では尿比重1.010，尿蛋白2＋，尿潜血－，尿糖－，尿蛋白定量1.0 g/gCrだった．血液検査ではCr 0.6 mg/dL，推算糸球体濾過量（eGFR）118 mL/分/1.73 m² だった．

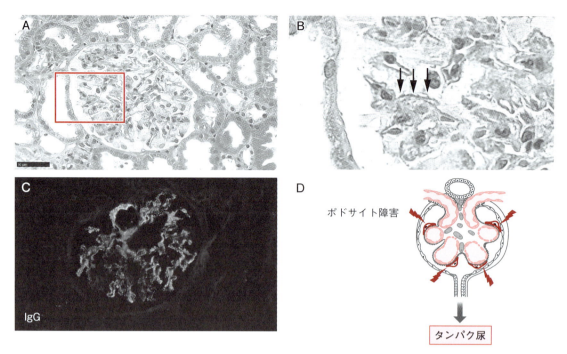

図2　症例4の腎生検組織像（A〜C）蛋白尿と腎病理組織像との関係（D）
A, B）糸球体係蹄の上皮下にtrichrome陽性の顆粒状沈着（➡）が全節性にみられる（Masson's Trichrome染色）．本染色では免疫複合体がtrichrome陽性となる．C）蛍光染色ではIgGが同部位に陽性となり，免疫複合体であることが確認される（蛍光IgG染色）．D）原則として糸球体基底膜の外側，つまり上皮細胞（ポドサイト）の障害により蛋白尿が出現する．この他に糸球体基底膜が破綻した場合（Alport症候群や半月体形成性腎炎糸球体腎炎）や内皮細胞障害（糖尿病性腎症や血栓性微小血管障害）でも蛋白尿が出現する．
Color Atlas②参照．

1 まず考えるべきこと

　蛋白尿が持続的で0.5 g/gCr以上なので腎生検を考慮するが，治療中の2型糖尿病がある．ここで検討すべき点は，糖尿病性腎臓病（diabetic kidney disease：DKD）による蛋白尿に矛盾しないかどうかである．DKDとは慢性腎臓病の主因として糖尿病が考えられる場合に診断する[1]．**DKDによる蛋白尿として矛盾しなければ，腎生検で糖尿病性腎症と確定しても治療方針を変えないため，基本的には腎生検を実施しない．**

　糖尿病患者さんで腎生検を考慮すべき状況は次の通りである[1, 2]．

- 糖尿病性網膜症を認めない場合
- 尿沈渣で多数の変形赤血球や顆粒円柱などの糸球体腎炎を示唆する所見を認める場合
- 腎症の時期に合致しない病態（蛋白尿の出現が糖尿病発症に先行する，急激な尿蛋白の増加，急激なGFR低下など）を認める場合

　本例は2型糖尿病と診断されて2年しか経過しておらず血糖コントロール良好で，2カ月前のチェックでは網膜症・腎症いずれも指摘されていないため，DKDの蛋白尿として不自然である．このため他の糸球体疾患の合併を念頭に腎生検の実施を勧めるべきである．

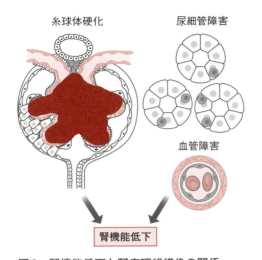

図3 腎機能低下と腎病理組織像の関係
原則として，糸球体が全節性に硬化した場合や尿細管障害により腎機能が低下する．これには糸球体病変の終末像であったり，血管障害（血栓性微小血管症や血管炎，動脈硬化）による糸球体虚血や尿細管虚血によるものが含まれる．

■ 提示症例4の経過

腎生検の結果，びまん性に上皮下への顆粒状沈着を認め，同部位のIgG・C3陽性像を認めたため膜性腎症と診断した（図2A～C）．蛍光染色ではホスホリパーゼA2受容体（phospholipase A2 receptor：PLA2R）が陽性で，抗PLA2R抗体関連膜性腎症だった．ネフローゼ症候群へは至っていないため，まずは腎保護療法を開始した．

原則として，GBMの外側の上皮細胞（ポドサイト）が障害された場合は蛋白尿が出現しやすくなる（図2D）．本例は抗PLA2R抗体の上皮下沈着によりポドサイトが障害されたことで蛋白尿が出現したと考えられた．膜性腎症は自己抗原の同定が急速に進んでおり，2024年現在少なくとも14種類にのぼっている[9]．自己抗体の種類によって病因を特定できることが今後ますます可能になっていくことが期待される．

2 補足説明

糖尿病の腎生検の適応について，糖尿病性腎症の腎病理所見により腎予後が異なることが徐々にわかってきている[10]．このためDKDによる蛋白尿に矛盾しなくても腎予後推定の目的で腎生検の実施を検討することが出てきている．ただし治療方針を大きく変えるわけではないため，腎生検のリスク・ベネフィットについて勘案したうえで共同意思決定（shared decision making：SDM）されるべきである．

> ●ここがポイント
> 糖尿病患者ではDKDらしくない経過であれば腎生検を考慮するが，そうでない場合はリスク・ベネフィットを十分に勘案する．

表3　かかりつけ医から腎臓専門医・専門医療機関への紹介基準

原疾患		タンパク尿区分		A1	A2	A3
糖尿病関連腎臓病		尿アルブミン定量（mg/日）尿アルブミン/Cr比（mg/gCr）		正常	微量アルブミン尿	顕性アルブミン尿
				30未満	30～299	300以上
高血圧性腎硬化症 腎炎 多発性嚢胞腎 その他		尿タンパク定量（g/日）尿タンパク/Cr比（g/gCr）		正常	軽度タンパク尿	高度タンパク尿
				0.15未満	0.15～0.49	0.50以上
GFR区分（mL/分/1.73 m²）	G1	正常または高値	≧90		血尿＋なら紹介，タンパク尿のみならば生活指導・診療継続	紹介
	G2	正常または軽度低下	60～89		血尿＋なら紹介，タンパク尿のみならば生活指導・診療継続	紹介
	G3a	軽度～中程度低下	45～59	血尿＋なら紹介，タンパク尿のみならば生活指導・診療継続	紹介	紹介
	G3b	中程度～高度低下	30～44	紹介	紹介	紹介
	G4	高度低下	15～29	紹介	紹介	紹介
	G5	高度低下～末期腎不全	<15	紹介	紹介	紹介

上記以外に，3カ月以内に30％以上の腎機能の悪化を認める場合は速やかに紹介．
上記基準ならびに地域の状況等を考慮し，かかりつけ医が紹介を判断し，かかりつけ医と腎臓専門医・専門医療機関で逆紹介や併診等の受診形態を検討する．
（作成：日本腎臓学会，監修：日本医師会）
文献1より転載

おわりに

　健診で検尿異常を指摘されて受診するパターンは大方網羅できたと考えられる．あとは急速進行性糸球体腎炎のように急激にeGFRが低下する症例を見逃さない（図3），という点も重要である．中には専門医への紹介をしてよいか躊躇う場面もあるかもしれないが，腎生検の実施を最終決定するのは腎臓専門医および患者さんである．皆様には検査・治療時期を逸しないように**少なくとも，尿蛋白1＋以上（±でも血尿を伴っていたりeGFR 60 mL/分/1.73 m²以下），あるいはeGFR 45 mL/分/1.73 m²以下（40歳未満ではeGFR 60 mL/分/1.73 m²以下）（表3）を満たす場合は放置せず，腎臓専門医にぜひ繋いでいただきたい**．

　最後に，腎病理を学んでおくと日常診療で尿蛋白，尿潜血，腎機能低下といった尿検査・血液検査異常が腎組織のどのような異常を反映しているのかが見えるようになってくる．生検前診断含め腎臓病診療の解像度が上がるため，ぜひ勉強してみることをお勧めする．

引用文献

1）「CKD診療ガイド2024」（日本腎臓学会/編），東京医学社，2024
2）「腎生検ガイドブック2020」（日本腎臓学会/編），東京医学社，2020
　　https://cdn.jsn.or.jp/data/kb_guide_2020.pdf（最終閲覧2024年6月4日）
3）Trimarchi H, et al：Oxford Classification of IgA nephropathy 2016：an update from the IgA Nephropathy Classification Working Group. Kidney Int, 91：1014-1021, 2017（PMID：28341274）
4）Coppo R, et al：Is there long-term value of pathology scoring in immunoglobulin A nephropathy? A validation study of the Oxford Classification for IgA Nephropathy（VALIGA）update. Nephrol Dial Transplant, 35：1002-1009, 2020（PMID：30418652）
5）Moreno JA, et al：AKI associated with macroscopic glomerular hematuria：clinical and pathophysiologic consequences. Clin J Am Soc Nephrol, 7：175-184, 2012（PMID：22096039）

6) Grams ME, et al：Estimated Glomerular Filtration Rate, Albuminuria, and Adverse Outcomes：An Individual-Participant Data Meta-Analysis. JAMA, 330：1266-1277, 2023（PMID：37787795）

7) Mazzoni MB, et al：Renal vein obstruction and orthostatic proteinuria：a review. Nephrol Dial Transplant, 26：562-565, 2011（PMID：20656752）

8) Carroll MF & Temte JL：Proteinuria in adults：a diagnostic approach. Am Fam Physician, 62：1333-1340, 2000（PMID：11011862）

9) Sethi S, et al：Mayo Clinic consensus report on membranous nephropathy：proposal for a novel classification. Kidney Int, 104：1092-1102, 2023（PMID：37795587）

10) Furuichi K, et al：Nationwide multicentre kidney biopsy study of Japanese patients with type 2 diabetes. Nephrol Dial Transplant, 33：138-148, 2018（PMID：28340221）

プロフィール

原　怜史（Satoshi Hara）
金沢大学附属病院 腎臓・リウマチ膠原病内科/Department of Pathology, University of Chicago
腎臓病および膠原病患者さんの診療の傍ら，腎病理診断と研究を行っています．特に自己免疫疾患による腎臓病の病態に興味があり，昨年7月から University of Chicago へ留学しています．免疫学や腎臓病学・病理学の奥深さ，また AI を含む研究手法の進歩に刺激を受ける毎日です．

第2章 腎機能の悪い患者に薬を使うときに知っておきたいこと

1. 腎機能の悪い患者の肺炎，腎盂腎炎，蜂窩織炎．抗菌薬の投与量はどう決める？

永瀬裕一朗，石金正裕

Point

- 抗菌薬投与量は，常にクレアチニンクリアランス（CCr）を計算し，参考書を確認のうえ決定する
- 腎障害患者でも，多くの抗菌薬の初回投与量は，腎機能正常な場合と同量で問題ない
- 肝障害も合併した慢性腎臓病（CKD）患者では，腎機能で調整できる抗菌薬を使用する

症例1

80歳男性．慢性心不全と慢性腎不全があり，利尿薬などを長期内服しているが，両下腿に圧痕浮腫がみられていた方．普段の体重は45 kg前後で維持されていた．今回，3日前からの右下肢痛と発赤，当日からの発熱が出現して来院した．身体所見にて右下腿前面に熱感と腫脹と圧痛がみられ，他の熱源を除外して蜂窩織炎と診断した．浮腫により体重は現在55 kgまで増えている．血液検査で，血清クレアチニン（Cr）値は1.5 mg/dLと普段の数値から大きく変化していない．黄色ブドウ球菌と連鎖球菌をターゲットに，セファゾリン（CEZ）点滴静注による抗菌薬治療を計画したが……．

症例2

60歳男性．もともと糖尿病があり，罹患歴が長く糖尿病性腎臓病を患っている．普段の血清Cr値は2.0 g/dLであった．前日からの背部痛，当日からの発熱を主訴に来院し，尿検査やCT等から結石性腎盂腎炎と診断した．体重は50 kgで普段通り．腎後性腎不全に陥っており，血液検査では血清Cr値4.0 g/dLへ上昇していた．バイタルサインもショックを呈しており，血液培養，尿培養などを採取のうえで，十分な補液とともに広域抗菌薬を開始しようとしたが……．

1. 抗菌薬投与時は常にCCrの計算を行う

CKD患者の腎機能は，血清Cr値ないし推算糸球体濾過量（eGFR）を用いて病期（ステージ）分けされている．そのため抗菌薬投与時に，しばしばeGFRのみを参照して投与量を決めている場面を多く見かける．ところがeGFRは，年齢と血清Cr値のみを基に算出しており，しばしば筋肉量が少ない高齢者で高く出やすい（体表面積1.73 m²を用いている影響もあるがこの点につい

ての説明は割愛する). 一方CCrは, 次の計算式で表されるとおり, 年齢と血清Cr値に加えて, 体重も用いる.

Cockcroft-Gaultの式[1]

男性：(140−年齢)×体重/(72×血清Cr値)
女性：0.85×(140−年齢)×体重/(72×血清Cr値)

肥満患者においては逆に過大評価となりやすい点に留意は必要だが, 小児で体重による抗菌薬をはじめとした各種薬剤の投与量（mg/kg/日など）が決められていることからわかるとおり, 体重を加味することが重要で, CCrの使用が望ましい. 実際の臨床現場では, CCrを算出するアプリが多く公開されており, 適宜利用したい（筆者は, 他の計算ツールも満載のMDCalcを愛用している）.

CCrが決まったら, 抗菌薬投与量を決定する. もともと, 添付文書の「通常用量」は過小気味に記載されている. 感染症は常に"重症"であり（添付文書の重症扱い）, 十分量の抗菌薬が必要である. そこで実際の投与量については, さまざまなポケットマニュアル（感染症診療の手引き第4版, 感染症プラチナマニュアル）やアプリ（Sanford Guide, Johns and Hopkins Antibiotic Guide）などを確認して決定する. 感染症科としては, SanfordよりもJohns and Hopkinsの方がやや"日本人的"な投与量にマッチする印象である. ただし後者は腎機能低下時の調整をeGFRで記載している点に留意する必要がある. いずれにせよ重要なのは, 腎機能が低下しているからと薬剤を控えめに投与しないことである. さらに治療が難渋した際, 過小投与の場合, 感染症そのものが難治性であったり, 対象としている微生物が投与している抗菌薬のスペクトラムから外れていたりする以外に, 投与量が不足しているため治療がうまくいっていないように見える, という状況が生じ, その後のマネジメントをより複雑にする恐れがある.

CCrは投与開始時のみではなく, その後血液検査で血清Cr値が大きく変動した場合や, 体重が増減した場合には再度測定をすることが望ましい. CCrが大きく低下していると, 薬剤誘発性の腎障害や神経障害（抗菌薬関連脳症など）が発生したり, 逆にCCrが改善していると過小投与になったりするからである.

2. 初回投与量は, CKD患者でも健常者と同量で問題がないことが多い

腎機能障害で抗菌薬を調整する作業を具体的に分解すると, 投与間隔（投与時間）を長くすることと, 1回当たりの投与量を減らすことの2つである. βラクタム系を含む時間依存性の抗菌薬は, まず投与間隔を長くして調整が行われる. そのため投与量を減らすのは限られたシチュエーションである. 時間依存性抗菌薬は血中濃度の維持が重要であり, 初回投与についてはすみやかに濃度を上昇させる必要がある. タゾバクタム/ピペラシリン（TAZ/PIPC）については, 添付文書では腎機能調整を行った場合1回投与量が4.5 g/回から2.25 g/回へ減量するとなっているが, 初回は4.5 g/回投与で血中濃度を上昇させることが肝要である. これは, 後述のバンコマイシンにloading doseがあることも同様の考え方である.

表1　腎機能低下時のセファゾリン（CEZ）投与量

腎機能正常	1～2g静注　8時間ごと
CCr 30～50	1～2g静注　8時間ごと
CCr 10～30	1～2g静注　12時間ごと
CCr＜10	1g静注　24時間ごと
血液透析	500mg～1g静注　24時間ごと

文献2より引用
幅のある記載となっているが，基本的には"多い方"の量を選んで
投与するのが適切である．

3. 肝障害も合併したCKD患者は，腎機能で抗菌薬調整を行う

　第3世代セファロスポリン系抗菌薬であるセフトリアキソンは日常臨床でしばしば用いる抗菌薬であり，主に肝代謝のため腎機能による調節が不要とされる．そのため腎障害のある患者では頻用される．

　一方，肝硬変をはじめとした肝障害がある患者では，逆に血中濃度が高値となり有害事象につながりやすい．肝障害と腎障害がともに存在する患者では，われわれは肝機能による薬剤調整の方法はもち合わせていないが，腎機能では調節可能である．したがって，セフトリアキソンの代わりに同じ第3世代セファロスポリン系抗菌薬のセフォタキシムを選択することがある．

4. 提示症例の経過

症例1の続き

　CCrを計算すると，年齢80歳，体重55kg，血清Cr値1.5mg/dLのときは31mL/分となった．表1のとおり，CEZの腎障害時の投与量を参考に，2g/回を8時間ごと点滴静注で治療を開始した．抗菌薬開始後，徐々に理学所見は改善していった．一方利尿薬を使用することで，体重は第4病日に45kgまで落ち着いた．この時血清Cr値は1.5mg/dLであり，再びCCrを計算すると25mg/dLとなっていた．再度表1を確認して，CEZ点滴静注2g/回を12時間ごと投与に調整し，残りの治療期間を完遂した．

症例2の続き

　CCrを計算すると，年齢60歳，体重50kg，血清Cr値4.0mg/dLのときは14mL/分となった．広域抗菌薬としてTAZ/PIPCを，表2の通り腎障害投与量を確認して，初回4.5g点滴静注の後，以降は2.25g/回を6時間ごと投与で治療を開始した．尿管結石については泌尿器科へコンサルトを行って，尿管ステント留置術を実施された．処置と補液，抗菌薬加療によってショックを離脱し，全身状態は改善していった．第3病日，血液培養と尿培養からextended spectrum β-lactamase（ESBL：基質特異性拡張型βラクタマーゼ）産生大腸菌が同定された．同菌はセフメタゾール（CMZ）に感受性を保っていた．血液検査では血清Cr値1.8mg/dLまで回復しており，体重は50kgから変化がなかったため，CCrは31mL/分に改善していた．CMZへde-escalationすることとし，表3を確認して，1.0g/回を8時

表2　腎機能低下時のタゾバクタム／ピペラシリン（TAZ/PIPC）投与量

腎機能正常	4.5 g静注　6時間ごと
CCr ＞ 40	4.5 g静注　6時間ごと
CCr 20 〜 40	3.375 g静注　6時間ごと
CCr ＜ 20	2.25 g静注　6時間ごと
CCr ＜ 10	2.25 g静注　6時間ごと
血液透析	2.25 g静注　8時間ごと（＋透析後0.75 g追加）

文献3より引用
3.375 g製剤は日本にないため，CCr 20〜40 mL/分の際は，
4.5 g静注　8時間ごととするなど調整が必要となる．

表3　腎機能低下時のセフメタゾール（CMZ）投与量

腎機能正常	1 g静注　6〜8時間ごと
CCr ＞ 30	1 g静注　8時間ごと
CCr 15 〜 30	1 g静注　12時間ごと
CCr ＜ 15	1 g静注　12時間ごと　または2 g 24時間ごと
血液透析	1 g静注　24時間ごと（透析日は透析後に投与）または2 g　週3回（透析中または透析後，金曜ないし土曜は3 g投与）

文献4より引用
Sanfordや Johns and Hopkins には，日本で使用されているセフメタゾールの腎機能調整が記載されていない．逆に日本の参考書やポケットマニュアルには記載がされていたがデータが多くなかった．2024年2月に，慶應義塾大学＋東京ベイ・浦安市川医療センターより出された，ESBL産生腸内細菌科細菌に対するセフメタゾールの血中濃度を調べた論文[4] が参考になるため，今回引用した．

間ごと投与とした．残りの治療期間は，適宜CCrを計算して30 mL/分を下回ることなく，同投与量で完遂した．

Advanced Lecture

■ 抗菌薬のワンショット

　CKD患者では，体液量の管理が重要となる．その際抗菌薬の溶液を，生理食塩水やブドウ糖液50〜100 mLから，生理食塩水20 mLなどへ変更し急速静注（ワンショット）することで，投与水分量を減らす作戦をしばしば見かける．多くの抗菌薬はその方法で問題なく投与できるが，一部の抗菌薬は十分な溶液で溶解し，一定の時間をかけて投与する必要がある．**2章-2，コラム**および**2章-3**でとり上げられているバンコマイシン（0.5 gあたり溶解液100 mL）やアシクロビル（250 mgあたり溶解液100 mL）はその代表例である．溶解の詳細については各病院で薬剤部に確認するのが望ましい．他にも添付文書上，メロペネムは30分以上かけて点滴静注の指示があったり，レボフロキサシンは60分かけて点滴静注の指示があったりするため，ワンショット可能かどうかは必ず添付文書を確認，ないし担当薬剤師へ問い合わせるのが望ましい．

おわりに

　本稿では，CKD患者における抗菌薬投与の実践について解説した．この考え方は，CKDのみならず急性腎障害に対しても有効であり，常にCCrを計算する習慣が重要である．そのうえで，各抗菌薬は臨床医の「さじ加減」で投与量を決定せず，参考書を確認して投与間隔（投与時間）を長くしたり，投与量を減量したりすることが，適切な抗菌薬使用，および適切な治療につながり，ひいては薬剤耐性（antimicrobial resistance：AMR）対策にもつながる．

引用文献

1) Cockcroft DW & Gault MH：Prediction of creatinine clearance from serum creatinine. Nephron, 16：31-41, 1976 （PMID：1244564）
2) 「新訂第4版　感染症診療の手引き」（感染症診療の手引き編集委員会/編），シーニュ，2021
3) 「サンフォード感染症治療ガイド2023（第53版）」（David N. Gilbert, 他/編），ライフサイエンス出版，2023
4) Namiki T, et al：Pharmacokinetics/pharmacodynamics analysis and establishment of optimal dosing regimens using unbound cefmetazole concentration for patients infected with Extended-Spectrum β-lactamase producing Enterobacterales（ESBL-E）. Pharmacotherapy, 44：149-162, 2024（PMID：37984818）

便利な書籍・アプリ

1) MDCalc Medical Calculator（MD Aware, LLC）
2) 「新訂第4版　感染症診療の手引き」（感染症診療の手引き編集委員会/編），シーニュ，2021
3) 「感染症プラチナマニュアル Ver.8 2023-2024」（岡 秀昭/著），メディカル・サイエンス・インターナショナル，2023
4) Sanford Guide（Antimicrobial Therapy, Inc.）
5) Johns Hopkins Antibiotic Guide（Unbound Medicine, Inc.）

プロフィール

永瀬裕一朗（Yuichiro Nagase）
国立国際医療研究センター 国際感染症センター

石金正裕（Masahiro Ishikane）
国立国際医療研究センター 国際感染症センター

第2章 腎機能の悪い患者に薬を使うときに知っておきたいこと

2. CKD患者にバンコマイシン投与, いつどうやってモニタリングする? AKIが起きたらどうする?

西脇宏樹

● **Point** ●

・薬剤性腎症を考えるうえで「薬剤の因子」「患者の因子」「腎臓の因子」に分解して考えると理解しやすい

・「薬剤性腎症」といっても腎臓のどの部分にどのような障害が起きているかで千差万別である

・バンコマイシン関連腎症は病態が多様かついまだ不明な点が多く, 一部不可逆性で予後を悪化させうる

・バンコマイシンはTDMによって管理の必要な薬剤の1つである

はじめに

慢性腎臓病（CKD）の患者では薬剤の用量調節を要する薬剤が数多くあるが, そのなかで日々TDMを用いて薬剤の用量調整を要するものがいくつかある. 本稿ではバンコマイシンを例にしてTDM, 薬剤性腎症, バンコマイシン関連腎症について概説をする.

症例

60歳男性, 糖尿病と高血圧, 肥満があり近医で内服加療を行っているがコントロールは悪く, 血圧140〜150/90 mmHg, HbA1c 13％, Cr 1.3〜1.5 mg/dL程度を推移していた. 来院3日前より38℃の発熱があり, 来院前日に右足底に水疱形成を認めたが疼痛もないためそのままにしていた. 12月31日の昼に右足全体の発赤, 第2〜4足趾の黒色変化, 第2足趾の潰瘍形成を認めていたが, 年末のテレビの特番を見終えてから夜間に救急外来に受診をした. 糖尿病性足壊疽の診断で同日緊急入院となり, 担当医は培養検査を提出し, CKD患者における薬剤投与量のマニュアルを読んだうえでバンコマイシン（VCM）とピペラシリン・タゾバクタム（PIPC/TAZ）による治療を開始した.

正月三が日が明けて1月4日になり病棟薬剤師よりVCM血中濃度の測定を勧められて測定したところAUCが1,000 mg・時/L, Cr 4.0 mg/dLであった.

レジデントノート Vol. 26 No. 14（増刊）2024 **47** *(2481)*

1. TDMを要する薬剤

Therapeutic drug monitoring（TDM）は治療効果や副作用などを適切に管理するために患者に個別化した薬物投与を行うことを指している[1]．多くの場合がその血中濃度を測定してその投与計画が立てられる．TDMの必要な薬剤には循環器薬（抗不整脈薬やジゴキシン），抗菌薬，抗てんかん薬，免疫抑制薬（カルシニューリン阻害薬）などがその代表となる．逆に言えばこれらの薬は腎不全患者に対する薬剤調節のマニュアル本だけで投与計画を立ててはいけない薬剤ともいえる．

抗菌薬でTDMを有する薬剤にはバンコマイシン，テイコプラニン，アミノグリコシド系薬剤，抗真菌薬のボリコナゾールがあげられる．

バンコマイシンのTDMは副作用，特に腎障害の発症を予防する目的と臨床効果を得るために用いられる．現在，バンコマイシンのTDMにはトラフ値ではなくAUC（area under curve）を用いることが推奨されている[2]．軽中等症／非複雑性感染や薬物動態ソフトウェアを使用しない場合，腎機能正常者で定常状態に達していると考えられる4〜5回投与直前（3日目）に初回TDMを実施する．一方，重症／複雑性感染例でソフトウェアを使用する場合には，定常状態前の3回投与前後（トラフ値，ピーク値）に初回TDMの実施を考慮するとされている．これらの詳細については次稿（**第2章コラム**）に譲る．

2. 薬と腎臓 〜 薬剤性腎障害の一般的な考え方[3]

腎臓はあらゆる薬剤の代謝や排泄に密接にかかわる臓器であり，腎機能正常の患者と比して薬剤の量の調節が必要となり薬剤によっては禁忌になるものもある．腎機能の低下の際に用量調節を行う1つの理由としては，薬剤の代謝や排泄能が下がり血中濃度が高くなることで副作用が起こりやすくなるためである．いわゆる薬剤性腎障害には腎機能正常の患者において使用量が適切であったとしても急性腎障害を起こす薬剤もあれば用量が過剰になることで腎機能障害を起こす薬剤もある．また腎臓を介して電解質異常を起こしたり，蛋白尿が大量に出現するものもある．

1 薬剤性腎障害の要素

薬剤によって起きる急性腎障害はその要件ごとに分けて検討することで理解がしやすくなる．最も大切なのは「**薬剤性**」の要素であり，腎毒性のある薬剤への曝露は大きな要素の1つである．その構造や投与量と投与経路，代謝処理，腎臓からの排泄経路などによりその特徴が規定されている．併存疾患や薬剤代謝・輸送の遺伝的因子，免疫応答の遺伝的因子など「**患者の特性**」も薬剤における腎障害には重要である．また「**腎臓自体の要因**」も重要である．腎臓は摂取された多くの薬剤の代謝と排泄にかかわるためそれぞれの薬剤がネフロンの対応する部位と相互作用を起こし腎毒性を発揮する可能性がある．薬剤性腎障害はこれら「**薬剤**」・「**患者**」・「**腎臓**」の3つの危険因子の何らかの組合わせが存在していることが多い．

2 腎臓に影響を与えやすい薬剤の因子 （表1）

薬剤性の要素としてはまず薬剤の用量と期間があげられる．危険因子の少ない患者においても薬剤の投与量がより多く，またはより投与期間が長ければ腎障害のリスクはより増してくる．

薬剤の構造やその性質も重要である．例えば尿に不溶性の薬剤やその代謝物は尿細管内で沈殿

表1 薬剤性腎症における薬剤の因子

腎の薬剤への曝露
治療量と期間，投与経路
免疫反応
抗体産生，T細胞活性化，分子構造の類似性
併用薬剤
NSAIDs，造影剤，ACEI/ARB，シスプラチン，アミノグリコシド
直接的な腎毒性
薬剤とウロモジュリンの相互作用によるcast形成
細胞内への薬剤の蓄積
細胞内での薬剤濃度の上昇
尿細管内の結晶形成

し急性結晶性腎症を引き起こす可能性がある．このプロセスは尿流量の低下や尿pHや過剰または急速な薬物投与によって起こされ，尿細管の閉塞のみならず周囲の間質の炎症を惹起する．代表例はメトトレキサート，アシクロビル，ビタミンCなどがあげられる．

　併用薬剤も重要な要素であり，以下に症例に出てきたバンコマイシン＋PIPC/TAZ，非ステロイド系消炎鎮痛薬（NSAIDs）＋造影剤，シスプラチン＋アミノグリコシド系などがある．もちろん，薬剤自体に固有の腎毒性があるタイプもある．アミノグリコシド系，アムホテリシンB，ポリミキシン系，シスプラチンなどがそれにあげられ，通常治療量と短時間の曝露でも腎障害を起こす可能性がある．それぞれネフロンでの障害部位や機序が異なるのでこちらは誌面の都合上成書に譲りたい．

　薬剤自体が腎臓での炎症を惹起し，急性間質性腎炎（acute interstitial nephritis：AIN）を起こすタイプもある．古典的にはβラクタム系を代表とする抗菌薬やNSAIDs，プロトンポンプ阻害薬（PPI）などがある．免疫チェックポイント阻害薬もT細胞の活性化を介して急性間質性腎炎を起こすことが知られている．

❸ 腎毒性を高める患者因子 （表2）

1) 高齢者や女性

　薬物誘発性腎毒性のリスクを増大させる患者因子も数多く存在する．高齢や女性など変更不可能なものもあり，これらは除脂肪体重の減少や総体水分量の減少に関連し，薬剤の過剰投与につながる可能性がある．また高齢者や女性は血清アルブミン濃度が低いため，低アルブミン血症になると薬物結合が低下し，遊離薬物濃度が上昇して腎毒性を示すことがある．

2) 遺伝子による影響

　遺伝的要素もこれらに並んで重要な要素であり，"personalized"ないし"precision"medicineの重要性の裏付けともなっている．薬剤性腎毒ではないが保険収載され実用されているものとしてはアザチオプリンの使用前に行うNUDT15遺伝子検査等がその好例である．

　腎臓による薬物の代謝とその後の排泄，および薬物傷害後の修復経路に関与するタンパク質をコードする遺伝子の多型は，さまざまなレベルの薬物感受性と相関している．例えば細胞がプラチナ製剤によって誘発されたDNA損傷を修復する経路の重要な酵素であるERCC1をコードする遺伝子の多型は，腎毒性の増加と関連している可能性がある．

　同様に免疫系における遺伝的変化も，炎症傷害を介した薬物腎毒性のリスクを高める可能性が

表2　薬剤性腎症における患者側要素

年齢（高齢）
性別（女性）
人種
特定薬剤へのアレルギー反応（遺伝的要素）
薬理遺伝情報
腎のトランスポーター（機能的変異，輸送体や酵素の変異）
チトクロームP450の多型（薬剤代謝の変化）
循環血漿量の減少や尿量低下
電解質や酸塩基平衡の障害
尿pHの変化
尿細管内結晶形成
背景疾患
急性腎障害，慢性腎臓病，心腎連関，ネフローゼ症候群，肝硬変，閉塞性黄疸

ある．一例として，ある人は他の人と比べて当剤に対するアレルギー反応が亢進することがあげられる．このように，宿主の自然免疫応答遺伝子の違いにより，薬物に対するアレルギー反応を起こしやすくなる患者がいる．実際，薬物誘発性AINを発症した患者では，免疫反応のばらつきが証明されており，これはT細胞主導のプロセスであるようである．基礎にあるAKIとCKDもまた，腎毒性傷害に対する脆弱性を増大させる重要な危険因子である．

3）薬物腎毒性を高める疾患

その他の全身疾患や腎疾患も薬剤の腎毒性作用を増強する可能性がある．ネフローゼ症候群と肝硬変は，有効循環血液量の減少による腎灌流の変化，遊離循環薬物レベルの上昇を伴う低アルブミン血症，認識されていない腎機能障害など，複数の機序によって腎毒性リスクを高める．また嘔吐，下痢，利尿薬による真の容積減少，およびうっ血性心不全，腹水，敗血症に伴う有効容積減少は，薬物腎毒性のリスクを高める．

４ 腎臓の代謝・排泄で起こる反応

腎臓がさまざまな薬物や毒素を代謝・排泄する仕組みは，薬物腎毒性に重要な影響を及ぼす．心拍出量の約25％という高い腎血流量の結果，腎臓への薬物や毒素の送達速度が速いため，腎臓はかなりの薬物濃度にさらされる．加えて，多くの尿細管細胞，特にヘンレループの細胞は，$Na^+-K^+-ATPase$駆動輸送による活性溶質輸送に伴う代謝要求が高いため，比較的低酸素環境に存在する．このような比較的低酸素の環境において，これらの細胞に過度の作業負荷がかかると，腎毒性に関連した傷害のリスクが高まる．

また多くの薬剤，例えばアミノグリコシド系薬剤やプラチナ系薬剤などでは，肝臓だけでなく，腎臓の酵素系による変換も経て，腎毒性の代謝産物や活性酸素種が生成される可能性がある．これらの副産物は天然の抗酸化物質を凌駕し，酸化ストレスを引き起こすことで，DNA鎖切断や核酸のアルキル化，酸化，脂質の過酸化，タンパク質の損傷などを介して腎障害を増加させる可能性がある．薬物の体外に排泄される過程には，糸球体濾過と尿細管分泌が関与する．特に，腎障害の主要な経路は近位尿細管細胞の活性トランスポーターを介した薬物の排泄である．腎毒性のある薬物は，尿細管細胞の先端側輸送系と基底側輸送系の両方を経てとり込まれ，そのなかでも尿腔から先端側へのとり込みは，エンドサイトーシス／ピノサイトーシスと他の輸送経路を経由

して起こる．アミノグリコシドの場合，エンドサイトーシス受容体が薬物をとり込み，リソソームに移動し，ミエロイド小体が形成される．ミエロイド小体は細胞傷害や細胞死を引き起こし，臨床的には近位尿細管障害や急性腎障害（AKI）として現れる．

3. バンコマイシンによる腎障害

1 病態と疫学

　バンコマイシンは抗生物質として広く処方されている薬剤である．バンコマイシンが関連する腎毒性の正確な原因は不明であるが，急性尿細管障害が重要な役割を果たしている可能性が高い．しかしアレルギー反応による間質性腎炎や，ウロモジュリンとの非結晶性のバンコマイシン凝集体であるバンコマイシンcastによる尿細管内腔の閉塞を伴ったAKIの可能性も報告されている[4]．

　バンコマイシン製剤を使用した場合のAKI発生率は，他の腎毒性薬剤を併用しない場合の0％という低いものから，PIPC/TAZの併用などより複雑な環境で投与した場合の20％を超えるものまでさまざまである[5]．本例でもみられたバンコマイシンとPIPC/TAZの併用は重症感染症例などの初期治療でしばしば目にする薬剤の組合わせだが，この組合わせはAKIの発症リスクをより高めることがメタ解析などでわかっている[6]．機序としてはPIPC自体の腎毒性や間質性腎炎，PIPC/TAZによるバンコマイシンクリアランスの低下などがあげられている．

2 リスクファクターと予後

　曲線下面積（AUC）が650 mg・時/L以上であることが，VA-AKI（vancomycin-associated AKI）のリスクと関連していることが示されており，AUC 400〜600 mg・時/Lが治療目標域とされている．現在はトラフ値による管理は推奨されていないことに注意していただきたい．他には投与量4 g/日以上，投与期間1週間以上もその発症に関連している．

　AKIは一般に治療開始4〜8日後に発症する．バンコマイシン関連腎症はその4分の3は回復するという報告から3分の1が回復するという報告もあり，その可逆性については議論の余地があるが，腎病理やAKIの程度，低アルブミン血症の有無などがその予後因子としてあげられている[6, 7]．またバンコマイシン関連腎症自体がその後の死亡や長期入院との関連も報告されている[8]．

3 予防と対応

1）予防

　まずは適切なTDMが行われることである．抗菌薬以外の多くの薬剤はいわゆるマニュアル本に記載された投与量に沿って投与することが勧められるが，冒頭で述べたように一部の薬剤にはTDMを要するのでどの薬剤でモニタリングを要するのかを覚えておく必要がある．また本例のように連休中でスタッフが十分にいない状況や緊急入院の際にはこのようなpitfallが起こりやすい環境であるので気をつけたい．特に患者の受診が遅れたような陰性感情の生まれている状況ではなおさらである．また実際にモニタリングしたくても病棟薬剤師が十分に配置されていない環境などもあると思われる．このために第2章コラムではどのようにTDMの計画をたてるかについて別に概説を行っているので参考にしていただきたい．

2）バンコマイシン腎障害の場合の対応

　実際にバンコマイシン腎障害が発生した場合にどうするか，その対応については，まずバンコ

マイシン以外の治療選択肢がとれるのであればアルベカシン，ダプトマイシン，リネゾリド，テイコプラニン，テジゾリドなどの他の選択肢を適応症や組織移行性を考慮して選択する．それが難しければ休薬し，バンコマイシンの血中濃度が適切なAUCまで下がってから，減量して再開するなどの方法をとるようにする．具体的な選択は関連のガイドラインなどに譲るが，バンコマイシンは抗MRSA薬のなかではエビデンスの蓄積も多くかつ比較的安価であることは述べておきたい．他の方法としてステロイド投与や血中濃度を下げるため血液透析濾過を行うなど方法が提案されているが，確立した治療方法はないのが現状である．

提示症例の経過

　バンコマイシン開始前に採取した血液培養と創部の組織からMRSA（メチシリン耐性黄色ブドウ球菌）が検出された．腎障害が起きたためバンコマイシンを中止しダプトマイシンに変更したが，その後，MRIで骨髄炎に至っていることがわかり足趾の一部を切断することとなった．ダプトマイシン変更後，腎機能はCr 2.0 mg/dL程度で落ちついた．薬剤部と連携しAUCの算出について方法をまとめ休日中も血中濃度測定が対応可能な状態とした．

Advanced Lecture

1 ステロイド治療の注意点

　薬剤性間質性腎炎にステロイドの治療が試行されることがあるが，そのエビデンスはかなり乏しいのが現状である．観察研究などからわかっていることは「効果のある群は原因薬剤を中止してからなるべく早く（2週間以内）にステロイドをはじめた」ことと「NSAIDsによる間質性腎炎はステロイドの効果が比較的乏しい」ということくらいである．治療の原則はまず第1に原因薬剤の中止だが，透析を要するほどの重症の（間質性腎炎のメカニズムが疑われる）薬剤性腎炎ではステロイドの投与（プレドニゾロン1 mg/kgBW，パルス療法を行う場合もあり）を考慮すべきである．ただし，このとき腎臓で何が起きているかを十分に推定をしないと無用なステロイドを投与することになる．例えばNSAIDsの腎障害は間質性腎炎よりもCOX（cyclooxygenase：シクロオキシゲナーゼ）を阻害することによる腎血流の低下の方が頻度が高い．

2 バンコマイシン＋PIPC/TAZは本当に悪いのか？

　本症例でもあるように，細菌感染症を広域にカバーしようと試み，バンコマイシンとPIPC/TAZを併用した場合にはAKIリスクの増加が報告されていた．しかし，ある研究ではこれらの併用はクレアチニン定義のAKIとは関連していたものの，他の腎臓バイオマーカー（シスタチンCや血中尿素窒素），透析，または死亡率の変化には関連していなかったという報告もある[9]．これは，バンコマイシン＋IPC/TAZのクレアチニンに対する影響はST合剤のような擬似毒性であるという仮説を支持しており，今後さらなる研究結果が待たれる．現状は薬剤性腎障害を疑ったら別の薬剤に変更を試みるべきであろう．

おわりに

慢性腎臓病患者における薬剤の用量調節は慣れていない薬剤であれば都度調べる必要があるが，本稿で紹介したようにTDMを用いて用量調節が必要な薬剤もある．今回紹介したバンコマイシンはそのなかでも最もポピュラーなものだが，バンコマイシン関連腎症はそのメカニズムも一様ではなく不明な点も多い．大事なポイントとして一部不可逆性で予後を悪化させる可能性があるということである．丁寧な用量調節によって防ぎうる腎症なので本稿ならびに次稿を参考に日々の診療に役立てていただければ幸いである．

引用文献

1) 日本化学療法学会，日本TDM学会：抗菌薬TDM臨床実践ガイドライン2022. 2022
https://www.chemotherapy.or.jp/uploads/files/guideline/tdm2022.pdf
2) 日本化学療法学会，日本感染症学会：MRSA感染症の治療ガイドライン2019年改訂版．2019
https://www.kansensho.or.jp/uploads/files/guidelines/guideline_mrsa_2019revised-booklet.pdf
3) Perazella MA：Pharmacology behind Common Drug Nephrotoxicities. Clin J Am Soc Nephrol, 13：1897-1908, 2018（PMID：29622670）
4) Filippone EJ, et al：The Nephrotoxicity of Vancomycin. Clin Pharmacol Ther, 102：459-469, 2017（PMID：28474732）
5) Perazella MA & Rosner MH：Drug-Induced Acute Kidney Injury. Clin J Am Soc Nephrol, 17：1220-1233, 2022（PMID：35273009）
6) Hammond DA, et al：Systematic Review and Meta-Analysis of Acute Kidney Injury Associated with Concomitant Vancomycin and Piperacillin/tazobactam. Clin Infect Dis, 64：666-674, 2017（PMID：27940946）
7) Chuma M, et al：Non-recovery of vancomycin-associated nephrotoxicity is related to worsening survival outcomes：Combined retrospective analyses of two real-world databases. Basic Clin Pharmacol Toxicol, 131：525-535, 2022（PMID：36169161）
8) Jorgensen SCJ, et al：A Multicenter Evaluation of Vancomycin-Associated Acute Kidney Injury in Hospitalized Patients with Acute Bacterial Skin and Skin Structure Infections. Infect Dis Ther, 9：89-106, 2020（PMID：31983021）
9) Miano TA, et al：Association of vancomycin plus piperacillin-tazobactam with early changes in creatinine versus cystatin C in critically ill adults：a prospective cohort study. Intensive Care Med, 48：1144-1155, 2022（PMID：35833959）

プロフィール

西脇宏樹（Hiroki Nishiwaki）
昭和大学藤が丘病院 内科系診療センター 内科（腎臓）
Division of Nephrology, Department of Medicine, University of Illinois Chicago
現在，米国シカゴにて臨床研究で留学中です．腎臓の臨床はとても多様性のある領域で内科診断に興味のある人も，手技が好きな人も，病理を見たい人も，基礎研究もあれば臨床研究もあり，そのなかでもいろいろなキャリアを試すことができます！興味があればぜひご連絡ください！

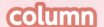

バンコマイシンの投与方法

鈴木絢子

はじめに

バンコマイシン(vancomycin：VCM)はmethicillin-resistant *Staphylococcus aureus*(MRSA)を中心としたグラム陽性球菌に効果があり，敗血症，感染性心内膜炎，肺炎，外傷・手術創の二次感染，骨髄炎，関節炎，細菌性髄膜炎などの感染症治療に汎用されている[1]．使用頻度も高くMRSA感染症の治療ガイドラインでも多くの場合でVCMが第一選択薬の位置づけになっている．VCMの代表的な副作用は腎障害で，効果と副作用の両方を管理するには薬物血中濃度をモニタリングすること(therapeutic drug monitoring：TDM)が有効である．

1. VCM有効性と安全性はAUCで評価する

Area under the concentration time curve(AUC, 図1)とは血中濃度の曲線下面積のことで，VCMの効果はAUC/MIC(minimum inhibitory concentration：最小発育阻止濃度)で評価するとされている．その代用としてトラフ値(VCM投与前30分以内)が血中濃度の変化が少ない時間帯として長年用いられていたが，『抗菌薬TDM臨床実践ガイドライン2022』[2]が発行され，トラフ値が代用にならないことが示されて400～600 μg・時/mLで管理するようになった．(MIC＝1 μg/mLで計算．MIC≧2は他剤を検討．)低すぎるAUCは効果が得られないだけでなく耐性菌の発生を招き，高くなれば腎障害を引き起こすリスクが上がる．

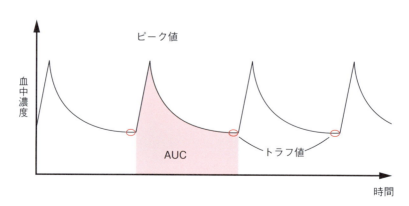

図1　VCM投与後の血中濃度推移

表1 腎機能別バンコマイシン投与設計

CLcr (mL/分)	初回投与量					1日維持投与量	採血ポイント	
	80 kg	70 kg	60 kg	50 kg	40 kg		重症/複雑	軽症/非複雑
100	2 g	2 g	1.75 g	1.25 g	1.25 g	1.25 g×2	3回目投与時のピークトラフ	4〜5回目（3日目）投与時のトラフ
90	2 g	2 g	1.75 g	1.5 g	1.0 g	1.0 g×2		
80	1.75 g	1.75 g	1.75 g	1.5 g	1.0 g	1.0 g×2		
70	1.75 g	1.75 g	1.75 g	1.5 g	1.25 g	0.75 g×2		
60	1.75 g	1.75 g	1.75 g	1.5 g	1.25 g	0.75 g×2		
50	1.75 g	1.75 g	1.75 g	1.5 g	1.25 g	0.5 g×2		
40	1.75 g	1.5 g	1.5 g	1.5 g	1.25 g	0.5 g×2		
30	1.75 g	1.5 g	1.5 g	1.5 g	1.25 g	0.75 g×1		
HD	25〜30 mg/kg					7.5〜10 mg/kg（HD後）	2回目HD前のトラフ	
CHDF	20〜30 mg/kg					7.5〜10 mg/kg	3日目投与時のピーク，トラフ	

HD：hemodialysis，CHDF：continuous hemodiafiltration
文献2を参考に作成

2. 初回負荷投与量

　早期に目標AUCに到達させるためには**初回に十分量のVCMを投与する**ことが必要であり，投与量は体の大きさによるため実測体重に基づいて計算し，**25〜30 mg/kg（実測体重）**にする．3 gより多い負荷投与量における安全性の検討は不十分である．初回投与量を増やしても腎障害の頻度に影響しないことが示されており[3]初回負荷投与を行う重要性が示されている．

3. 維持投与量

　VCMは90％以上が尿中に未変化体として排泄される腎排泄の薬剤である．そのため腎機能がよければ排泄が進むため投与量を多くし，腎機能が悪ければ排泄が遅れ減量する必要がある．**2回目以降の維持投与量は腎機能によって調整する**．

　VCMの投与量の計算には日本人を母集団としたシミュレーションソフト（Practical AUC-guided TDM for vancomycin：PAT）が無料で利用できるようになっている[4]．年齢，性別，体重，血清クレアチニン値，投与量，投与時間，血中濃度等を入力するとAUCが推定される．また投与量を変更したときの予測AUCも算出できるため利便性が高い．もし，PATが使用できない場合や緊急時には表1が参考になる．

　透析を行っていないeGFR＜30 mL/分/1.73 m^2の患者ではさらなる腎機能悪化のリスクを考慮して他剤を検討する．PATや表1では腎機能は血清クレアチニンを用いたクレアチニンクリアランスで評価しているため，筋肉量が少ない場合などには腎機能の評価に注意が必要である．そのため，PATや表1を使用すればTDMをしなくてよいわけではなく，状況に応じて適切にTDMを実施する必要がある．1日4 gを超える維持量は慎重に行う．

第2章 腎機能の悪い患者に薬を使うときに知っておきたいこと

4. 採血ポイントと投与時間の管理

　VCMの使用のためにTDMを実施する際の採血ポイントを表1にまとめた．薬剤は複数回投与しているうちに点滴から入ってくる量と排泄の量が一定になって定常状態を迎える．TDMは定常状態になってから行うことが原則で，一般的には半減期（薬を投与したときの最高血中濃度が半分になるまでの時間）の4～5倍必要である．慢性腎不全の患者は半減期が延長すると言われている．TDMが遅れれば定常状態には近づくが，治療の評価は早期に行いたい．そのため，定常に近いと考えられる3日目に評価を行う．特に重症/複雑性感染症の場合には**3回目投与前後に初回TDMを行い**，負荷投与と併せた早期の治療を評価する．

　AUCは血中濃度の曲線下面積であり，トラフ値のみからでも算出自体は可能であるがトラフ値とピーク値の2点の方が正確な値が算出される．**トラフ値は投与開始30分前で，ピーク値は投与終了から1時間後に採血して計測する．**

　これらのことから**投与の時間を管理する**ことも念頭におかなければならない．投与間隔が1日2回の場合には12時間間隔になるようにし，午前投与が11時，午後投与が16時など不均等にならないように注意する．1回あたりの投与時間（投与速度）はヒスタミン放出による投与時関連反応を回避するため，500 mgあたり30分以上確保し**ゆっくり点滴**する．時間管理が疎かになると，算出されたAUCが高値（または低値）であった際に次の投与計画が立てづらくなり，スタッフの勤務交代を考慮すると過去の投与時刻が追えなくなるので，開始時に時間指示が明確になるように徹底する．

まとめ

　VCMはTDMを必要とする薬剤で投与量や時間管理，採血のタイミングなど難しい印象を与えるかもしれないが，臨床効果とAUCの値を合わせて考えることで有益な情報が得られる．また，副作用はTDMを行う以外にも，血清クレアチニン値や尿量などを頻繁に観察することで早期発見が可能となる．

参考文献

1) 日本化学療法学会，日本感染症学会：MRSA感染症の治療ガイドライン2019年改訂版．2019
https://www.kansensho.or.jp/uploads/files/guidelines/guideline_mrsa_2019revised-booklet.pdf
2) 日本化学療法学会，日本TDM学会：抗菌薬TDM臨床実践ガイドライン2022．2022
https://www.chemotherapy.or.jp/uploads/files/guideline/tdm2022.pdf
3) Ueda T, et al：Vancomycin loading dose is associated with increased early clinical response without attainment of initial target trough concentration at a steady state in patients with methicillin-resistant Staphylococcus aureus infections. J Clin Pharm Ther, 45：682-690, 2020（PMID：32301537）
4) 日本化学療法協会：バンコマイシンTDMソフトウェア PAT
https://www.chemotherapy.or.jp/modules/guideline/index.php?content_id=79#soft

プロフィール

鈴木絢子（Ayako Suzuki）
昭和大学病院 薬剤部
抗菌薬適正使用支援チームの薬剤師をしています．複雑な事例もありますが，多職種で協力しながら日々取り組んでいます．このコラムをお読みいただき，日々の業務に役立てていただければ幸いです．

第2章 腎機能の悪い患者に薬を使うときに知っておきたいこと

3. 腎機能の悪い患者の帯状疱疹，薬は何をどう使うのか？

稲永亮平

●Point●

・ACV や VACV を投与する前に患者さんの腎機能を適切に評価する

・ACV の副作用予防のために適切な用量調整と十分な補液を行うべし

・三叉神経第1枝領域の帯状疱疹には AMNV の使用を避けることが望ましい

はじめに

　慢性腎臓病（CKD）の合併により帯状疱疹の発症率は1.6倍に上昇する[1]と報告されており，腎機能の悪い帯状疱疹患者を診療する機会も近年増加してきた．本邦で使用できる内服治療薬はアシクロビル（Aciclovir：ACV），バラシクロビル（Valaciclovir：VACV），ファムシクロビル（Famciclovir：FCV），アメナメビル（Amenamevir：AMNV）の4種類がある．本稿ではCKD患者が帯状疱疹を発症した際に，どのように薬物選択や副作用予防を行うかを解説する．

症例1

　施設入所中の80歳女性．ADL はベッド上で介助により車椅子移乗が可能なレベルである．20年来の高血圧症に対して RAS 阻害薬や利尿薬の処方を受けている．身長150 cm，体重35 kg．2日前より前胸部に皮疹が出現し嘱託医で帯状疱疹と診断された．1週間前の血液検査では Cr 0.80 mg/dL，eGFR 52.0 mL/ 分 /1.73 m^2 であり，嘱託医はeGFR を基に VACV 3,000 mg/ 日と NSAIDs を処方した．その後，疼痛のため経口摂取が進まず来院当日に意識障害が出現したため当院を受診した．Cr 4.35 mg/dL と急性腎障害を呈しており，アシクロビルによる腎症・脳症と診断した．

1. 腎排泄型抗ヘルペスウイルス薬

　本邦で使用できる腎排泄型薬剤には ACV，VACV，FCV の3種類がある．**腎機能障害があると血中半減期が延長しやすく，添付文書に応じた適切な用量設定が必要である．**

表1　各薬剤の薬理学的特徴と腎機能別投与量

		ACV	VACV	FCV	AMNV
併用禁忌薬剤		なし			リファンピシン
生物学的利用率（%）		10〜30	54	77	不明
排泄経路		腎排泄			糞便排泄
半減期（時間）	正常時	2.6	3.6	2	6.9
	重度腎機能障害	19.5	22.2	9.9	6.9
血漿蛋白結合率（%）		22〜23		6.4〜16	75
血液-脳関門通過性		あり　髄液移行性（50%）		ごくわずか	ごくわずか
血液透析での除去率		約60〜70%		約75%	約30%

ACV*		VACV*		FCV*		AMNV
＞25	1回800 mgを1日5回	≧50	1回1,000 mgを8時間ごと	≧60	1回500 mgを1日3回	
10〜25	1回800 mgを1日3回	30〜49	1回1,000 mgを12時間ごと	40〜59	1回500 mgを1日2回	
＜10	1回800 mgを1日2回	10〜29	1回1,000 mgを24時間ごと	20〜39	1回500 mgを1日1回	1回400 mgを1日1回（用量調整不要）
透析	1回400〜800 mgを1日1回	＜10	1回500 mgを24時間ごと	＜20	1回250 mgを1日1回	
		透析	1回500 mgを週3回（透析後）	透析	1回250 mgを週3回（透析後）	

ACV：Aciclovir　VACV：Valaciclovir　FCV：Famciclovir　AMNV：Amenamevir　＊CCr（mL/分）
文献2，4，6，17を参考に作成.

■1 ACV・VACV・FCVの薬理学的特徴（表1）

1）ACVの特徴

ACVは1988年に発売され，現在使用できる帯状疱疹治療薬のなかで最も古い薬剤である．内服薬の生物学的利用率は10〜30%と低く[2]，服用回数が多いことから第一選択とされることは稀である．注射薬は重症の帯状疱疹では第一選択薬と位置付けられており，

① 播種性帯状疱疹（詳細は後述）

② 重度の免疫不全者

③ 三叉神経第1枝領域の感染

④ 中枢神経感染（髄膜炎，脳炎，脊髄炎）や眼・耳症状を呈する症例

　などで使用が推奨されている[3].

2）VACVの特徴

VACVはACVのプロドラッグであり，肝臓ですみやかに加水分解される．ACVと比較すると半減期は1.5倍に延長し生物学的利用率も54%まで改善したことで内服回数を減らすことが可能となった[4].一方，後述する腎症や脳症の副作用はVACVの報告が圧倒的多数を占める[5].

3）FCVの特徴

FCVは肝代謝によりペンシクロビルに変換されるプロドラッグであり，生物学的利用率は77%まで改善している[6].ACVやVACVと比較し髄液移行性が低いことに留意したい.

■2 用量設定に当たっての腎機能の正確な評価[7]

eGFR（mL/分/1.73 m²）は，腎機能を評価する簡便な指標として広く用いられている．患者

表2 腎機能評価に用いる各式

- eGFR（mL/分/1.73m²）=
  $194 \times$ 血清 $\text{Cr}^{-1.094} \times$ 年齢$^{-0.287} \times 0.739$（女性）

- 体表面積未補正 eGFR（mL/分）= $\dfrac{\text{eGFR（mL/分/1.73 m}^2）\times \text{BSA}^{*}\text{（m}^2）}{1.73}$

※ BSA（m²）= 体重（kg）$^{0.425} \times$ 身長（cm）$^{0.725} \times 0.007184$

Cockcroft‐Gault（CG）式

- 推算 CCr（mL/分）= $\dfrac{（140-\text{年齢}）\times \text{体重（kg）} \times 0.85（\text{女性}）}{72 \times \text{血清 Cr（mg/dL）}}$

の血清Cr，年齢，性別の3項目を推算式に当てはめ算出しているが，解釈に当たっては次の2点に注意する必要がある．

① eGFR（mL/分/1.73 m²）は標準体表面積1.73 m²で補正しているため，個々人の体格差を考慮していない．

② クレアチニン（Cr）は筋由来の物質であり筋肉量が多いほど血清中のCrは増加する．言い換えると，若年で筋肉量が多い人では腎機能が正常でも血清Cr値は高めに推移する．一方，日中ベッド上で過ごす活動度の低い人では，筋肉量は減少するため腎機能が不変であれば血清Cr値は低めに推移する．

薬物の投与設計に体表面積で補正したeGFR（mL/分/1.73 m²）を用いると，体格の小さい患者では腎機能を過大評価することとなり，薬物による副作用が出現しやすくなる．

●ここがポイント

投与量設計をする場合，体表面積未補正eGFR（mL/分）または体表面積未補正推算CCr（mL/分）[Cockcroft-Gault（CG）式]を用いる！（表2）

症例1では一見腎機能は正常に見えるが，体表面積で補正しないeGFRは37.0 mL/分と体表面積で補正した時より15も低い値となっている．さらに病歴からは筋肉量が少ないことが予想され，体表面積未補正eGFRでさえも腎機能を高く見積もっている可能性がある．筋肉量の少ない患者では，実測CCr（クレアチニンクリアランス）や筋肉量の影響を受けないシスタチンCによる体表面積未補正eGFRcysでの評価が望ましい．

●ここがピットフォール

活動性の低い患者（特に小柄な高齢者女性）では筋肉量が減少しているため，血清Cr値を基にした腎機能評価は過大評価しやすいため要注意！

3 注意すべき副作用

1）急性腎障害（AKI）

本邦の薬剤性AKI（acute kidney injury）についてまとめた報告において，ACVとVACVによる腎障害は全薬剤のなかでも圧倒的に頻度が高い（表3）．特にVACVはACVより半減期が延長

表3 本邦の急性腎障害の原因薬物（2004年4月から2017年1月までのJADERデータより作成）

順位	薬剤	種類	Reporting OR
1	バラシクロビル（VACV）	抗ウイルス薬	24.88
2	エルデカルシトール	ビタミンD製剤	14.23
3	エダラボン	脳梗塞治療薬	14.03
4	アシクロビル（ACV）	抗ウイルス薬	11.17
5	ピペラシリン・タゾバクタム	抗菌薬	9.23
6	スピロノラクトン	RAS抑制薬	7.36
7	バンコマイシン	抗菌薬	6.99
8	ロキソプロフェン	NSAIDs	6.28
9	カンデサルタン	RAS抑制薬	4.49
10	ジクロフェナク	NSAIDs	4.38

文献5を参考に作成

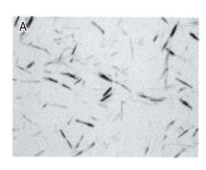 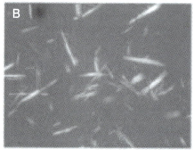

図1 アシクロビルの尿中結晶
A）針状結晶（光学顕微鏡）B）針状結晶の複屈折像（偏光顕微鏡）
文献9より転載
Color Atlas③参照.

し吸収率が向上した結果，適切な用量設定を行っていても腎障害を起こしやすい．腎臓の糸球体で濾過されたACVは，尿流量が減少する遠位尿細管において溶解度を超えたときに結晶として析出する．その結果，尿細管が閉塞し同時に間質障害を惹起する結晶誘発性腎症を呈することで腎機能を悪化させる[8, 9]（図1）．またRAS阻害薬や利尿薬を服用しているCKD患者において，長期のNSAIDs使用，疼痛に伴う経口摂取量の減少，夏季で発汗過多など複数の要因が組み合わさることで腎前性AKIも惹起しやすい．腎前性AKIは結晶誘発性腎症をより起こしやすい環境をつくり出すため，治療開始前から体液量を維持しておく必要がある[10]．

腎機能障害は輸液のみで改善する症例もある一方，輸液に反応しない場合は血液透析でACVを除去する必要がある．ACVの透析性は血液透析では問題ないが，腹膜透析での平均除去率は12％に過ぎずほとんど除去されない[2]．

2）脳症

"アシクロビル脳症"とも呼ばれ，ACVやVACV投与開始から数日以内に誘発される精神神経症状を特徴とする．脳症の症状は意識障害，振戦，不随意運動，幻視など多彩であり，ACVやその分解産物であるCMMG（9-carboxymethoxymethylguanine）が発症に関与しているとされ

る[11]．VACVによる脳症はCKD合併例や治療開始後に腎機能障害を生じた症例で発症しやすく[12]，また腎機能に応じて投与量を適切に減量したにもかかわらず脳症を発症した報告例も存在する[13]．抗ウイルス薬の中止や補液だけでは神経症状が改善しない場合，すみやかに血液透析の開始を考慮する．

●ここがポイント

重篤な副作用は投与3日以内に発症することが多いため，**少なくとも投与3日目を目安に以下の症状を確認する**．特に腎機能障害や高齢者では薬剤の血中濃度が容易に上がりやすいため十分な経過観察を行う．
① 尿量・排尿回数の減少
② 意識障害，不随意運動，幻視などの出現

4 帯状疱疹発症時の注意点と十分な予防策

基本的にCKD患者や高齢患者では，禁忌がない限り腎機能での用量調整不要なアメナメビル（AMNV）の使用を第一に考慮する（詳細は後述）．ただし，重症例や三叉神経第1枝領域の帯状疱疹，髄膜炎や脳炎の合併例に対してはACV点滴が望ましく以下の予防策を検討する．

■ 結晶誘発性腎症の予防策[5]

① **ACVやVACVを投与する際は当日の血清Cr値で用量設定を行う**（可能であればシスタチンCもチェックする）．
② 尿細管内の流量を増加させるため**積極的な補液や飲水励行（1日2L以上）を行う**[14]．
③ ACVは急速投与された場合に結晶が析出しやいため，**ACV点滴の場合は投与速度をできるだけ落とす**．

さらにNSAIDs，利尿薬，RAS阻害薬を内服している場合は服用を一時中断し，疼痛コントロールをアセトアミノフェンで行うことも考慮するべきである．

また**表4**の病態に当てはまる場合は，積極的なフォローアップが必要になるため原則的に入院を考慮する．ただし**皮疹が3神経節以上に広がる場合**や，**2つ以上の離れた神経支配領域に及ぶ状態は播種性帯状疱疹と呼ばれ，ウイルス血症に起因した遠隔病変と考えられている**．入院中は**陰圧室（なければ個室）管理を行い，空気感染予防策（N95マスクの着用が必要）・接触感染予防策を行うことが推奨される**ため[16]，各病院の感染対策室とも連携して対応する必要がある．

▌ 提示症例1の経過

VACV，NSAIDs，降圧薬，利尿薬を中止し1日あたり2,000 mLの補液を行った．第2病日時点で尿量500 mL/日と乏尿には至っていなかったが，血清Cr 5.50 mg/dLまで上昇し電解質異常が認められた．補液を行っても改善を認めないことから，血中のACV除去および体液異常の是正を目的に血液透析を開始した．体液過剰所見は無く血液透析では除水を行わなかった．補液の継続により尿量は増加し，その後腎機能や神経症状の改善もみられたため透析を離脱した．

表4　帯状疱疹で入院を検討する病態

免疫低下状態にある（担癌患者，免疫抑制薬使用中）
高齢CKD患者で腎排泄性抗ウイルス薬を用いる
播種性帯状疱疹
三叉神経第1枝領域の帯状疱疹（※Hutchinson徴候あり）
合併症例 ・眼合併症 ・Ramsay Hunt症候群 ・中枢神経合併症 ・膀胱直腸障害（仙骨領域帯状疱疹）

※鼻背から鼻尖部にかかる皮疹
文献3，16を参考に作成

2. 非腎排泄型抗ヘルペスウイルス薬

症例2

　大腸癌に対して化学療法中の70歳男性．7日前から左三叉神経第1枝・第2枝領域に小水疱が出現し，4日前に近医皮膚科で帯状疱疹と診断されAMNV（400 mg/日）を開始した．1日前より強い頭痛が出現したため当院を受診した．意識レベルは清明，項部硬直とKernig徴候が陽性であり，髄液検査で細胞数25個/μL（単核球21個/μL），糖54 mg/dL（血糖102 mg/dL），蛋白87 mg/dLと髄膜炎が疑われ緊急入院した．

■ AMNVの特徴 [17]（表1参照）

　2017年に承認されたAMNVは，ウイルス特異的ヘリカーゼ・プライマーゼ活性を直接阻害することでウイルス増殖を抑える薬剤である．**糞便排泄のため腎機能による用量調整を必要とせず1日1回の内服で治療可能**であるため，副作用リスクの高いCKD患者や高齢患者の帯状疱疹でも安全に治療を行うことが可能になった．一方，**AMNVは髄液移行性に乏しく，特に三叉神経第1枝領域の帯状疱疹**に対してAMNVで治療後に髄膜炎を発症した報告例が散見される [18〜20]．中枢神経感染症のリスクが高い症例では，髄液移行性のあるACVやVACVでの治療が優先される．

提示症例2の経過

　ACV点滴を開始したところ，入院3日目までに頭痛は消失した．髄液中のVZV-DNA PCRは陽性であり，水痘・帯状疱疹ウイルスによる無菌性髄膜炎と確定診断した．その後，髄液検査は改善傾向にあり入院10日目に後遺症を残すことなく退院した．

おわりに

　本稿では帯状疱疹の治療薬を中心に薬剤の特徴，副作用やその予防法について概説した．高齢化が進む現在，帯状疱疹に罹患するCKD合併高齢者はさらに増加が見込まれる．AMNVの登場により比較的安全に治療が行われるようになってきたが，すべての症例で万能なわけではない．帯状疱疹を発症した患者さんを目の前にしたとき，本稿での学びが診療の一助になれば幸いである．

引用文献

1) Wu MY, et al：Risk of herpes zoster in CKD：a matched-cohort study based on administrative data. Am J Kidney Dis, 60：548-552, 2012（PMID：22575666）
2) 沢井製薬株式会社：アシクロビル錠「サワイ」インタビューフォーム
3) Mary A Albrecht, et al：Treatment of herpes zoster.UpToDate, 2023
4) グラクソ・スミスクライン株式会社：バルトレックス錠 インタビューフォーム
5) Hosohata K, et al：Surveillance of drugs that most frequently induce acute kidney injury：A pharmacovigilance approach. J Clin Pharm Ther, 44：49-53, 2019（PMID：30014591）
6) 旭化成ファーマ株式会社：ファムビル®錠 250 mg インタビューフォーム
7) 平田純生, 他：患者腎機能の正確な評価の理論と実践. 日本腎臓病薬物療法学会誌, 5：3-18, 2016
8) Perazella MA：Crystal-induced acute renal failure. Am J Med, 106：459-465, 1999（PMID：10225250）
9) Roberts DM, et al：Acute kidney injury due to crystalluria following acute valacyclovir overdose. Kidney Int, 79：574, 2011（PMID：21321560）
10) Perazella MA & Rosner MH：Drug-Induced Acute Kidney Injury. Clin J Am Soc Nephrol, 17：1220-1233, 2022（PMID：35273009）
11) Helldén A, et al：High serum concentrations of the acyclovir main metabolite 9-carboxymethoxymethylguanine in renal failure patients with acyclovir-related neuropsychiatric side effects：an observational study. Nephrol Dial Transplant, 18：1135-1141, 2003（PMID：12748346）
12) Asahi T, et al：Valacyclovir neurotoxicity：clinical experience and review of the literature. Eur J Neurol, 16：457-460, 2009（PMID：19187258）
13) Okada T, et al：Valacyclovir neurotoxicity in a patient with end-stage renal disease treated with continuous ambulatory peritoneal dialysis. Clin Nephrol, 58：168-170, 2002（PMID：12227692）
14) Ryan L, et al：Acute kidney injury（AKI）associated with intravenous aciclovir in adults：Incidence and risk factors in clinical practice. Int J Infect Dis, 74：97-99, 2018（PMID：30048817）
15) Izzedine H, et al：Antiviral drug-induced nephrotoxicity. Am J Kidney Dis, 45：804-817, 2005（PMID：15861345）
16) 日本透析医会：透析施設における標準的な透析操作と感染予防に関するガイドライン（六訂版）. 2023 https://www.touseki-ikai.or.jp/htm/05_publish/doc_m_and_g/20231231_infection_control_guideline.pdf
17) マルホ株式会社：アメナリーフ®錠 200 mg インタビューフォーム
18) Tada S, et al：Varicella-Zoster Meningitis and Myelitis After Herpes Zoster Dermatitis Treatment With Amenamevir：A Case Series and Literature Review. Cureus, 16：e54775, 2024（PMID：38524092）
19) Itoh K, et al：Aseptic Meningitis after Amenamevir Treatment for Herpes Zoster in the First Branch of the Trigeminal Nerve. Intern Med, 61：2809-2811, 2022（PMID：35228415）
20) 谷口葉子, 他：三叉神経領域の帯状疱疹をアメナメビルで治療後に帯状疱疹性髄膜脳炎と脳血管炎を合併した1例. 臨床神経学, 61：239-242, 2021

プロフィール

稲永亮平（Ryohei Inanaga）
新百合ヶ丘総合病院腎臓内科/福島県立医科大学医学研究科 臨床疫学分野 大学院生
当院では, 患者さん一人ひとりに最適な治療を提供することをめざし, 今まで培ったノウハウを生かして積極的に腹膜透析（PD）にとり組んでいます. PDに興味がある先生方がいらっしゃいましたら, ぜひ当院で一緒にPD治療の未来を切り拓いていきましょう.

第2章 腎機能の悪い患者に薬を使うときに知っておきたいこと

第2章 腎機能の悪い患者に薬を使うときに知っておきたいこと

4. CKD患者の心筋梗塞後，心房細動，血栓症治療
〜抗血小板薬と抗凝固薬は何に気をつけて使うのか？

柳澤侑哉，河原﨑宏雄

● Point ●

・慢性腎臓病（CKD）では出血のリスクが高まると同時に動脈硬化の進行による血栓症のリスクも増加する

・直接経口抗凝固薬（direct oral coagulants：DOAC）は腎機能に応じて減量基準や禁忌が設定されている

・ワルファリンは重度の腎機能障害をもつ患者には投与が禁忌とされているが，個々の症例に応じて，透析患者にも使用されることがある

・抗血小板薬や抗凝固薬の使用時には消化管出血のリスクを評価し，プロトンポンプ阻害薬（proton pump inhibitor：PPI）による予防を行う．近年の研究ではPPIの長期使用がCKDの発症・進行に関与する可能性が示唆されている

はじめに

　CKD患者は血小板機能の低下が引き起こされ，出血のリスクが増加する[1]．一方で，虚血性心疾患のリスクが高く，動脈硬化による凝固カスケードの障害や栄養不良に起因する低アルブミン血症が血栓症のリスクを高めることが知られている[2]．またCKDの進展とともに心房細動の発症が増え，心房細動の併存が心血管イベントや死亡リスクの増大につながることが報告されている[3, 4]．さらに，栄養不良やポリファーマシーの状態にあることが多く，DOACなどの薬剤と結合するトランスポーターであるP糖蛋白（近位尿細管の尿細管腔側に位置する）の機能にも影響を及ぼす．日本人のデータを用いて作成された出血，血栓イベントのリスクを評価するCRE-DO-Kyotoリスクスコア（表1）のなかのどちらの項目にもCKDは含まれている[5]．これらの理由から，CKD患者では虚血性心疾患の治療後の抗血小板薬，心房細動や血栓症に対する抗凝固療法の使用に細心の注意が求められる．

　本稿では，腎機能障害を有する患者に対する抗血小板薬および抗凝固薬の使用方法に加え，上部消化管出血予防としてしばしば併用されるPPIの使用について記載する．

表1 CREDO-Kyotoリスクスコア

血栓リスク（心筋梗塞・ステント血栓症・虚血性脳卒中）の予測スコア

因子	ポイント
CKD（透析またはeGFR＜30 mL/分/1.73 m²）	2
心房細動	2
PVD	2
貧血（ヘモグロビン値＜11 g/dL）	2
年齢（≧75歳）	1
心不全	1
糖尿病	1
慢性完全閉塞（CTO）	1
スコアの範囲	0〜12

0〜1ポイントを低リスク，2〜3ポイントを中リスク，4ポイント以上を高リスクに分類

文献5より引用

出血リスク（GUSTO出血基準の中等度〜重度または生命を脅かす出血）の予測スコア

因子	ポイント
血小板減少（＜100,000/μL）	2
CKD（透析またはeGFR＜30 mL/分/1.73 m²）	2
PVD	2
心不全	2
心筋梗塞の既往	1
悪性腫瘍合併	1
心房細動	1
スコアの範囲	0〜11

0ポイントを低リスク，1〜2ポイントを中リスク，3ポイント以上を高リスクに分類

症例

78歳女性．原疾患不明のCKDを指摘されており，非弁膜症性の発作性心房細動に対しアピキサバン1回5 mg 1日2回で内服中．近隣に住む長女が連絡をとれずに家を訪問するとリビングで倒れていたため救急要請．意識レベルJCS I -3，体重39 kg．体温39.3℃，血圧112/63 mmHg，心音整・雑音なし，呼吸音清，右腰背部叩打痛あり，四肢の関節や肩・股関節に熱感・腫脹なし．WBC 14.3×10³/μL，PLT 15.1×10⁴/μL CRP 20.1 mg/dL，UN 30.4 mg/dL，Cr 1.63 mg/dL，Na 157 mEq/L，PT-INR 2.3，APTT 54.4秒，尿タンパク2＋，尿白血球3＋，亜硝酸塩2＋．胸部X線，胸腹部単純CTで熱源の原因となる明らかな所見はなかった．この症例における抗凝固薬の使用法について検討する．

1. 非弁膜症性心房細動の抗凝固療法一般論

非弁膜症性心房細動における血栓予防のための抗凝固薬の使用を評価するスコアとして，CHADS₂スコアおよびCHA₂DS₂-VAScスコア[6]が用いられており，CHADS₂スコアが1点以上の場合に抗凝固薬の使用が推奨される（図1）．本邦および欧米のガイドラインでは効果の安定性や有害事象の少なさから非弁膜症性心房細動患者に対してDOACが優先して推奨されている[6〜8]．DOAC間の使い分けについては現時点で直接比較した前向き研究は存在せず，代謝経路や投与回数，患者背景などを総合的に考慮して判断している．

2. CKDでの抗凝固薬の使用方法と注意点

2023年に厚生労働省はDOACおよびワルファリンの使用に関連する重大な副作用として「急性腎障害」の追加を指示する通知を発出した[9]．この措置は経口抗凝固薬の服用患者において過

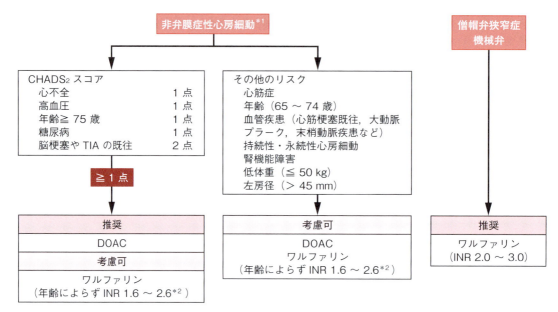

図1 心房細動における抗凝固療法の推奨
*1：生体弁は非弁膜症性心房細動に含める
*2：非弁膜症性心房細動に対するワルファリンのINR 1.6～2.6の管理目標については，なるべく2に近づけるようにする．脳梗塞既往を有する二次予防の患者や高リスク（CHADS₂スコア3点以上）の患者に対するワルファリン療法では，年齢70歳未満ではINR 2.0～3.0を考慮
日本循環器学会/日本不整脈心電学会．2020年改訂版 不整脈薬物治療ガイドライン．
https://www.j-circ.or.jp/cms/wp-content/uploads/2020/01/JCS2020_Ono.pdf．2024年10月閲覧

表2 非弁膜症性心房細動に対するDOACの用法・用量設定基準

	ダビガトラン	リバーロキサバン	アピキサバン	エドキサバン
用法・用量	150 mg 1日2回	15 mg 1日1回	5 mg 1日2回	60 mg 1日1回
減量用法・用量	110 mg 1日2回	10 mg 1日1回	2.5 mg 1日2回	30 mg 1日1回
減量基準	・CCr＜50 mL/分 ・P糖蛋白阻害薬 ・年齢≧70歳 ・消化管出血既往 （ダビガトランでは減量考慮基準）	CCr＜50 mL/分	以下の2つ以上に該当： ・血清Cr≧1.5 mg/dL ・年齢≧80歳 ・体重≦60 kg	以下のいずれかに該当： ・CCr＜50 mL/分 ・P糖蛋白阻害薬 ・体重≦60 kg
腎機能低下による禁忌	CCr＜30 mL/分	CCr＜15 mL/分	CCr＜15 mL/分	CCr＜15 mL/分

日本循環器学会/日本不整脈心電学会．2020年改訂版 不整脈薬物治療ガイドライン．
https://www.j-circ.or.jp/cms/wp-content/uploads/2020/01/JCS2020_Ono.pdf．2024年10月閲覧

剰な抗凝固作用が原因となる「抗凝固薬関連腎症」の報告症例が多数集積したことによる．腎機能に応じた非弁膜症性心房細動におけるDOACの使用量については表2を，深部静脈血栓症における使用量については表3を参照いただきたい．クレアチニンクリアランス（CCr）が25～30 mL/分未満の患者は，ほぼすべての大規模なRCT（randomized controlled trial：ランダム化比較試験）から除外されており，DOACの優位性が証明されていない．そのうえで抗凝固薬の使用については腎機能低下の際は減量や中止を推奨する旨が各国のガイドラインに記載されている．
　非弁膜症性心房細動に対して，15 mL/分＜CCr＜30 mL/分の範囲では，ダビガトランを除く

表3　深部静脈血栓症における DOAC の使用量

商品名			ダビガトラン プラザキサ®	リバーロキサバン イグザレルト®	アピキサバン エリキュース®	エドキサバン リクシアナ®
CCr (mL/分)	30～		適応なし	開始後21日間： 1回15 mgを1日 2回 その後1回15 mg を1日1回 減量基準なし	開始後7日間：1 回10 mgを1日2 回 その後1回5 mg を1日2回 減量基準なし	基本的には非弁膜症性心 房細動と同様 非弁膜症性心房細動では 出血リスクが高い患者では 年齢，患者状態に応じて1 日1回15 mgに減量可能 と記載あるが，深部静脈血 栓症では記載なし
	15～30			禁忌	禁忌	
	～15					

各薬剤の添付文書を参考に作成

DOAC およびワルファリンの使用は可能である．維持透析導入後のワルファリン使用は原則として禁忌とされているが，心房細動アブレーションの周術期や機械弁症例，脳梗塞の二次予防などリスクとベネフィットを十分に評価したうえで使用する場合もある[6]．当院でも糖尿病の既往ありなどリスクが高いと思われる患者では INR を低めに設定したり，透析中の抗凝固薬を最小限にするなどしてワルファリンを継続していることもある．

　心房細動を合併した透析患者を対象としたワルファリンとアピキサバンを比較した前向きオープンラベル試験[10] では出血や死亡に有意差はないことが示され，後ろ向きコホート試験[11] ではアピキサバンの使用は塞栓などのイベントを減らし，重大な出血を低減させる可能性があることが示唆された．しかし，ワルファリンとアピキサバンを比較した初の RCT として期待された RE-NAL-AF 試験[12] は登録人数不足で十分なエビデンスを得ることができず，今後のさらなる知見の集積が期待される．

3. 抗凝固薬のモニタリング

　ワルファリンは食事内容，併用薬などの影響を受け，PT-INR を指標とした頻回なモニタリングが必要となる．特に抗菌薬使用下では腸内細菌の減少に伴うビタミン K 産生低下で著明な凝固延長を伴うことがあり，容量調整に注意を要する．DOAC も臓器障害や併用薬の影響を受けるものの，容量調整の明確なモニタリング基準がない．よって現状では腎機能含めて，**出血リスク（加療中の消化管潰瘍や癌，直近の出血歴，血小板数＜5万/μL，高齢など）と血栓症リスクを評価しながら調整する**しかない．

4. CKD と抗血小板薬の使用

　冠動脈ステント治療後に内服するバイアスピリン®やクロピドグレル，プラスグレルは腎機能による用量調節不要のまま使用可能とされている．抗血小板薬の効果を評価した直近のコクランシステマティクレビューでは虚血性心疾患の発症予防は保存期 CKD（eGFR15～60 mL/分/1.73 m²）では抑制するものの，血液透析患者では発症に有意差がないと報告している[13]．一方で出血イベントは保存期 CKD では増加し，保存期，血液透析ともに脳卒中，死亡などの抑制効果は認めないと報告している．

5. 抗血小板薬，抗凝固薬使用時の消化管出血予防のためのPPI内服について

「消化性潰瘍診療ガイドライン2020[14]」ではアスピリンおよびチエノピリジン系薬の併用療法（dual antiplatelet therapy：DAPT）の際の上部消化管出血予防にPPIの併用を推奨している（エビデンスレベルA）．また，低用量アスピリン服用者には消化性潰瘍や上部消化管出血の既往にかかわらずPPIの併用を推奨している（推奨の強さ：強）．低用量アスピリンによる潰瘍が発生した場合でも，可能な限りアスピリンの服用を継続しつつPPIで治療することが推奨されている（エビデンスレベルA）．一方，クロピドグレルの単剤療法では，RCTでPPI併用による上部消化管出血の発生率に差はなく，観察研究でも結果がわかれているため，**クロピドグレル単剤でのPPI併用は推奨されていない**．

経口抗凝固薬については，ワルファリンとDOACのどちらも長期服用で消化管出血のリスクが高まることが指摘されている[15]．抗血小板薬またはNSAIDs併用時には消化管出血予防のためにPPI併用が提案されている（エビデンスレベルC）．DOAC単剤については観察研究では上部消化管出血の予防効果は認められておらず，PPI併用は推奨されていない．しかし，2019年に行われたRCT試験ではDOAC内服者に対するPPI併用により上部消化管出血を有意に減少させたとの報告もあり[16]，**リスクを検討したうえでPPI併用を検討すべきと考える**．

6. PPIとCKDに関して

急性間質性腎炎の原因薬剤の代表例として，PPIがあげられる．「エビデンスに基づくCKD診療ガイドライン2023[17]」では，PPIの長期使用がCKDの発症および進行のリスクとなる可能性を指摘している．観察研究のなかには，PPIとヒスタミンH_2受容体拮抗薬（H2RA）を比較したものもあり，PPIを使用することでCKDの発症率やCKDによる死亡率が増加することが報告されているものもある．

「消化性潰瘍診療ガイドライン2020[14]」では，消化性潰瘍や上部消化管出血の既往がある患者にPPI併用を推奨しているが，H2RAによる予防も提案されており，患者個々の状況に応じて検討すべきである．

提示症例の経過

今回の症例では急性腎盂腎炎，脱水により腎機能悪化に至っている．年齢が78歳でCHADS2スコアは1点以上，CCr 17.5 mL/分でもともと内服していたアピキサバンは禁忌ではないが，Cr 1.63 mg/dL（Cr≧1.5 mg/dL），体重39 kg（60 kg以下）と減量基準を2つ満たしているため，アピキサバン1回2.5 mgを1日2回に減量した．最近の出血歴や消化管出血の既往などの患者背景しだいでは一時的なDOAC休薬やPPI併用も検討される．本症例では適宜凝固検査，血算，腎機能，肝機能を採血でモニターしながら，DOAC継続および一時的なPPI使用とした．抗菌薬による治療，脱水改善により腎機能が回復すればアピキサバン内服量は1回5 mgへと増量する．

おわりに

　本稿で述べてきたようにCKD患者や透析患者への抗凝固薬，抗血小板薬の使用法には確固たるエビデンスに基づいた指針はない．個々の症例や診療を担当する医師の判断および患者とのshared decision makingにゆだねられている部分が大きい．

引用文献

1) Sreedhara R, et al：Defective platelet aggregation in uremia is transiently worsened by hemodialysis. Am J Kidney Dis, 25：555-563, 1995（PMID：7702050）

2) Potpara TS, et al：Use of oral anticoagulants in patients with atrial fibrillation and renal dysfunction. Nat Rev Nephrol, 14：337-351, 2018（PMID：29578207）

3) Kim SM, et al：Association of Chronic Kidney Disease With Atrial Fibrillation in the General Adult Population：A Nationwide Population-Based Study. J Am Heart Assoc, 12：e028496, 2023（PMID：37066806）

4) Bansal N, et al：Cardiovascular Events after New-Onset Atrial Fibrillation in Adults with CKD：Results from the Chronic Renal Insufficiency Cohort（CRIC）Study. J Am Soc Nephrol, 29：2859-2869, 2018（PMID：30377231）

5) Natsuaki M, et al：Prediction of Thrombotic and Bleeding Events After Percutaneous Coronary Intervention：CREDO-Kyoto Thrombotic and Bleeding Risk Scores. J Am Heart Assoc, 7, 2018（PMID：29789335）

6) 日本循環器学会/日本不整脈心電学会：2020年改訂版 不整脈薬物治療ガイドライン．2020
https://www.j-circ.or.jp/cms/wp-content/uploads/2020/01/JCS2020_Ono.pdf

7) Joglar JA, et al：2023 ACC/AHA/ACCP/HRS Guideline for the Diagnosis and Management of Atrial Fibrillation：A Report of the American College of Cardiology/American Heart Association Joint Committee on Clinical Practice Guidelines. Circulation, 149：e1-e156, 2024（PMID：38033089）

8) Hindricks G, et al：2020 ESC Guidelines for the diagnosis and management of atrial fibrillation developed in collaboration with the European Association for Cardio-Thoracic Surgery（EACTS）：The Task Force for the diagnosis and management of atrial fibrillation of the European Society of Cardiology（ESC）Developed with the special contribution of the European Heart Rhythm Association（EHRA）of the ESC. Eur Heart J, 42：373-498, 2021（PMID：32860505）

9) 厚生労働省：「使用上の注意」の改訂について（医薬安発1121第1号）．2023
https://www.mhlw.go.jp/content/11120000/001169267.pdf

10) Reinecke H, et al：A Randomized Controlled Trial Comparing Apixaban With the Vitamin K Antagonist Phenprocoumon in Patients on Chronic Hemodialysis：The AXADIA-AFNET 8 Study. Circulation, 147：296-309, 2023（PMID：36335915）

11) Siontis KC, et al：Outcomes Associated With Apixaban Use in Patients With End-Stage Kidney Disease and Atrial Fibrillation in the United States. Circulation, 138：1519-1529, 2018（PMID：29954737）

12) Pokorney SD, et al：Apixaban for Patients With Atrial Fibrillation on Hemodialysis：A Multicenter Randomized Controlled Trial. Circulation, 146：1735-1745, 2022（PMID：36335914）

13) Natale P, et al：Antiplatelet agents for chronic kidney disease. Cochrane Database Syst Rev, 2：CD008834, 2022（PMID：35224730）

14) 「消化性潰瘍ガイドライン2020改訂第3版」（日本消化器病学会/編），南江堂, 2020
https://www.jsge.or.jp/committees/guideline/guideline/pdf/syoukasei2020_2.pdf

15) Guerrouij M, et al：The clinical impact of bleeding during oral anticoagulant therapy：assessment of morbidity, mortality and post-bleed anticoagulant management. J Thromb Thrombolysis, 31：419-423, 2011（PMID：21181236）

16) Moayyedi P, et al：Pantoprazole to Prevent Gastroduodenal Events in Patients Receiving Rivaroxaban and/or Aspirin in a Randomized, Double-Blind, Placebo-Controlled Trial. Gastroenterology, 157：403-412.e5, 2019（PMID：31054846）

17) 「エビデンスに基づくCKD診療ガイドライン2023」（日本腎臓学会/編），東京医学社, 2023
https://jsn.or.jp/medic/guideline/pdf/guide/viewer.html?file=001-294.pdf

18) 日本循環器学会，他．2020年JCSガイドライン フォーカスアップデート版冠動脈疾患患者における抗血栓療法
https://www.j-circ.or.jp/cms/wp-content/uploads/2020/04/JCS2020_Kimura_Nakamura.pdf

プロフィール

柳澤侑哉（Yuya Yanagisawa）
帝京大学医学部附属溝口病院 第4内科
卒後4年目，かけだしの内科医です．腎臓内科は併存疾患が多く，幅広い知識が求められることも多いですが，手技が多いのも魅力だと思います．皆さんと一緒にこの本で学んでいきたいと思っております．

河原﨑宏雄（Hiroo Kawarazaki）
帝京大学医学部附属溝口病院 第4内科
医師になって20年を超えてもまだ知らないことが多く，日々勉強させてもらっています．学んだことが診療に反映されたときの喜びを皆様と共有できればと思います．

第2章 腎機能の悪い患者に薬を使うときに知っておきたいこと

5. 腎機能の悪い患者の急性腹症，どうする造影剤？
～最近の議論と現状でのdecision making

未田善彦

●Point●

・造影剤腎症はCA-AKIと造影剤が原因（因果関係）として起こるCI-AKIを区別して考える

・造影剤腎症は静脈内投与に関して，従来考えられていたよりもリスクが低いことがわかってきているのとリスク因子はわかってきている

・造影剤を使う使わないの判断はそのときの腎機能の値よりも診断・治療方針の決定のために造影が必要かどうかの軸で議論すべきであり，使用が遅れないようにする

はじめに

　ヨード造影剤は診断，治療方針の決定で非常に重要な薬剤である．以前より造影剤に伴う急性腎障害（acute kidney injury：AKI）を造影剤腎症（contrast-induced nephropathy）と呼んできたが近年，造影剤の使用そのものが原因として起こる急性腎障害の頻度は従来考えられていたものより低いという報告が出てきており考え方が変わってきている．本章では症例を通じて造影剤使用に関する適応に関して説明していきたい．

> ### 症例
> 　75歳男性，もともとのCrは1.56 mg/dLの慢性腎不全で今回，腹痛を主訴に救急室を来院した．心電図モニターでは心房細動ありご家族の話ではこれまでは指摘されたこともなく本人も自覚症状はなかった．救急室の採血ではCr 1.95 mg/dLで，血液ガス分析では乳酸値が上昇し，アニオンギャップが開大した代謝性アシドーシスであった．単純コンピューター断層撮影（computed tomography：CT）では明らかな腸管穿孔の所見はなく造影CTの適応に関して初期研修医より相談があった．

　研修医の先生方が救急室で悩む症例の1つが腎機能障害を伴った患者のヨード造影剤の適応である．本稿の症例のような急性腹症においては非造影CTの診断精度は十分でないといわれており[1]，それだけでなく，敗血症の熱源探し，肺塞栓・大動脈解離の診断のような血管病変の診断並びに治療方針の決定にもかかわる部分であるので腎障害を伴う患者における造影剤の使用に関する現時点でのエビデンスをしっかり把握するのは重要である．

1. 造影剤腎症に関して

1 造影剤腎症の定義と定義の変遷

　造影剤腎症の定義はヨード造影剤投与後，72時間以内に血清クレアチニン値が前値より0.5 mg/dL以上または25％以上増加した場合に診断される[2]．古典的にはこれらはcontrast-induced nephropathy（CIN）として造影剤投与に伴う合併症の1つとして考えられてきた．典型的な臨床経過としては造影剤投与後2〜5日以内に起こり，一般的には可逆性と考えられており7〜14日程度で元の腎機能近くに戻るとされている．また造影剤腎症はその他の原因が除外される場合に診断されるとされている．

　ここで問題になるのが，造影剤投与後48〜72時間以内に発症したAKI全般を意味するcontrast-associated acute kidney injury（CA-AKI）と造影剤が原因（因果関係）として起こるcontrast-induced acute kidney injury（CI-AKI）の両者の違いである[3]．造影剤が使用される急性期疾患の環境では他の腎前性，腎性の原因（例：脱水，敗血症）などが合併している状況が多い．そのような状況は本来はCA-AKIと呼ばれる病態であり，造影剤そのものが原因として起こるCI-AKIの診断（古典的なCIN）が過剰診断になっていた可能性やそもそもの研究が動脈造影でコントロール群のある研究が少ないことなどがわかってきた．CINと古典的な定義で呼ばれていた時代でも造影剤腎症を過度に恐れるあまりに適切な造影剤を使用した検査のタイミングを逸してしまうリスクもあり，"renalism"と揶揄されてきた[4]．

　そのようななかで造影剤使用とCI-AKIの頻度は従来より低いという観察研究が複数報告[5〜8]され，造影剤と造影剤腎症の因果関係は明らかでないとする報告が出てきた．2020年の米国放射線学会と腎臓財団の報告ではeGFR ≧ 45ではリスクはないとされており，30 < eGFR < 44で2％以下のリスクとされ，それ以下のeGFRでは検出力の問題もあり17％以下とされている[9]．その後も質の高い観察研究が出てきており，静脈造影での造影剤使用と造影剤腎症との因果関係は明らかでないとの報告が出ており，AKIの状態であっても造影剤の使用でその後のAKIの頻度は増えていないこともわかった（Advanced Lectureも参照）[10, 11]．

　現時点であってもアメリカ放射線学会の指針には，これまでの研究はバイアスの多いものであり，正確な頻度に関してはまだ今後の質の高い研究が必要と記載されている[3]．また造影剤腎症（ここではCA-AKIの意味も含む）のリスクは，造影剤が動脈造影もしくは静脈造影なのかその他の併存疾患の有無によっても発症リスクは異なるので患者個々におけるリスク評価も重要である．造影剤腎症に関してそのリスク因子と，造影剤使用のリスクに関してまとめていく．

2 造影剤腎症のメカニズム

　造影剤腎症のメカニズムは複合的要因でそもそも造影剤そのものが原因としての造影剤腎症と診断するのは非常に困難である[12]．腎臓においても定まった病理組織的特徴があるわけではない．これまでのところは図1に示すような尿細管障害と腎髄質の虚血に伴う腎障害であると考えられている．造影剤の投与による浸透圧上昇に伴う浸透圧腎症という尿細管障害（図2，自験例）もあり，複合的な要因が重なって起こると考えられている．ただしこの浸透圧腎症も造影剤に特有の腎障害ではなく高浸透圧物質の使用で起こる腎障害である．

3 造影剤腎症のリスクに関して

　造影剤腎症のリスクに関しては多くが冠動脈造影に関連した動脈造影に関するものである．日本のガイドラインにおいては動脈造影，静脈造影の区別をしている．米国に関しては動脈造影の

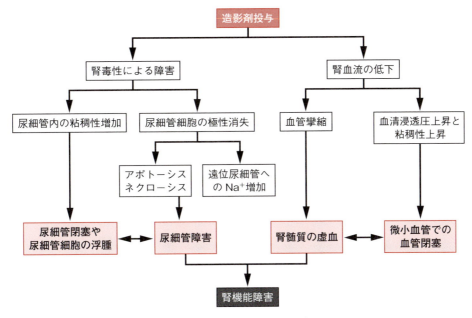

図1　造影剤腎症のメカニズム

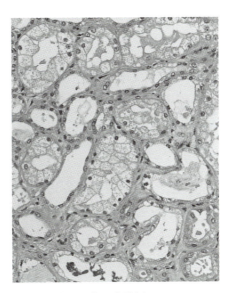

図2　浸透圧腎症の自験例
尿細管が浮腫状になっている
Color Atlas④参照.

研究の多くが冠動脈造影に関連しており，コレステロール塞栓のリスクや，造影剤そのものが高濃度で急に腎臓に到達するなどの理由から造影剤腎症診断そのものならびにリスクを過度に評価しているのではと指摘している．またヨーロッパの診療指針においては直接腎動脈に入る手技とそうでない手技に区別している（表1）．

次に患者側の要因としてはこれもこれまで多くの文献でリスク因子が同定されている[2, 14]．こ

表1　日・米・欧における造影剤腎症のリスク評価の違い

	日本	アメリカ	ヨーロッパ
ガイドライン	腎障害患者におけるヨード造影剤使用に関するガイドライン2018[2]	ACR Manual on Contrast Media 2023[3]	ESUR Guidelines on Contrast Agents 2018[13]
投与経路におけるリスク評価の違い	動脈造影と静脈造影でリスクを分けている	造影経路よりも患者側のリスク評価を重視 CA-AKIとCI-AKIを明確に分けて議論	動脈造影 ・First pass 　造影剤が腎動脈に直接入る動脈造影 　（腎動脈造影，左心室造影） ・Second pass 　造影剤が腎動脈に直接入らない造影 　冠動脈造影など 静脈造影
補足事項	経動脈造影 ・CIN発症のリスクファクターであるeGFR＜60 mL/分/1.73 m²の場合，予防策を講ずることを推奨 経静脈造影 ・eGFR＜30 mL/分/1.73 m²の場合，予防策を講ずることを推奨 救急・ICUなどの重症患者の状況 ・eGFR＜45 mL/分/1.73 m²の場合，予防策を講ずることを推奨	一番のリスクは既存の腎不全 多発性骨髄腫に関してもそれのみではリスクではないと記載あり	多発性骨髄腫に関してのセクションあり 造影剤使用は禁忌でないが高カルシウム血症状などによる脱水に伴うpost-contrast AKIのリスクあり First pass/Second pass・静注に分けて予防策
予防に関して（2．造影剤腎症の予防は？も参考に）	0.9％生理食塩液を造影検査の前後に経静脈的投与をすることを推奨 1 mL/kg/時で前後6～12時間行う 重炭酸ナトリウム（重曹）液投与はcontrast-induced nephropathy発症リスクを抑制する可能性があるため，輸液時間が限られた場合には，重曹液の投与を推奨	0.9％生理食塩水などによる輸液を高リスクの群に行う 500 mLもしくは1～3 mL/kg/時 重炭酸ナトリウムは薬剤師の負担考えると推奨度は下がる	First pass ①重炭酸ナトリウム 　造影1時間前に3 mL/kg/時，造影後4～6時間は1 mL/kg/時 ②0.9％生理食塩水 　造影前1 mL/kg/hを3～4時間＋造影後1 mL/kg/時を4～6時間後 Second passと静注 ①重炭酸ナトリウム：造影1時間前に3 mL/kg/時 ②0.9％生理食塩水：造影前1 mL/kg/時を3～4時間＋造影後4～6時間後1 mL/kg/時

文献2，3，13を参考に作成

　こでも厳密には造影剤腎症のリスクというよりも"CA-AKIを予測するリスク因子の研究"と考える方が適切と思われる．NSTEMI/STEMI, eGFR＜30，造影剤の使用量（＞300 mL），Hb値が3 g/dLを超える減少がCA-AKIを予測する大きな因子となっている．その他には低左心機能や糖尿病，年齢などがある．これまでにいくつか予測モデルが作成されているので参考にしてほしい．表2には全部ではなくこれまで報告されてきたなかで重要なリスク因子をあげている．

表2　代表的な造影剤腎症と関連する主なリスク因子

患者側の基本因子	年齢
基礎疾患	慢性腎不全，糖尿病，心不全，低血圧，貧血，心停止
CT 造影剤の要因	造影剤量
デバイス	大動脈内バルーンパンピング

文献 14〜16 を参考に作成

2. 造影剤腎症の予防は？

1 高リスクの患者には生理食塩水の投与を

　最後に造影剤腎症の予防に関しては，これも各国のガイドラインで多少の違いはあるが，生理食塩水に関しては投与を推奨している．重炭酸ナトリウム（重曹）液は本邦のガイドラインにおいては時間のない状況のなかでの投与を勧めている．基本は生理食塩水を投与すると考えておくとよい．また新しい治療の候補として無機硝酸などの臨床試験も行われているが今後のエビデンスの集積が待たれる．

2 過去に経験的に行われてきた / 試されてきた治療は現在ではDON'T

　現在のエビデンスではN-アセチルシステイン，マンニトール，フロセミド，アスコルビン酸，スタチン，hANP，予防的な血液浄化療法などの治療は行わない．

●ここがポイント

高リスクの患者には生理食塩水の投与を

提示症例の経過

　この症例においては急性腹症で，既往歴からも上腸間膜動脈塞栓症が疑われたために，造影CTが施行されて診断することができ，早急に外科コンサルトすることができた．

Advanced Lecture

■ 造影剤腎症に関するおすすめ論文

　造影剤腎症そのものが本来は診断が難しいことであるのは理解していただけたと思う．造影剤使用がAKIと関連することと造影剤がAKIを"起こす"（因果関係）というのは全くの別問題である[17]．簡単にランダム化比較試験ができるものでもない．ではこのような因果推論の研究テーマを解決することはできないのであろうか？ 先人がどのようにしてここまで辿り着いたのかは興味があれば論文をいくつか読んでみることを勧める．ここでは代表的な研究デザインの論文を2つ挙げておく．

1）Ehmann MR, et al：Renal outcomes following intravenous contrast administration in patients with acute kidney injury：a multi-site retrospective propensity-adjusted analysis. Intensive Care Med, 49：205-215, 2023（PMID：36715705）

傾向スコアを計算することで造影剤暴露群とそうでない群をまるでランダム化比較試験のよう

に交絡因子を揃えることができる．この研究ではeGFR＜30であっても経静脈投与であればAKIのリスクは低いとの結果であった．"ランダム化比較試験のように"という研究手法は最近はどんどん進化してきてtarget trial emulationという高度な疫学手法も出てきている．この稿のテーマでも同様の手法は応用できそうである．

2) Goulden R, et al：Association of Intravenous Radiocontrast With Kidney Function：A Regression Discontinuity Analysis. JAMA Intern Med, 181：767-774, 2021（PMID：33818606）

計量経済学の因果推論で使われるfuzzy regression discontinuity designを使った観察研究である．このレベルの研究デザインになると公衆衛生大学院でないと学べないかもしれないので，これからの医師人生で興味のある方には行くことをお勧めしたい．

多くの論文がすでに出ていたなかでも結局，造影剤とそれに伴うAKIの因果関係を議論するにはこのような質の高い研究手法が必要であることを理解してもらえれば幸いである．

おわりに

何度も強調しているが，救急診療の現場において造影剤の使用により診断，治療の方針が変わる場合はクレアチニンの値にかかわらず造影剤を使用するべきである．ただ同時に造影剤も薬剤でありアナフィラキシーなどの副作用もあるので，本当に造影が必要かの議論や代替の検査が可能かについては上級医と議論する余地はあると思われる．勤務時間内であれば放射線科診断医とのコミュニケーションは大事であるし，私個人は彼らに相談してよかったと思える経験を何度もしてきたので，研修医であっても積極的に相談する姿勢は大事と思われる．

引用文献・参考文献

1) Shaish H, et al：Diagnostic Accuracy of Unenhanced Computed Tomography for Evaluation of Acute Abdominal Pain in the Emergency Department. JAMA Surg, 158：e231112, 2023（PMID：37133836）

2) 「腎障害患者におけるヨード造影剤使用に関するガイドライン2018」（日本腎臓学会，日本医学放射線学会，日本循環器学会／編）東京医学社，2018
https://cdn.jsn.or.jp/data/guideline-201911.pdf

3) 「ACR Manual On Contrast Media 2023」（ACR Committee on Drugs and Contrast Media），American College of Radiology, 2023
https://www.acr.org/-/media/ACR/Files/Clinical-Resources/Contrast_Media.pdf

4) Chertow GM, et al："Renalism"：inappropriately low rates of coronary angiography in elderly individuals with renal insufficiency. J Am Soc Nephrol, 15：2462-2468, 2004（PMID：15339996）

5) Davenport MS, et al：Contrast material-induced nephrotoxicity and intravenous low-osmolality iodinated contrast material. Radiology, 267：94-105, 2013（PMID：23360737）

6) Davenport MS, et al：Contrast material-induced nephrotoxicity and intravenous low-osmolality iodinated contrast material：risk stratification by using estimated glomerular filtration rate. Radiology, 268：719-728, 2013（PMID：23579046）

7) McDonald JS, et al：Risk of intravenous contrast material-mediated acute kidney injury：a propensity score-matched study stratified by baseline-estimated glomerular filtration rate. Radiology, 271：65-73, 2014（PMID：24475854）

8) McDonald RJ, et al：Intravenous contrast material-induced nephropathy：causal or coincident phenomenon? Radiology, 267：106-118, 2013（PMID：23360742）

9) Davenport MS, et al：Use of Intravenous Iodinated Contrast Media in Patients with Kidney Disease：Consensus Statements from the American College of Radiology and the National Kidney Foundation. Radiology, 294：660-668, 2020（PMID：31961246）

10) Goulden R, et al：Association of Intravenous Radiocontrast With Kidney Function：A Regression Discontinuity Analysis. JAMA Intern Med, 181：767-774, 2021（PMID：33818606）

11) Ehmann MR, et al：Renal outcomes following intravenous contrast administration in patients with acute kidney injury：a multi-site retrospective propensity-adjusted analysis. Intensive Care Med, 49：205-215, 2023 （PMID：36715705）

12) Mehran R, et al：Contrast-Associated Acute Kidney Injury. N Engl J Med, 380：2146-2155, 2019 （PMID：31141635）

13) European Society of Urogenital Radiology：ESUR GUIDELINES ON CONTRAST AGENTS. 2024 https://www.esur.org/esur-guidelines-on-contrast-agents/

14) Mehran R, et al：A contemporary simple risk score for prediction of contrast-associated acute kidney injury after percutaneous coronary intervention：derivation and validation from an observational registry. Lancet, 398：1974-1983, 2021 （PMID：34793743）

15) Mehran R, et al：A simple risk score for prediction of contrast-induced nephropathy after percutaneous coronary intervention：development and initial validation. J Am Coll Cardiol, 44：1393-1399, 2004 （PMID：15464318）

16) Tsai TT, et al：Validated contemporary risk model of acute kidney injury in patients undergoing percutaneous coronary interventions：insights from the National Cardiovascular Data Registry Cath-PCI Registry. J Am Heart Assoc, 3：e001380, 2014 （PMID：25516439）

17) Hernán MA：The C-Word：Scientific Euphemisms Do Not Improve Causal Inference From Observational Data. Am J Public Health, 108：616-619, 2018 （PMID：29565659）

プロフィール

末田善彦（Yoshihiko Raita）
沖縄県立中部病院 腎臓内科
沖縄県立中部病院で研修，その後離島で総合内科医をして沖縄県立中部病院腎臓内科勤務．ジョンズホプキンス大学公衆衛生学修士，ハーバード大学で医科学修士取得．マサチューセッツ総合病院を経て帰国．米国から帰ってきて4年近く経ちましたが働き方改革や医師数の大幅な増加など日本の医療事情が大きく変わるなかで当院も昔と違う "ホワイト病院" に様変わりしています．若手指導医を増やしたいので研修医指導への熱い熱意のあるスタッフもしくは初期研修医への指導で愛に満ち溢れてる内科専攻医として興味ある方は当院に見学に来ていただければ幸いです．

第2章 腎機能の悪い患者に薬を使うときに知っておきたいこと

6. CKD患者の疼痛管理
～悪性腫瘍を事例に

古庄正英

●Point●

・腎機能低下を有する場合のオピオイドの使用方法は，PK（pharmacokinetics：薬物動態学）/PD（pharmacodynamics：薬力学）を参考に経験的に決められていることが多い（エビデンスは少ない）

・腎機能低下を有する患者の疼痛薬の選択は，非オピオイド系ではNSAIDsは避けてアセトアミノフェンを使用し，オピオイド系ではモルヒネとコデインは避けて，トラマドール，オキシコドン，ヒドロモルフォン，フェンタニルのなかより少量にて開始する

・Onconephrologyは腫瘍学（Oncology）と腎臓学（Nephrology）から生まれた造語である．「CKD患者のがん診療」と「がん治療薬による腎障害」をテーマとしており，新たな知見が生み出されている分野である

はじめに

症例

75歳男性．既往歴：高血圧，慢性腎臓病［CKDステージG4A1（腎硬化症）］
生活歴：喫煙歴あり．
肺癌にて治療中であったが骨転移が見つかり疼痛が出現してきた．CKDがあるが疼痛コントロールに対し，どのような薬物的介入がよいだろうか？

まずはがん性疼痛の基本的な考え方を理解する．そのために「WHOがん性疼痛に関するガイドライン」が参考になる．そのなかで，鎮痛薬使用の4原則が示されている．①経口的に（by mouth），②時刻を決めて規則正しく（by the clock），③患者ごとの個別的な量で（for the individual），④そのうえで細かい配慮を（with attention to detail）の4つである．以前は除痛ラダーに沿って効力の順に（by the ladder）の項目があったが，2018年の改訂時に削除されている．3段階除痛ラダーは，4原則からは削除されたものの鎮痛薬の強さを段階的に整理するためには効果的である（図1）．一般的には第1段階の薬剤より開始し，第2段階の弱オピオイドを追加する，または第3段階の強オピオイドを少量から追加する場合が多い．

さて，腎機能低下を有するがん性疼痛患者を診るために以下の3つの問いを立ててみる．

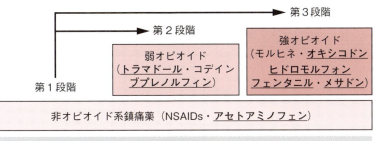

図1 WHO 3段階除痛ラダー
太字は腎機能低下を有する場合でも使用可能な薬剤．
文献1を参考に作成

1. 腎機能低下は，どの段階から注意が必要か？
2. 肝代謝の薬剤が多いが，なぜ腎機能低下を考慮する必要があるのか？
3. 代表的な薬とその特徴や注意点は？

1. 腎機能低下は，どの段階から注意が必要か？

　一般的に［eGFR］＜ 30 mL/分/1.73 m^2 が，薬剤投与時に注意が必要な腎機能低下と考えられている．したがって［eGFR］＞ 30 mL/分/1.73 m^2 の場合は，腎機能低下がない場合と一般的には同じ対処となる（ただし，30 mL/分/1.73 m^2 ＜［eGFR］＜ 45 mL/分/1.73 m^2 の中等度の腎機能低下がある場合には注意は必要）．

2. 肝代謝の薬剤が多いが，なぜ腎機能低下と関係するのか？

　オピオイドの多くは肝臓で代謝され，その代謝産物が腎臓により排泄される．代謝産物に薬理活性があるか否かが重要なポイントである（表1）．また，腎機能低下自体が肝代謝に影響を与える可能性も指摘されている[3]．

3. 代表的な薬とその特徴や注意点は？

1 非オピオイド系鎮痛薬

1）NSAIDs（non-steroidal anti-inflammatory drugs）

　NSAIDsはシクロオキシゲナーゼ（cyclooxygenase：COX）を阻害し，血管拡張作用を有するプロスタグランジン（prostaglandin：PG）の産生を抑制することにより腎障害が生じるため，腎障害を有する場合は**禁忌**である．

表1　代表的なオピオイドの代謝

オピオイド	主な代謝部位	腎排泄率（未変化体尿中排泄率）	物質としての半減期	主な代謝経路	代謝物（鎮痛活性の有無）
トラマドール	肝臓	約30％	約6時間	CYP2D6 CYP3A4	O-デスメチルトラマドール（有） N-デスメチルトラマドール（無）
ブプレノルフィン	肝臓	約1％	約2時間	CYP3A4	ノルブプレノルフィン（有）
モルヒネ	肝臓	約8〜10％	約2〜4時間	グルクロン酸抱合 グルクロン酸抱合	M6G（有） M3G（無）*
オキシコドン	肝臓	約5.5〜19％	約3.5〜4時間	CYP3A4 CYP2D6	ノルオキシコドン（無） オキシモルフォン（有）
ヒドロモルフォン	肝臓	約7％	約2.3時間	グルクロン酸抱合	H3G（無）
フェンタニル	肝臓	約10％	約4時間	CYP3A4	ノルフェンタニル（無）
メサドン	肝臓	約21％	約30〜40時間	CYP3A4 CYP2B6	EDDP（無）

*鎮痛活性はないが神経毒性を有しているとの報告もある
日本緩和医療学会ガイドライン統括委員会編：がん疼痛の薬物療法に関するガイドライン 2020年版. p61，金原出版，2020より引用改変

2）アセトアミノフェン

　中枢神経系の視床や大脳皮質に作用して解熱鎮痛作用をもたらすと考えられている．90％以上は肝臓にて代謝され，また末梢のPG合成にはほとんど作用しないため，NSAIDsと比較し腎機能低下を有する場合でも比較的安全性が高いとされている．一方，グルタチオンが枯渇しているようなアルコール中毒の患者では，肝障害発生のリスクが高くなるため注意が必要である．

2 弱オピオイド

1）トラマドール

　オピオイド受容体に対する結合とセロトニン・ノルアドレナリン再取り込み阻害作用の2つの作用により鎮痛効果が得られる．肝臓のCYP2D6（シトクロム P450 2D6）により代謝された代謝産物が鎮痛効果を発揮する．CYP2D6の活性が低い集団が一定の割合（日本人の20〜40％程度）で存在するため，鎮痛効果の個人差が大きい薬剤でもある．代謝産物は腎臓より排泄されるため，腎機能低下を有する場合は少量より使用することが望ましい．トラマドールの特徴としては，神経障害性疼痛にも効果があるとされている点である．

2）ブプレノルフィン

　肝臓でノルブプレノルフィンに代謝され，7割が胆汁を介して糞中排泄される．尿中にも排泄されるが，ノルブプレノルフィンは薬理活性が低いため腎機能低下を有する場合でも減量は不要とされている．副作用にて強オピオイドが使用困難な場合に使用が検討されるが，貼付剤の適応は変形性関節症，腰痛症による慢性疼痛のみであり，がん性疼痛には使用できない．

3 強オピオイド

1）モルヒネ

　モルヒネの活性代謝産物であるM6G（morphine-6-glucuronide）はほとんどが腎排泄であるため，腎機能が低下していると作用の増強や副作用増悪のリスクがあり，腎機能低下を有する場合は**使用を控えるべき薬剤**とされている．

2）オキシコドン

　オキシコドンは大部分が肝臓のCYP3A4（シトクロムP450 3A4）により，非活性代謝物のノルオキシコドンと活性代謝物のオキシモルフォンに代謝され腎臓より排泄される．大部分が非活性代謝物の乗るノルオキシコドンに代謝されるため，腎機能が低下している患者でもモルヒネより比較的安全に使用できる．ただし，オキシコドンの一部は肝臓で代謝されずそのまま尿中に排泄され，また腎機能が低下している場合は代謝産物が蓄積するリスクはあるため，少量からの開始が望ましい．オキシコドンの注意点としては，CYP3A4により代謝されるため相互作用のある薬剤が多い点である．

3）ヒドロモルフォン

　肝臓にてグルクロン酸抱合にて代謝され，非活性代謝物のH3G（hydromorphone-3-glucuronide）として尿中に排泄される．非活性代謝物に代謝されるため，腎機能低下時にはモルヒネより比較的安全に使用できるが，代謝物が蓄積するリスクを有する．オキシコドン同様に，使用時は少量より開始することが望ましい．また，CYP代謝を介さないため他剤との相互作用が少ないことは利点である．

4）フェンタニル

　フェンタニルは大部分が肝臓のCYP3A4によりノルフェンタニルに代謝され，尿中に排泄される．ノルフェンタニルは非活性物質であり蓄積も少ないため，フェンタニルはオピオイドのなかで腎機能低下患者に対し最も安全に使用できる薬剤である．そのため，透析患者に対してオピオイドを使用する際にはフェンタニルが使用されることが多い．CYP代謝を受けるため，他剤との相互作用には注意が必要である．剤形が，注射剤，口腔粘膜吸収剤，貼付剤に限られており，経口剤がない点が特徴である．

> **提示症例の経過**
>
> 　アセトアミノフェン500 mg，1回1錠，1日3回で投与開始したが効果不十分になってきたため，オキシコドン（オキノーム®散）2.5 mgを疼痛時に追加した．鎮痛効果や内服回数を確認して，定期内服について検討する方針とした．

Advanced Lecture

■ Onconephrology とは

　Onconephrologyは，腫瘍学（Oncology）と腎臓学（Nephrology）から生まれた造語である．慢性腎臓病患者の増加により慢性腎臓病患者にがん治療を行う機会が増加したこと，新規がん治療薬の出現により有害事象としての腎障害，電解質異常が増加したことにより，腫瘍学と腎臓学が領域横断的に介入する必要性が生じたことが，この造語が生まれた背景としてある．腎機能低下を有する場合の薬剤調整や，がん治療薬によって生じる有害事象については，ガイドラインや学会による資料が作成されており適宜参照することをお勧めする[5, 6]．

第2章　腎機能の悪い患者に薬を使うときに知っておきたいこと

おわりに

　腎機能低下を有する場合でも，がん性疼痛に対する薬物療法は可能である．腎機能低下を理由に対処を諦めるのではなく，薬剤の特徴を踏まえながら対処をしていこう．具体的には，軽度～中等度の痛みに対してはアセトアミノフェンを開始し，中等度以上の痛みに対しては少量よりトラマドール，オキシコドン，ヒドロモルフォンの追加を行う方針となる．透析患者に対してオピオイドを使用する場合は，フェンタニルの安全性が高い．それぞれの薬剤の具体的な使用方法は，本稿末の参考図書を参考にしてほしい[6, 7]．

引用文献・参考文献

1) World Health Organization：WHO Guidelines for the Pharmacological and Radiotherapeutic Management of Cancer Pain in Adults and Adolescents.2018（PMID：30776210）
https://iris.who.int/bitstream/handle/10665/279700/9789241550390-eng.pdf?sequence=1
2) 「がん疼痛の薬物療法に関するガイドライン 2020 年版」（日本緩和医療学会ガイドライン統括委員会編），金原出版，2020
3) Yeung CK, et al：Effects of chronic kidney disease and uremia on hepatic drug metabolism and transport. Kidney Int, 85：522-528, 2014（PMID：24132209）
4) 「がん薬物療法時の腎障害診療ガイドライン 2022」（日本腎臓学会，日本癌治療学会，日本臨床腫瘍学会，日本腎臓病薬物療法学会／編），ライフサイエンス出版，2022
https://jsn.or.jp/medic/data/guidelines2022.pdf
5) 日本腎臓病薬物治療学会「腎機能低下時に最も注意が必要な薬剤投与量一覧 37 版」，2024 年改訂
https://www.jsnp.org/files/dosage_recommendations_37.pdf
6) 「ようこそ緩和ケアの森　オピオイドの使い方」（中山隆弘，他／著，柏木秀行／編，森田達也／監），南江堂，2023
7) 「がん疼痛治療薬まるわかり BOOK」（細矢美紀，他／編著），照林社，2023

プロフィール

古庄正英（Masahide Furusho）
国立病院機構鹿児島医療センター 腎臓内科
最近子どもがふとしたきっかけで将棋をはじめました．私も同じ位の年齢のときに将棋をはじめましたが，サクッと父親越えをした記憶があります（ただピークは小学生の頃です）．同じように子どもにサクッと越されないように将棋ウォーズをこっそりはじめました．また，当院にて一緒に働いてくれる方も絶賛募集中です！

第3章 CKD患者を救急外来で診るときに知っておきたいこと

1. CKD患者のうっ血性心不全管理のコツ
～循環器内科の立場から

夜久英憲

> ●**Point**●
>
> ・CKDの有無にかかわらず心不全治療薬を最大許容用量でしっかり投与する
>
> ・そのための手段として, カリウム吸着薬をうまく使いこなそう
>
> ・ただし, CKDステージG4以上の患者に対する心不全治療薬のエビデンスは限られている

はじめに

　CKDと心不全はお互いに合併することが多く, 心腎連関, 心腎症候群 (cardio-renal syn-drome), 心腎代謝病 (cardio-kidney-metabolic disease) という言葉がある通り, 心臓と腎臓の間には深い関係がある. 心不全患者においてCKDが併存しているケースはかなり多く, CKDステージG3以上の患者が, 急性心不全においては約70％[1, 2], 慢性心不全においては約50％と報告されている[3]. 急性・慢性心不全いずれにおいても腎機能は最も強力な予後予測因子である[4]. また, アルブミン尿の指標である尿中アルブミン / クレアチニン比 (mg/g) も, 心不全イベントと強く関連しており[5], 腎機能に合わせてアルブミン尿の評価も必ず行うことが重要である (表1, 図1). またCKDが併存する場合, 腎機能やカリウム値を慎重にモニタリングしながら, 診療ガイドラインで推奨されている4種類の心不全治療薬 (ACE阻害薬/ARB, ARNI, MRA, SGLT2阻害薬) をなるべく診断後早期に導入することが重要となる. 本稿では, 循環器内科の立場から, CKD患者のうっ血性心不全管理のコツについて, まとめていきたい.

> **症例**
>
> 　81歳男性, 慢性心不全 (基礎疾患：虚血性心疾患, 左室駆出率28％), CKD, 糖尿病があり, 近医で内服加療を行っていたが, 最近労作時息切れ (NYHA Ⅱs) があり, NT-proBNPが1,040 pg/mLと前回より上昇傾向とのことで, 当院循環器内科外来紹介受診となった. 下腿浮腫は認めず, 来院時Cr 1.24 mg/dL (eGFR 42 mL/ 分 /1.73 m²), BUN 36 mg/dL, Na 140 mEq/L, K 4.9 mEq/L, HbA1c 6.9％であった. 来院時心不全治療薬として, ACE阻害薬, β遮断薬, ミネラルコルチコイド受容体拮抗薬 (MRA), SGLT2阻害薬を内服中であったため, ACE阻害薬をARNIへ変更し, 腎機能, 血清カリウム値などの確認目的に1週間後外来フォローとした.

表1 eGFR，尿中アルブミン／クレアチニン比別の心不全発症リスク

| | 65歳未満 |||| 65歳以上 ||||
| | ACR, mg/g |||| ACR, mg/g ||||
eGFRcr-cys	<10	10〜29	30〜299	300+	<10	10〜29	30〜299	300+
105+	0.86	1.1	1.7	3.4	0.99	1.5	1.7	7.0
90〜104	ref	1.3	1.5	3.0	ref	1.3	1.5	2.2
60〜89	1.2	1.7	2.1	3.6	1.2	1.5	2.0	3.2
45〜59	1.7	3.3	3.4	5.3	1.6	2.0	2.9	4.1
30〜44	3.5	4.3	6.8	5.7	2.3	2.9	3.5	6.1
<30	7.5	6.3	9.7	8.9	4.4	4.1	5.5	7.2

文献6より引用

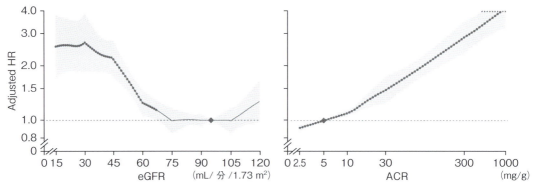

図1 eGFR，尿中アルブミン／クレアチニン比と心不全イベントの関係
文献5より引用

1. CKDステージを考慮した心不全治療薬選択

　心不全治療は，「予後改善」と「症状改善」を目的とした治療の2つに大きく分類される．予後改善を目的とした治療には，薬物療法と非薬物療法（心臓再同期療法，心臓リハビリテーションなど）が含まれるが，本稿では，CKDで特に留意すべき薬物療法に焦点を当てて概説する．原則として，**予後改善薬（RAS阻害薬／ARNI，MRA，β遮断薬，SGLT2阻害薬）の多くが，高用量の方が低用量より心不全再入院を有意に減らすとされており，投与の有無だけでなく，高カリウム血症に注意しつつ，最大許容用量まで漸増を試みる**ことが重要である．一方，**症状改善薬である利尿薬は，漫然と投与せず必要最低限の投与に留める**ことが重要である．

1 予後改善薬

1）RAS阻害薬（ACE阻害薬，ARB）

　RAS（レニン‐アンジオテンシン系）阻害薬は，蛋白尿陽性の軽度または中等度CKD患者に対して，降圧効果のみならず，糸球体内圧低下とそれに伴う尿蛋白軽減効果などの腎保護作用を有する[7〜9]．左室駆出率の低下した心不全（HFrEF）患者に対する，RAS阻害薬の予後改善効果を検証した複数の大規模RCTは，いずれもCKDステージG3までの患者が対象であり，これらの患者に対しては生命予後および心血管イベント抑制効果が示されている[10]．一方，**CKDステージ**

G4以上の患者が含まれたRCTは存在せず，観察研究ではRAS阻害薬投与が全死亡率低下と関連していたという報告もあるが[11]，明確な結論は得られていない．なお，左室駆出率が保持された心不全（HFpEF）患者に対しては，RAS阻害薬の予後改善効果は証明されていない[12, 13]．

2）アンジオテンシン受容体-ネプリライシン阻害薬（ARNI）

ARNIは，心保護作用のあるナトリウム利尿ペプチドの分解に関与する酵素であるネプリライシンを阻害するサクビトリルとARBの合剤である，HFrEF患者（eGFR $\geqq$ 30 mL/分/1.73 m^2）を対象としたPARADIGM-HF試験にてACE阻害薬（エナラプリル）を上回る予後改善効果を有することが明らかとなった．そして，PARADIGM-HF試験，HFpEF患者を対象としたPARA-GON-HF試験のサブ解析にて，ARNIは，**ACE阻害薬またはARB（バルサルタン）と比較してCKDの有無にかかわらずeGFRの低下速度を遅らせ，心血管および腎アウトカムに良好な影響を及ぼす**ことが示された[14, 15]．

また，ARNI＋MRA群は，ACE阻害薬＋MRA群と比較して，高カリウム血症の発生頻度が減少していたことも報告された[16]．ただし，PARADIGM-HF試験では，eGFR < 30 mL/分/1.73 m^{2}の心不全患者は除外されており，RAS阻害薬同様，**CKDステージG4以上の患者に対する効果については明確な結論は得られていない**．なお，ARNIのHFpEF患者に対する効果については，PARADIGM-HF試験とPARAGON-HF試験との統合解析において，EFが57％以下ではARNIがARBよりも心血管死および心不全入院の複合イベントを有意に改善することが報告されている[17]．

3）MRA（スピロノラクトン，エプレレノン，フィネレノン）

MRA（ミネラルコルチコイド受容体拮抗薬）は，心筋肥大や線維化にかかわるアルドステロンの作用を阻害する薬剤であり，RAS阻害薬やARNIと同様，CKDステージG3までのHFrEF患者に対する予後改善効果がRALES試験およびEMPHASIS-HF試験にて証明されているが，CKDステージG4以上の心不全患者に対するエビデンスは少ない．ただ，eGFR > 30 mL/分/1.73 m^{2}の心不全患者が登録された上記2つのRCTのサブ解析にて，MRA投与中にeGFRが30 mL/分/1.73 m^{2}未満に低下した患者においても，MRA投与の相対的有効性は維持され，安全性プロファイルはeGFRが30 mL/分/1.73 m^{2}未満に低下しなかった患者で観察されたものと同様であった．

重要なことは，eGFRが30 mL/分/1.73 m^{2}未満に低下した患者は心血管死および心不全入院リスクが高かったため，MRA投与中にeGFRが30 mL/分/1.73 m^{2}未満に低下した患者における絶対的な減少率はより大きかったことである[18]．つまり，**MRA投与後にeGFR < 30 mL/分/1.73 m^{2}になったからといって画一的にMRAを中止するのはよくない可能性が示唆される**結果であった．HFpEFに対しては，TOPCAT試験にてMRAの有効性が検証されたが，結果は，心血管死，蘇生できた心停止，心不全入院の主要複合エンドポイントの有意な低下は認めなかった．ただ，副次エンドポイントの1つである心不全入院については有意な低下を認めた[19]．また，本試験は事後解析でHFpEFに対するMRAの有効性に関する興味深いデータが多く報告されていることでも有名な試験である．その1つとして，本試験は，12カ月以内の心不全入院歴（第1層），これを満たさない場合，60日以内のナトリウム利尿ペプチド上昇（第2層）を組入れ基準としていたが，その第2層でエントリーされたサブグループにおいては，主要エンドポイントの低下が認められた[19]．さらに，本試験は米国，カナダ，アルゼンチン，ブラジルのアメリカ大陸グループと，ロシア，ジョージアグループの間に心血管イベント発生率に大きな差があっただけでなく，アメリカ大陸グループでは1次エンドポイントに有意差が認められた[20]．そして現在，ピロノラクトンのHFpEFに対する有効性を改めて検証するRCT（SPIRRIT試験）が進行中であり，結果が待たれる．

また，ナトリウム利尿ペプチド上昇を認めるEF40％以上の慢性心不全に対するフィネレノン（non-steroidal MRA）の有効性を検証したFINEARTS-HF試験の結果が最近公表され，フィネレノンはプラセボと比較して心不全の総悪化イベントおよび心血管死亡の複合イベント率を有意に低下させた[21]．ただし，eGFR＜25 mL/分/1.73 m^2 が本試験での除外基準であり，eGFR＜25 mL/分/1.73 m^2 の心不全患者に対する効果については明確な結論は得られていない．

4）β遮断薬（カルベジロール，ビソプロロール）

β遮断薬も，RAS阻害薬同様に重症度や症状の有無によらずすべての慢性心不全での有効性が確立された薬剤であるが，β遮断薬はCKD患者が使用しても腎機能増悪や高カリウム血症等のリスクが少ないため，CKD患者でも導入しやすい薬剤である．本邦で使用可能なエビデンスのあるβ遮断薬はビソプロロールとカルベジロールである．ビソプロロールのほうがβ$_1$受容体選択性が高いため，相対的に心拍数を下げやすい（逆に血圧を下げにくい），気管支喘息などに影響しにくいなどの特徴はあるが，この2剤でHFrEF患者に対する生命予後改善効果に差はなく[22]，**特に理由がなければどちらを選択してもよい．**

左室駆出率が50％未満で洞調律の慢性心不全患者に対するβ遮断薬（カルベジロール，ビソプロロール）の予後改善効果を検証した複数の大規模RCTにおいて，eGFRを用いて腎機能に応じた患者の予後とβ遮断薬の有効性を検証した研究の結果，CKDステージG3までの患者（eGFR≧30 mL/分/1.73 m^2）はβ遮断薬の全死亡抑制効果が保持されていた[23]．しかし**CKDステージG4以上の患者（eGFR＜30 mL/分/1.73 m^2）ではデータが限られているため，**さらなる研究が必要である．なお，HFpEF患者に対するβ遮断薬の予後改善効果は証明されておらず，**心房細動や虚血性心疾患等でβ遮断薬を投与すべき理由がない場合は，原則投与すべきではない．**

5）SGLT2阻害薬（ダパグリフロジン，エンパグリフロジン）

SGLT2阻害薬のなかで，心不全に対する予後改善効果が証明されている薬剤は，ダパグリフロジン，エンパグリフロジンである．

ダパグリフロジンの心不全患者に対する有益性は，HFrEF患者を対象としたDAPA-HF試験，HFmrEF/HFpEF患者を対象としたDELIVER試験のサブ解析でEFにかかわらず保持されることが報告されているが[24, 25]，それぞれeGFR＜30 mL/分/1.73 m^2，eGFR＜25 mL/分/1.73 m^2 が除外基準であった．なお，この2つの試験の統合解析において，**ダパグリフロジンはEFにかかわらず心不全入院，全死亡および心血管死までの期間を有意に抑制する**ことが示された[26]．

エンパグリフロジンについては，HFrEF患者を対象としたEMPEROR-REDUCED試験，HFmrEF/HFpEF患者を対象としたEMPEROR-PRESERVED試験が実施され，CKDの有無にかかわらず，心不全入院を有意に抑制していたが[27, 28]，eGFR＜20 mL/分/1.73 m^2 が両試験での除外基準であり，**eGFR＜20 mL/分/1.73 m^2 の心不全患者に対する効果については明確な結論は得られていない．**

2 症状改善薬

■ 利尿薬

利尿薬はうっ血性心不全の治療には欠かせない薬剤であるが，一方で，交感神経系およびレニンアンジオテンシン・アルドステロン系（RAAS）の活性化などを引き起こし，漫然と使用することは腎機能悪化や不良な長期予後につながることも報告されている[29]．よって，利尿薬を使用する場合は，現在の腎うっ血を含めた全身のうっ血がどの程度であるかを常に意識し，必要がなくなればすみやかに減量・中止する姿勢が大切である．

利尿薬としては，**ループ利尿薬，サイアザイド系利尿薬，トルバプタン，また五苓散などの浮腫に適応のある漢方薬**が有効なことも実臨床では経験され，現在その効果を検証する大規模RCT（GOREISAN-HF）が進行中である[30]．なお，ループ利尿薬を十分量投与するも利尿効果が得られない場合は，作用機序の異なるサイアザイド系利尿薬を併用することで利尿作用が改善されることが多い．ただし，腎機能障害や低カリウム血症などの電解質異常には注意が必要である．またトルバプタンはその他の利尿薬を十分量使用してもうっ血が十分に解除できない場合に使用が認められている．

2. 高カリウム血症改善薬（カリウム吸着薬）

高カリウム血症改善薬として，カリウム吸着薬（陽イオン交換樹脂製剤）が使用される．従来，ポリスチレンスルホン酸カルシウムやポリスチレンスルホン酸ナトリウムが使われてきたが，実地臨床において便秘などの副作用，飲みづらさなどがあり患者から不評であること，またカリウム低下作用がそれほど強くないことなどから，万全であるとは言えない状況であった．そのようななか，従来のものよりも飲みやすくて便秘などの消化器合併症が少なく，血清カリウム値正常化までの時間が短い新たな非ポリマー消化管カリウム吸着薬［patiromer（本邦未承認），ジルコニウム・シクロケイ酸ナトリウム（SZC）］が，現在使用可能であり，心不全診療で使用されることが多くなってきている（図2）．この新しく開発されたカリウム吸着薬は，長期的な血清カリウム値のコントロールを容易にし，高カリウム血症を合併した心不全患者に対してMRAを含めた心不全治療薬の過小投与を改善できることが報告されているが[31]，それが長期的な転帰の改善につながるかどうかはまだ証明されておらず，さらなる前向き臨床試験が必要である．

提示症例の経過

1週間後外来受診，ARNI導入により労作時息切れは改善傾向で，NT-proBNPも722 pg/mLと改善していたが，Crは1.42 mg/dL，eGFRは37 mL/分/1.73 m^{2}と軽度増悪，血清K値は5.8 mEq/Lまで上昇していた．そのため，高カリウム血症改善薬であるSZC（ロケルマ®）を追加し，心不全治療薬（ARNI，β遮断薬，MRA，SGLT2阻害薬）は継続のうえ，ループ利尿薬を減量することとした．その後血清カリウム値はすみやかに4.6 mEq/Lまで低下し，ARNIのさらなる増量に成功，労作時息切れも消失した．4カ月後の左室駆出率は35%まで改善し，高カリウム血症改善薬を継続しつつ4種類の心不全治療薬を最大許容用量で適切に投与することで，心臓のリバースリモデリングも得られた．

おわりに

本稿では，心不全治療薬それぞれが今日の確固たる地位を築くきっかけとなった大規模臨床試験において，どのステージのCKD患者が含まれていて，薬効への影響はどうであったか，という点に焦点を当てて解説してきた．そして，最後にCKD患者の心不全管理で重要となる高カリウム血症との付き合い方についてまとめた．上記の最新エビデンスをしっかり把握したうえで，個々の患者に対して，腎臓にも優しい最新の心不全治療を実践していただきたい．

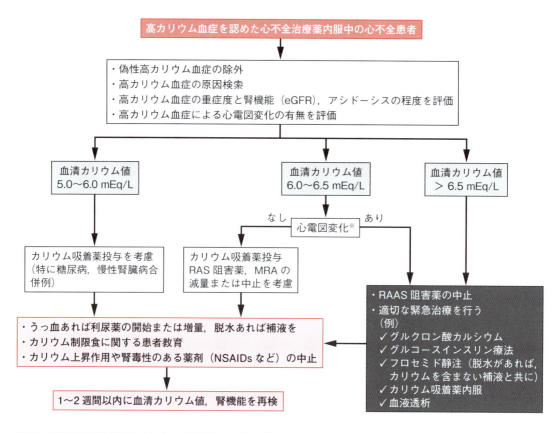

図2 心不全患者に高カリウム血症を認めた際の対応
※まず再分極異常によりテント状T波出現．続いて心房の興奮抑制によりP波の減高や消失を認め，さらに進行すると心室の興奮抑制によりQRS時間が延長し，それが広がることでサインカーブ様となり心室細動が発生する．

引用文献

1) Yaku H, et al：Demographics, Management, and In-Hospital Outcome of Hospitalized Acute Heart Failure Syndrome Patients in Contemporary Real Clinical Practice in Japan – Observations From the Prospective, Multicenter Kyoto Congestive Heart Failure (KCHF) Registry. Circ J, 82：2811-2819, 2018（PMID：30259898）
2) Hamaguchi S, et al：Chronic kidney disease as an independent risk for long-term adverse outcomes in patients hospitalized with heart failure in Japan. Report from the Japanese Cardiac Registry of Heart Failure in Cardiology (JCARE-CARD). Circ J, 73：1442-1447, 2009（PMID：19521016）
3) Shiba N & Shimokawa H：Chronic kidney disease and heart failure--Bidirectional close link and common therapeutic goal. J Cardiol, 57：8-17, 2011（PMID：21030212）
4) Damman K, et al：Renal impairment, worsening renal function, and outcome in patients with heart failure：an updated meta-analysis. Eur Heart J, 35：455-469, 2014（PMID：24164864）
5) Matsushita K, et al：Estimated glomerular filtration rate and albuminuria for prediction of cardiovascular outcomes：a collaborative meta-analysis of individual participant data. Lancet Diabetes Endocrinol, 3：514-525, 2015（PMID：26028594）
6) 「KDIGO 2024 Clinical Practice Guideline for the Evaluation and Management of Chronic Kidney Disease」（Kidney Disease：Improving Global Outcomes (KDIGO) CKD Work Group），2023
7) Lewis EJ, et al：Renoprotective effect of the angiotensin-receptor antagonist irbesartan in patients with nephropathy due to type 2 diabetes. N Engl J Med, 345：851-860, 2001（PMID：11565517）
8) Lewis EJ, et al：The effect of angiotensin-converting-enzyme inhibition on diabetic nephropathy. The Collaborative Study Group. N Engl J Med, 329：1456-1462, 1993（PMID：8413456）
9) Hou FF, et al：Efficacy and safety of benazepril for advanced chronic renal insufficiency. N Engl J Med, 354：131-140, 2006（PMID：16407508）

10）Damman K, et al：Current evidence on treatment of patients with chronic systolic heart failure and renal insufficiency：practical considerations from published data. J Am Coll Cardiol, 63：853-871, 2014（PMID：24334210）

11）Edner M, et al：Association between renin-angiotensin system antagonist use and mortality in heart failure with severe renal insufficiency：a prospective propensity score-matched cohort study. Eur Heart J, 36：2318-2326, 2015（PMID：26069212）

12）Beldhuis IE, et al：Renin-Angiotensin System Inhibition, Worsening Renal Function, and Outcome in Heart Failure Patients With Reduced and Preserved Ejection Fraction：A Meta-Analysis of Published Study Data. Circ Heart Fail, 10, 2017（PMID：28209765）

13）Damman K, et al：Worsening renal function and outcome in heart failure patients with preserved ejection fraction and the impact of angiotensin receptor blocker treatment. J Am Coll Cardiol, 64：1106-1113, 2014（PMID：25212644）

14）Damman K, et al：Renal Effects and Associated Outcomes During Angiotensin-Neprilysin Inhibition in Heart Failure. JACC Heart Fail, 6：489-498, 2018（PMID：29655829）

15）Mc Causland FR, et al：Angiotensin-Neprilysin Inhibition and Renal Outcomes in Heart Failure With Preserved Ejection Fraction. Circulation, 142：1236-1245, 2020（PMID：32845715）

16）Desai AS, et al：Reduced Risk of Hyperkalemia During Treatment of Heart Failure With Mineralocorticoid Receptor Antagonists by Use of Sacubitril/Valsartan Compared With Enalapril：A Secondary Analysis of the PARADIGM-HF Trial. JAMA Cardiol, 2：79-85, 2017（PMID：27842179）

17）Solomon SD, et al：Sacubitril/Valsartan Across the Spectrum of Ejection Fraction in Heart Failure. Circulation, 141：352-361, 2020（PMID：31736342）

18）Matsumoto S, et al：Mineralocorticoid Receptor Antagonists in Patients With Heart Failure and Impaired Renal Function. J Am Coll Cardiol, 83：2426-2436, 2024（PMID：38739064）

19）Pitt B, et al：Spironolactone for heart failure with preserved ejection fraction. N Engl J Med, 370：1383-1392, 2014（PMID：24716680）

20）Rossignol P & Zannad F：Regional differences in heart failure with preserved ejection fraction trials：when nephrology meets cardiology but east does not meet west. Circulation, 131：7-10, 2015（PMID：25406307）

21）Solomon SD, et al：Finerenone in Heart Failure with Mildly Reduced or Preserved Ejection Fraction. N Engl J Med：, 2024（PMID：39225278）

22）Düngen HD, et al：Titration to target dose of bisoprolol vs. carvedilol in elderly patients with heart failure：the CIBIS-ELD trial. Eur J Heart Fail, 13：670-680, 2011（PMID：21429992）

23）Kotecha D, et al：Impact of Renal Impairment on Beta-Blocker Efficacy in Patients With Heart Failure. J Am Coll Cardiol, 74：2893-2904, 2019（PMID：31806133）

24）Jhund PS, et al：Efficacy of Dapagliflozin on Renal Function and Outcomes in Patients With Heart Failure With Reduced Ejection Fraction：Results of DAPA-HF. Circulation, 143：298-309, 2021（PMID：33040613）

25）Mc Causland FR, et al：Dapagliflozin and Kidney Outcomes in Patients With Heart Failure With Mildly Reduced or Preserved Ejection Fraction：A Prespecified Analysis of the DELIVER Randomized Clinical Trial. JAMA Cardiol, 8：56-65, 2023（PMID：36326604）

26）Jhund PS, et al：Dapagliflozin across the range of ejection fraction in patients with heart failure：a patient-level, pooled meta-analysis of DAPA-HF and DELIVER. Nat Med, 28：1956-1964, 2022（PMID：36030328）

27）Zannad F, et al：Cardiac and Kidney Benefits of Empagliflozin in Heart Failure Across the Spectrum of Kidney Function：Insights From EMPEROR-Reduced. Circulation, 143：310-321, 2021（PMID：33095032）

28）Sharma A, et al：Cardiac and kidney benefits of empagliflozin in heart failure across the spectrum of kidney function：Insights from the EMPEROR-Preserved trial. Eur J Heart Fail, 25：1337-1348, 2023（PMID：37062851）

29）Miura M, et al：Prognostic Impact of Loop Diuretics in Patients With Chronic Heart Failure － Effects of Addition of Renin-Angiotensin-Aldosterone System Inhibitors and β-Blockers. Circ J, 80：1396-1403, 2016（PMID：27170200）

30）Yaku H, et al：Rationale and study design of the GOREISAN for heart failure（GOREISAN-HF）trial：A randomized clinical trial. Am Heart J, 260：18-25, 2023（PMID：36841318）

31）Butler J, et al：Patiromer for the management of hyperkalemia in heart failure with reduced ejection fraction：the DIAMOND trial. Eur Heart J, 43：4362-4373, 2022（PMID：35900838）

プロフィール

夜久英憲（Hidenori Yaku）

Division of Cardiology, Department of Medicine, Northwestern University Feinberg School of Medicine

"地域へ届く至高の心不全診療モデルを創り，人類へ貢献したい" をモットーに，HFpEF研究のパイオニアであるSanjiv Shah教授のもと，日々研究，臨床にとり組んでいます．すべては患者さんのために，臨床現場で感じた "なぜ？" を1つでも科学的に解決できればと考えています．皆さんも今感じている "なぜ？" を大切にしてください！

第3章 CKD患者を救急外来で診るときに知っておきたいこと

2. CKD患者のうっ血性心不全
～腎臓内科の立場から

酒井雅史, 谷澤雅彦

●Point●

- 心腎連関症候群の病態のなかでの腎うっ血に注目が集まっている
- 腎機能障害を伴う心不全患者には利尿薬は十分量を分割または持続投与し, 利尿薬抵抗性を示す場合は他の薬剤を併用する
- 利尿薬や酸素投与で呼吸状態が改善しない場合に緊急透析・限外濾過を考慮する

はじめに

　慢性腎臓病（CKD）は心血管疾患のハイリスク因子であり, なかでも心不全が最も多い[1]. CKD患者にとって体液管理・心不全管理は予後にかかわる重要な要素であるが, 非CKD患者とは異なりさまざまな要素に注意を向けなければならない. CKD患者は心不全を発症しやすく, 腎臓内科の視点で考えると, ここで問題となるのが急性腎障害によるさらなる腎機能の悪化である. 従来CKDの心不全とは虚血や尿毒症性心筋症などによる心臓ポンプ不全あるいはclinical scenario 1を中心とする腎灌流低下によるものが中心であったが, 昨今では心不全に伴う腎機能障害には腎うっ血による影響が大きいと考えられてきている. 本稿では, CKD患者のうっ血性心不全時の利尿薬の使いかた, 昨今話題の腎うっ血の病態や診断, 緊急透析などのマネジメントについて, 腎臓内科の立場から解説する.

> **症例 保存期CKD患者のうっ血性心不全**
>
> 　79歳女性. 虚血性心疾患とCKDの既往があり腎臓内科通院中. 労作時呼吸困難と酸素化低下を主訴に外来を受診.
>
> 　受診時バイタルサイン：血圧134/83 mmHg, 脈拍132回/分, 呼吸数16回/分, 体温35.8℃, SpO2 94%（Room air）.
>
> 　身体所見：両側下肺野で湿性ラ音聴取, 両側下腿に著明な圧痕性浮腫あり. 胸部X線：心胸郭比63%の心拡大と右胸水貯留あり. 心電図：心拍数127回/分, 心房細動波形（新規出現）, 新規のST変化なし.
>
> 　Labo Data：Hb 10.7 g/dL, Cr 3.38 mg/dL（外来時Cr 1.8～2.0 mg/dL）, eGFR 10.8 mL/分/1.73 m²（外来時eGFR 20 mL/分/1.73 m²）, BUN 52.1 mg/dL, CK-MB 1.0 ng/mL, トロポニンT 0.077 ng/mL, NT-proBNP 16,289 pg/dL（外来時NT-proBNP 5,000 pg/dL）, FEUN 22%.

ベッドサイドエコー：LVEF 20 〜 30 ％，前壁中隔の壁運動低下あり，軽度〜中等度大動脈弁狭窄あり．下大静脈径17 mm で呼吸性変動なし．

肝静脈と門脈のドップラー波形：severe congestion pattern.

以上より虚血による低心機能を背景として，心房細動の合併と体液過剰によるうっ血性心不全と判断し入院管理とした．

1. 心腎連関症候群と腎うっ血

1 心腎連関症候群

心臓と腎臓は血行動態や神経液性因子を介して相互に関連し，心疾患と腎疾患が互いに悪影響を及ぼす．このような病態を心腎連関症候群（cardiorenal syndrome：CRS）とよぶ[2]．CKD では心血管疾患の合併が多く，なかでも心不全が最多である[1]．また，心不全の経過で急性腎障害（AKI）をきたす患者は27 〜 45 ％程度といわれ，AKIの合併が心不全の予後不良因子となる[2]．よく知られている事実だが，CKD は AKI のリスク因子であり[3]，AKI が重なれば CKD が進行するため[4]，心臓と腎臓あるいは腎臓と腎臓で悪循環を生んでいく．

2 うっ血性心不全に伴う急性腎障害（AKI）

急性心不全に AKI を合併した場合，心拍出量低下に伴う腎血流低下による腎虚血が AKI の原因として主に考えられていた．しかし近年，心不全に伴う腎機能障害が，心拍出量低下よりも CVP（central venous pressure：中心静脈圧）の上昇に関連することが報告され，腎うっ血の重要性が示された[5, 6]．

1）腎うっ血による AKI・腎機能障害の機序

CVP の上昇に伴って腎静脈のうっ血が起きると，腎間質に浮腫が生じ間質圧が上昇する．腎髄質に存在する尿細管周囲毛細血管が間質圧の上昇により圧排され血流障害が起こり，尿細管も圧排されることで尿細管圧およびボーマン嚢圧が上昇し，糸球体ろ過圧が低下し腎機能が悪化する[5, 6]（図1）．

2）腎うっ血のみかた

心不全に AKI を合併した場合，うっ血腎をどのように鑑別するべきであろうか．まずは通常と同様に腎後性，腎性，腎前性の AKI を鑑別する．水腎症の有無，NSAIDs など腎障害をきたす薬剤の使用歴，蛋白尿や糸球体性血尿などの尿所見，低血圧による腎血流低下といった要素を評価する．近年では clinical scenario（CS）1（収縮期血圧 > 140 mmHg）による心不全（主に後負荷増大）が増加しており，この場合は高血圧を合併しており，体液量は必ずしも増えている必要はなく，euvolemia（正常体液量）の場合もある．CS1 の心不全の際には心拍出量の低下やレニン・アンジオテンシン系 / 交感神経活性などが腎血流低下に寄与する．いずれも否定的で，体液量過剰，もしくは右心系の体液過剰（臨床上では主に超音波での下大静脈径で判断する）であれば腎うっ血が鑑別上位となる．

腎うっ血による AKI は，CVP 上昇との関連が示されているが，CVP の測定には中心静脈カテーテルが必要となり簡便でない．近年では間接的に腎髄質圧の上昇を推定するため，エコーによる腎葉間静脈ドプラ波形のパターン変化を用いる手法の有用性が報告されている[5]（詳細は Advanced Lecture 参照）．また通常，尿電解質で FENa（尿ナトリウム排泄率）や FEUN（尿素窒素排泄分

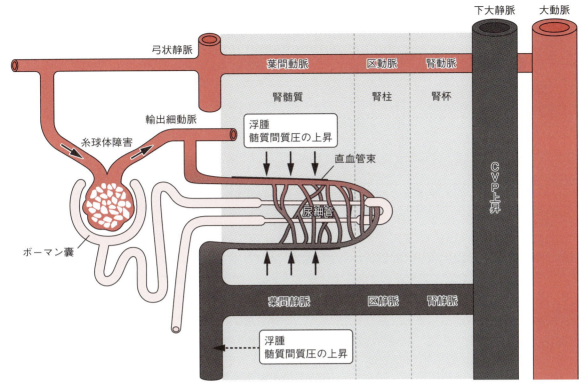

図1　腎間質浮腫による腎髄質圧上昇の影響
文献5より改変して転載

画）の低下は腎前性AKIを示唆するが，腎うっ血においても腎前性パターンを呈するため注意が必要である．HFrEF（heart failure with reduced ejection fraction：収縮機能が低下した心不全）のAKIで尿電解質が腎前性を示唆しても，いわゆる低血圧や細胞外液量減量による腎虚血が原因とは限らない．また，腎うっ血が高度の場合には蛋白尿を認めることもある[7]．

病歴やさまざまな所見から腎うっ血を最も疑う場合には積極的に利尿薬で除水を行うべきである（場合により透析あるいは限外濾過）．

このようにうっ血の解除に伴って腎機能が改善することを臨床上よく経験する．これがいわゆる腎うっ血によるAKIを強く示唆する病歴である[8]．腎うっ血による腎障害は可逆性であるが，うっ血が遷延すると尿細管の萎縮や線維化を引き起こす可能性があり，長期的な腎予後低下につながるため，腎うっ血を疑った場合はすみやかなうっ血解除が重要である[8]．

2. 利尿薬の使い方〜CKDと心不全に特徴的なPK/PDに沿って処方を考える〜

うっ血性心不全治療，また前述した腎うっ血治療の中心は利尿薬であるが，CKD合併例では，**どの利尿薬を，どれくらい，どのように投与すべきか？** ということが悩ましい．

主な利尿薬として，**ループ利尿薬，サイアザイド系利尿薬，スピロノラクトン，トルバプタン**があげられる．水利尿であるトルバプタン以外はNa利尿であり，近位尿細管以降の尿細管での

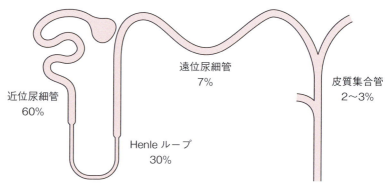

図2　尿細管の各部位におけるNa再吸収の割合
文献9を参考に作成

Na再吸収の割合に従い（図2），ループ利尿薬，サイアザイド，スピロノラクトンの順にNa利尿効果が高い[10]．サイアザイドは海外では静注薬をループ利尿薬に併用し，より高い利尿効果が得られたとされるが，本邦には注射製剤がないことと，低カリウム血症など電解質異常も多く報告され[11]，CKD患者ではサイアザイドの効果が減弱するため，併用には注意が必要である．スピロノラクトンは，低カリウム血症やRAAS（renin-angiotensin-aldosterone system：レニン-アンジオテンシン-アルドステロン系）の亢進を生じることがなく，低心機能の心不全で心不全治療薬としても併用を考慮する．しかし，利尿効果を発揮するには高用量が必要で，効果発現まで3～4日かかることには留意されたい[12]．トルバプタンは尿細管への分泌が不要で，CKD合併心不全においても利尿が得られた[13]ことが過去の臨床試験から報告されており，利尿薬抵抗性の場面での使用が考慮される．昨今では炭酸脱水酵素阻害薬をフロセミドに併用するランダム化比較試験などが行われ，確実な利尿が得られたという報告[11]があるが，ここでは，腎不全患者に特化するためにループ利尿薬およびトルバプタンの考え方・使い方を解説する．

1 ループ利尿薬

　うっ血性心不全に対する利尿薬で最も用いられるのがループ利尿薬である．腎機能正常な患者にフロセミド40 mgを投与すれば尿量は容易に得られる[14]が，CKDや心不全において同様に利尿薬を投与しても思うように利尿が得られなかったり，利尿薬投与中に利尿効果が減弱したりといった利尿薬抵抗性に悩まされることがある．そこには，利尿薬の薬物動態（pharmacokinetics：PK）と薬力学（pharmacodynamics：PD）が関わっている[15]．**薬が臓器などの作用部位に到達するまでをみるのがPK，薬が作用部位に到達してからの薬の効果や臓器反応性をみるのがPDである**[15]．このPK/PDを踏まえてループ利尿薬の投与量や投与方法を考えていく．

1）『どれくらい？』

　投与量はPKの問題であり，CKDでは，**①糸球体濾過量が低下し尿細管腔に到達する利尿薬が減少し，②尿毒症物質が利尿薬の尿細管分泌を阻害**する．腎機能正常な場合と同等のNa利尿効果を得るためには，高用量の利尿薬が必要となる[14,15]．ループ利尿薬は血中濃度が上昇し，ある濃度（Na利尿閾値：natriuretic threshold）を超えたときにNa排泄量が急激に増える．ただし血中濃度が上昇するとそれ以上Na排泄が増えなくなり，このような投与量を天井量（ceiling dose）とよぶ（図3）．CKDや心不全ではceiling doseをめざし，尿量を見ながら利尿薬を増量していく[16,17]．

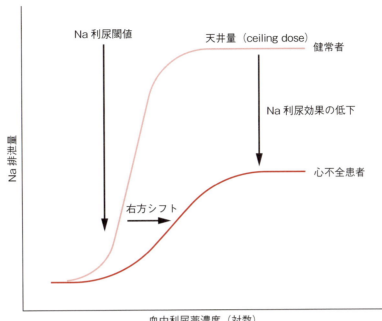

図3　ループ利尿薬の薬力学
文献15より引用

　フロセミドの投与量の目安として，血清Cr値×20 mgを初期量として投与し，30分〜1時間後の反応尿をみて，反応が悪ければ（＜100 mL/時），最大200 mgまで倍々に投与量を増やしていくというやり方がある[10]．また，外来で処方されていた経口フロセミド量の2.5倍を心不全入院時に静注投与する方法もある[16]．

2）『どのように？』

① 経口より静注

　経口フロセミドはbioavailabilityが50％なので，経口投与する際は静注時の2倍量にするとよく言われる．しかし実際には食事摂取や体液貯留時の腸管浮腫，胃内蠕動の影響など個人差が大きく，bioavailabilityは10〜100％と変動する．したがって，**迅速に体液量を是正したい場合，静注投与が基本**である[18]．

② 単回投与より分割投与or持続投与

　心不全における利尿薬抵抗性は，PDの問題が中心となる．心不全では有効循環血漿量の低下に伴いRAASや交感神経系が亢進し，尿細管でのNa再吸収が増加しており，ループ利尿薬によるNa利尿と逆の作用が働く．さらに，ループ利尿薬自体や体液量減少によりRAASが亢進する．ループ利尿薬は半減期が短くNa利尿閾値を下回ると尿細管でのNa再吸収がより一層亢進し利尿薬抵抗性を示す．そのため，**ループ利尿薬の有効血中濃度をNa利尿閾値以上に常に，あるいは多くの時間を維持することが重要**で，分割投与や持続投与が適切といえる[14, 15, 17, 18]．

③ 分割投与か？ 持続投与か？

ループ利尿薬の分割投与と持続投与について，一部では持続投与のメリットが示されているが，有意差は明らかでない．Na利尿閾値およびceiling doseをめざしてボーラス投与を行い，1日複数回の分割投与で利尿薬抵抗性を認める場合に持続投与への移行を検討する．持続投与の場合，**loading doseでフロセミド20～40 mg静注後**（こちらも腎機能に応じて増量を検討する），2.5～**20 mg/時で投与する**[14, 19].

●ここがポイント

腎機能低下の心不全では，最大のNa利尿効果を発揮する十分量（ceiling dose）のループ利尿薬を，有効血中濃度を維持できるよう分割または持続投与する！

2 トルバプタン

RAASや交感神経系の活性化によりNa利尿抵抗性が生じやすいうっ血性心不全では，水利尿薬であるトルバプタンの有効性が報告されている．心不全にトルバプタンをフロセミドと併用すると腎障害の合併率が低く[15]，トルバプタンを進行したCKD（CKDステージ G3b～5）合併心不全に使用すると，腎機能を維持しつつ利尿効果が得られた[13, 15]．一方，体重減少や尿量増加には効果があるものの，呼吸困難の改善など症状や予後の改善には有意差がなかったとの報告もある．また，水利尿の促進に伴い急激な血清Na上昇をきたすリスクがあるため，自己飲水可能な患者に入院下でトルバプタンを使用するのが適切である[12]．昨今ではトルバプタンの注射製剤も販売され，その活用度が増している．

●ここがポイント

高齢者や自己飲水が難しい患者では水利尿による高Na血症をきたしやすいため，トルバプタンの適応は慎重に判断！

●実際の処方例

「Cr 2.3 mg/dLの腎機能の場合」

・ボーラス投与：フロセミド20 mg 1回2アンプル静注を1日3回．

・持続投与：loading dose 40 mg後
＋腎機能に応じた用量を持続投与
eGFR＞75 mL/分/1.73 m²：5 mg/時
eGFR 35～75 mL/分/1.73 m²：5～10 mg/時
eGFR＜35 mL/分/1.73 m²：10～20 mg/時←この例ではこの用量

・ループ利尿薬に対する反応が悪くなってきたら…
フロセミドの投与に加えて
トルバプタン（サムスカ®）7.5 mg 1回1錠 1日1回朝食後 で開始．
投与開始6時間後に尿量，血清Naの上昇，尿浸透圧の低下の程度をみて用量調整
急激な血清Na濃度上昇時は投与中止

3. 緊急透析の適応

　一般的な緊急透析については，以下の状況で適応を判断する[20, 21]．ただし，基準は絶対的でなく総合的に検討する．

> **①利尿薬に反応しない溢水**
>
> 　呼吸不全を伴う肺水腫
>
> **②高K血症あるいは急速に血清K濃度が上昇する場合**
>
> 　血清K＞6 mEq/L，内科的治療（GI療法など）に反応しない，心電図異常がある
>
> **③尿毒症症状**
>
> 　心膜炎，原因不明の意識障害など
>
> **④重度代謝性アシドーシス**
>
> 　pH＜7.20，HCO_3^-＜15 mEq/L
>
> **⑤高度腎機能障害**
>
> 　尿量が12時間で＜200 mLの乏尿，Cr＞4 mg/dL かつ0.5 mg/dL/日以上の上昇

■ 限外濾過療法

　心不全ガイドラインでは，利尿薬による薬物療法と限外濾過療法で体重減少および除水の有用性や安全性において有意差は明らかでないため，薬物療法による除水困難な場合にのみ限外濾過法による除水を行うよう示されている[20]．Vascular accessの挿入，体外循環に伴う血行動態の悪化など副作用があるのも事実であるが，心不全や腎うっ血によるAKIでは，すみやかな呼吸不全の解除，腎予後改善のためにも早急な除水・うっ血解除が望ましく，利尿薬抵抗性と判断したら，まずは**比較的血行動態に影響が出にくい体液除去のみを目的とした体外限外濾過（ECUM）を考慮**してよいかもしれない．実際にはECUMや透析療法がすみやかに実施可能かという施設特性に掛かっているとも言える．

　ECUMに関するエビデンスとしてCARRESS-HF trialが挙げられる．これはCRSの患者を対象としたフロセミドによる薬物治療とECUMによる除水を比較したRCTである[22]．結果としては両群において介入開始直後から60日において体重減少は差がなく順調に減量を行えたが，ECUM群が治療開始数日で血清Cr値が上昇し，また，60日後の血清Cr値がフロセミド群に比べ有意に悪い（ベースラインからの改善が乏しかった）結果となった[22]．この結果よりECUMは確実に体重を減らすことができるが，薬物治療と比べ腎機能を悪化させる可能性が示唆された．

　しかし，この研究は大きな問題点があると考える．まずは利尿薬でも十分に体重減少を行えるような患者（3日目で約−5 kg，つまり利尿薬抵抗性ではない）群であったことから，ECUMが必ずしも必要でない患者に施行している点，ECUM群は一律な除水設定であることに対し，利尿薬群はさまざまな循環動態をモニターして調整するプロトコールであった点である．有意差はないが3日目まではECUM群の方が除水量が多かったことから，確実に体液量を減らす治療として，また急性血液浄化療法の一環として緩徐持続式浄化療法を行えば，不安定な血行動態でも施行可能であり，**利尿薬抵抗性の場合にはECUM施行の域値を上げすぎず施行すべきである**と考える．

提示症例の経過

　身体所見や各種検査所見より，うっ血性心不全および腎うっ血によるAKIと判断した．フロセミド20 mg 4アンプル静注を1日3回で開始．利尿が得られ呼吸状態が改善したため，第4病日より静注フロセミドを減量，第7病日に40 mg/日の内服に移行．第10病日から尿量減少ありフロセミド80 mg/日へ増量．第11病日に血清Na濃度が上昇し，エコーでIVCの虚脱を認めたため体液量減少傾向と考えフロセミド40 mgに減量．以後体液量は改善し，体重の再増加や呼吸状態の悪化なく経過．腎機能はうっ血解除に伴い第7病日にはCr 2.5 mg/dLへ改善し，その後外来ベースの腎機能まで改善．心不全および腎機能障害が改善し，第25病日に退院．

●本症例のポイント

CKDの既往があり，入院時Cr 3.3 mg/dLと腎機能低下を認めたため，Na利尿閾値を超えるようにフロセミドの初期投与量としてCr値×20 mgを目安にフロセミド80 mgを静注した．反応尿がみられ，心不全の病態をかんがみて1日3回の分割投与とした．また，腎機能障害に関して身体所見やエコー（Advanced Lecture参照）から腎うっ血を疑い，利尿が進むことで腎機能改善したため腎うっ血が腎障害の原因といえた．フロセミド分割投与の後，利尿抵薬抵抗性が生じた場合はフロセミド持続投与をまず考慮する．トルバプタン併用，場合によりECUMも選択肢だが，本症例はADL低下があり自己飲水を十分に行えない可能性があったため導入は控えられる．

Advanced Lecture

■ VExUS grading system

　AKIにおけるうっ血腎の鑑別をはじめ，うっ血評価で近年注目を集めているのが，Point of care ultrasound（POCUS）を用いたVExUS grading systemである．従来POCUSによる体液量評価では，IVC径の評価が中心であったが，IVC径はさまざまな状況で大きく変化する．そこで提案されたのがVExUS grading systemで，IVC径の拡張がある際，肝静脈・門脈・腎葉間静脈のパルスドプラ波形をnormal・mild abnormality・severe abnormalityの3段階に分け，それらを組合わせ総合的にうっ血の程度を評価する．最も重度のうっ血であるGrade 3では，AKIの発症に対し特異度96％，感度27％，陽性尤度比6.37，陰性尤度比0.77とされている[23]．実際自験例では，低心機能患者のうっ血腎によるAKIや右心不全によるAKIおよび蛋白尿の鑑別においてVExUS grading systemが有用であった．手技の詳細は参考文献[23, 24]を参照いただきたいが，侵襲なく迅速に評価できるため，病歴や身体所見に加えて実施できる診断ツールとすることをお勧めする．

おわりに

　CKD患者のうっ血性心不全に関して，最近周知されつつあるうっ血腎の概念と診断，腎不全時の利尿薬の使い方の理論，透析の適応について腎臓内科医の立場から解説した．明日からの臨床の一助となれば幸いである．

引用文献

1) 「エビデンスに基づくCKD診療ガイドライン2023」（日本腎臓学会/編），東京医学社，2023
https://jsn.or.jp/medic/guideline/pdf/guide/viewer.html?file=001-294.pdf

2) 筒井裕之：心腎症候群とは．臨床検査，62：52-57，2018

3) Goldstein SL & Chawla LS：Renal angina. Clin J Am Soc Nephrol, 5：943-949, 2010（PMID：20299370）

4) Chawla LS & Kimmel PL：Acute kidney injury and chronic kidney disease：an integrated clinical syndrome. Kidney Int, 82：516-524, 2012（PMID：22673882）

5) 瀬尾由広：腎ドプラを用いたうっ血性心不全における腎実質内血行動態評価．検査と技術，46：772-779，2018

6) 清水諭，阿部雅紀：心不全による腎機能低下には腎うっ血に伴うものが多い．内科，128：729-732，2021

7) Terashita M, et al：Albuminuria and Renal Pathology in Right Heart Failure：Congestive Kidney? Kidney Int Rep, 7：656-657, 2022（PMID：35257080）

8) Husain-Syed F, et al：Congestive nephropathy：a neglected entity? Proposal for diagnostic criteria and future perspectives. ESC Heart Fail, 8：183-203, 2021（PMID：33258308）

9) Chapter5：Transport of Sodium, Chloride, and Potassium.「Brenner and Rector's The Kidney, 9th edition」（Maarten W, et al, eds），p159, Elsevier, 2011

10) 「極論で語る腎臓内科 第2版」（今井直彦/著，香坂俊/監），丸善出版，2022

11) J J C, et al：Diuretic Treatment in Patients with Heart Failure：Current Evidence and Future Directions-Part II：Combination Therapy. Curr Heart Fail Rep, 21：115-130, 2024（PMID：38300391）

12) 杉本俊郎：利尿薬抵抗性の病態とマネジメント．medicina，60：1292-1295，2023

13) Kida K, et al：Efficacy of tolvaptan added to furosemide in heart failure patients with advanced kidney dysfunction：a pharmacokinetic and pharmacodynamic study. Clin Pharmacokinet, 54：273-284, 2015（PMID：25305049）

14) Gupta R, et al：Diuretic Resistance in Heart Failure. Curr Heart Fail Rep, 16：57-66, 2019（PMID：30762178）

15) 緒方聖友，他：「尿が出ない！」だから利尿薬を投与する？ 利尿薬投与の基本と最新の使用法について教えてください．mdeicina，58：1628-1634，2021

16) Felker GM, et al：Diuretic Therapy for Patients With Heart Failure：JACC State-of-the-Art Review. J Am Coll Cardiol, 75：1178-1195, 2020（PMID：32164892）

17) 山口真：ループ利尿薬の使い方．medicina，60：1279-1285，2023

18) Ellison DH & Felker GM：Diuretic Treatment in Heart Failure. N Engl J Med, 377：1964-1975, 2017（PMID：29141174）

19) 「より理解を深める！ 体液電解質異常と輸液 改訂3版」（柴垣有吾/著），中外医学社，2012

20) 日本循環器学会，日本心不全学会：急性・慢性心不全診療ガイドライン（2017年改訂版），2018
https://www.j-circ.or.jp/cms/wp-content/uploads/2017/06/JCS2017_tsutsui_h.pdf

21) 「血液浄化療法に強くなる」（木村健二郎，安田隆/監，柴垣有吾，櫻田勉/責任編集，聖マリアンナ医科大学病院腎臓・高血圧内科/編），羊土社，201321）Bart BA, et al：Ultrafiltration in decompensated heart failure with cardiorenal syndrome. N Engl J Med, 367：2296-2304, 2012（PMID：23131078）

22) Bart BA, et al：Ultrafiltration in decompensated heart failure with cardiorenal syndrome. N Engl J Med, 367：2296-2304, 2012（PMID：23131078）

23) Beaubien-Souligny W, et al：Quantifying systemic congestion with Point-Of-Care ultrasound：development of the venous excess ultrasound grading system. Ultrasound J, 12：16, 2020（PMID：32270297）

24) 堀川武宏，北野夕佳：腎うっ血の画像評価「The VExUS Grading System」，レジデントノート，23：2299-2306，2021

第3章　CKD患者を救急外来で診るときに知っておきたいこと

プロフィール

酒井雅史（Masafumi Sakai）

聖マリアンナ医科大学 腎臓・高血圧内科

腎臓内科は電解質や腎炎など難解なイメージがあるかもしれません．実際，学生時代の私もそうでした．腎臓内科医として臨床を経験してみると，腎炎・電解質・透析・移植etc.と腎臓内科の世界は広く奥深いもので，やはり難解な部分もありますが，その分やりがいに満ちていると思います．この雑誌をみて腎臓内科を志す研修医の先生が一人でもいれば幸いです．

谷澤雅彦（Masahiko Yazawa）

聖マリアンナ医科大学 腎臓・高血圧内科 准教授

心不全・腎不全・糖尿病等は目の前では結果が出ない長期予後改善効果のエビデンスがある新規薬剤全盛の時代です．最新の知識をつけるのも研修医時代の大事な研修の一部ですが，古典的な頻用薬剤（利尿薬など）をポリシーをもって使用し，効果判定し，究極的には出口戦略まで考えて処方できるようになり，目の前の患者の苦しい症状をとることができるようになることも研修医の先生の大事な仕事です．そんな気がする今日この頃です．

第3章 **CKD患者を救急外来で診るときに知っておきたいこと**

3. CKD患者のトロポニン上昇

伊藤伸悟，木田圭亮

●Point●

・CKD患者では，慢性的なトロポニン上昇を認める

・トロポニンの連続測定はCKD患者のACSの診断に有用である

・ACSはトロポニンだけでなく病歴や身体所見，心電図，心エコーで総合的に診断する

はじめに

腎機能が正常な患者におけるトロポニンは，急性冠症候群（acute coronary syndrome：ACS）の診断にとても有用である．一方で，CKD患者の多くは心筋トロポニンが慢性的に高値を示すことが多く，急性冠症候群（ACS）を疑う場合，トロポニン値の解釈に注意が必要である．本稿では，CKD患者におけるACSの概要，トロポニン値，ACSの診断アルゴリズムについて詳しく説明していく．

1. CKD患者におけるACS

CKDは冠危険因子の一つであり，心血管疾患はCKD患者における死亡原因の約半数を占める[1]．ACSは発症早期の迅速かつ的確な診断が求められ，ACSを疑う患者を診察する際，問診，身体所見を10分以内に評価し，採血，画像検査（心エコー，胸部X線写真）を行う．心電図でST上昇を認めた場合，ST上昇型心筋梗塞として血液検査の結果を待たず再灌流療法を行う．心電図でST上昇を認めない場合，非ST上昇型急性冠症候群（non-ST-elevation ACS：NSTE-ACS）として心筋トロポニン上昇の確認やリスク評価を行う（図1）．

しかしCKDでは慢性的に心筋トロポニンが上昇する頻度が高いため，トロポニン上昇に基づく急性冠症候群の診断は困難である．またトロポニンによる診断の不確実性に加えて，急性冠症候群の主症状は，CKD患者では非典型的であることが多い[3]．CKDの患者がACSを発症した場合，胸痛（典型的な特徴的症状）の有病率は患者のCKDの進行度と反比例し，Cr > 2.5 mg/dLの患者では40％まで低下する[4]．CKDの患者の多くは，ACSがなくても心電図で異常なST-Tパターンを示す．これは電解質異常，左室肥大，心臓伝導障害が原因である可能性があり，ACSの診断をさらに困難にしている．

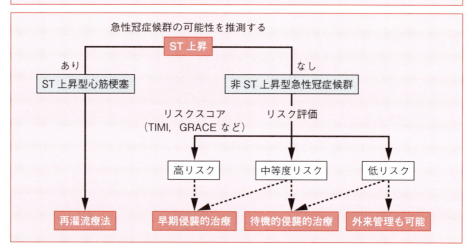

図1　急性冠症候群の診断・治療フローチャート
日本循環器学会．急性冠症候群ガイドライン（2018年改訂版）．https://www.j-circ.or.jp/cms/wp-content/uploads/2018/11/JCS2018_kimura.pdf．2024年10月閲覧

2. CKD患者のトロポニン上昇

1 トロポニン

　トロポニンは心筋壊死を示すバイオマーカーの一種であり，ACSが疑われる患者に対して心筋トロポニンは測定される．心筋トロポニンは心筋障害の特異性が高く，一般的に健常者では上昇することはない．心筋トロポニンの上昇は健常人の99％タイル値を超える場合と定義されており，微小循環障害等のCKが上昇しない程度の微小心筋障害も確実に検出できる．しかしながら，心筋トロポニンは心不全，腎不全，心筋炎，急性肺塞栓症，敗血症など虚血以外の原因による心筋障害でも上昇するため，トロポニン上昇の解釈には注意が必要である[5]．

　そしてCKD患者特有のトロポニンの有効なカットオフ値は存在しないため，診察時にトロポニンのベースラインが不明な場合は，単一のトロポニン値の解釈は慎重に行うべきである．

2 CKD患者でなぜトロポニンが上昇するのか

　CKD患者におけるトロポニン上昇は，心筋細胞の障害や腎機能障害によるクリアランスの低下，またはその両方の結果である．腎臓から排泄されるトロポニンが糸球体濾過の低下した患者に蓄積するため，クリアランスの低下が重視されていた．一方で現在ではCKDは冠微小血管障害，左室肥大，低血圧や貧血による低灌流，尿毒性心筋症により慢性的な心筋障害を引き起こし，

トロポニンの慢性的な上昇をきたすこともわかっている[6].

❸ CKD患者におけるトロポニン上昇は重要な予後因子である

中等度および高リスクのNSTE-ACS患者13,819人を，さまざまな抗血栓療法と早期侵襲戦略を無作為に行い，主要心血管イベントをみた研究がある[7]．これらのNSTE-ACS患者のうち，2,179人はCKD（CCr＜60 mL/分）を認めており，CKD患者のうち心筋トロポニンが上昇していた群は上昇していない群と比較して，30日後死亡率および1年後の死亡率または心筋梗塞発症リスクが有意に高かったことが示された．またACSが疑われる患者を対象とした大規模多施設前向き観察研究では，CKD（eGFR＜60 mL/分/1.73 m^2）がある患者はCKDがない患者と比較して心筋梗塞や心臓関連死の発症リスクが2倍高いことが示された[8]．

3. CKD患者の診断アプローチ

❶ トロポニンの連続測定

CKD患者において前述の通りACS以外の要因でもトロポニン上昇をきたし，トロポニンのベースラインが不明である場合，単一測定では結果の解釈が難しい．そのため，CKD患者でACSを示唆する所見がある場合，トロポニン測定は受診時，受診3時間後，最大9時間まで測定し，トロポニンの上昇および下降を観察することが推奨される．CKD患者で心筋虚血症状を呈する患者におけるトロポニンの連続測定（3～6時間）は心筋梗塞の感度が95％と高い一方で，腎機能低下とともに特異度は低下する[9]．そのためトロポニンの連続測定はCKD患者におけるACSの除外診断に有用である．またCKD患者でベースラインのトロポニンが上昇している場合は連続測定で20％上昇すると，心筋障害が現れることが現時点で認められており，ACSをより積極的に疑う[10]．

❷ 診断アルゴリズム

1）ACSか非虚血性心疾患か

CKD患者とトロポニン上昇に対する診断アルゴリズムを図2に示す．

トロポニンの上昇を見た場合，トロポニン上昇をきたす非虚血性心疾患が数多くあるため，病歴・身体所見・血液検査・生理検査（心電図，心エコー）・画像検査（胸部単純X線，CT）でACSと非虚血性心疾患の鑑別を早期に行う．典型的な胸痛症状や病歴に加えて心エコーで新規の局所壁運動低下を認めた際はACSを積極的に疑う．

2）STEMIかNSTE-ACSか

心電図でST上昇もしくは新規の左脚ブロックを認めた場合，STEMI（ST-elevation myocardial infarction：ST上昇型心筋梗塞）と診断し緊急カテーテル検査を検討し，迅速に循環器内科にコンサルトを行う．それ以外では，心電図でST低下（水平型もしくは下降型）や陰性T波，そして3～6時間後のトロポニンが20％以上上昇している場合（CKDでは最大9時間），NSTE-ACSと診断する．

3）NSTE-ACSのリスク評価

NSTE-ACSはリスク評価によって治療戦略の時期が異なる．NSTE-ACSで薬剤抵抗性の胸痛や心不全合併，血行動態不安定，致死的不整脈，心停止，機械的合併症を認めた場合，高リスク群と判断し，2時間以内の即時侵襲的治療戦略（侵襲的治療戦略とは冠動脈造影検査のことであ

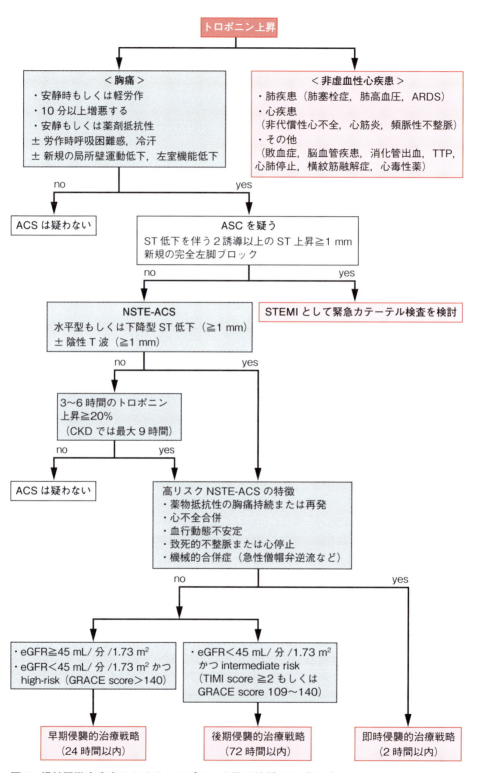

図2 慢性腎臓病患者におけるトロポニン上昇の診断アルゴリズム
文献12を参考に作成

表1　GRACE ACS リスクスコア

		スコア			スコア
年齢（歳）	＜40	0	初期血清クレアチニン（mg/dL）	0〜0.39	2
	40〜49	18		0.4〜0.79	5
	50〜59	36		0.8〜1.19	8
	60〜69	55		1.2〜1.59	11
	70〜79	73		1.6〜1.99	14
	≧80	91		2〜3.99	23
心拍数（回/分）	＜70	0		≧4	31
	70〜89	7	Killip分類	クラスⅠ	0
	90〜109	13		クラスⅡ	21
	110〜149	23		クラスⅢ	43
	150〜199	36		クラスⅣ	64
	≧200	46	心停止による入院		43
収縮期血圧（mmHg）	＜80	63	心筋バイオマーカーの上昇		15
	80〜99	58	ST部分の偏位		30
	100〜119	47			
	120〜139	37			
	140〜159	26			
	160〜199	11			
	≧200	0			

（Granger CB, et al. 2003[13], Eagle KA, et al. 2004[14] をもとに作表）
日本循環器学会. 急性冠症候群ガイドライン（2018年改訂版）. https://www.j-circ.or.jp/cms/wp-content/uploads/2018/11/JCS2018_kimura.pdf. 2024年10月閲覧

表2　NSTE-ACSの予後判定のための
TIMIリスクスコア

年齢≧65歳	No：0	Yes：＋1
3つ以上の冠危険因子（家族歴, 高血圧, 高コレステロール血症, 糖尿病, 現喫煙）	No：0	Yes：＋1
既知の冠動脈疾患（狭窄度≧50％）	No：0	Yes：＋1
7日以内のアスピリンの使用	No：0	Yes：＋1
24時間以内に2回以上の狭心症状の存在	No：0	Yes：＋1
心電図における0.5mm以上のST偏位の存在	No：0	Yes：＋1
心筋バイオマーカーの上昇	No：0	Yes：＋1

（Antman EM, et al. 2000[15] をもとに作表）
日本循環器学会. 急性冠症候群ガイドライン（2018年改訂版）.
https://www.j-circ.or.jp/cms/wp-content/uploads/2018/11/
JCS2018_kimura.pdf. 2024年10月閲覧

る）を検討する．それ以外においては，腎機能障害の程度やGRACE score（表1），TIMI score（表2）を用いて早期侵襲的治療戦略（24時間以内）もしくは後期侵襲的治療戦略（72時間以内）を検討する．

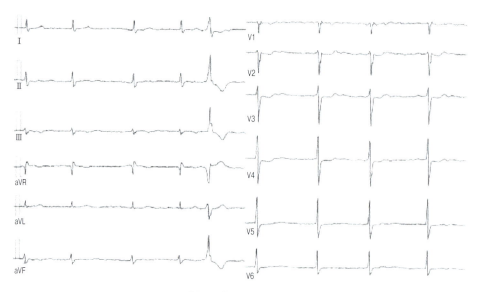

図3 来院時心電図

　GRACE scoreやTIMI scoreはそれぞれの評価項目によって算出する包括的リスク予測ツールである．GRACE scoreはSTEMI, NSTE-ACS別にリスク層別化および院内死亡率予測，生存退院後6カ月の予後予測が可能である[11]．TIMI scoreは簡便であるがGRACE scoreと比べ診断制度は劣るとされている．しかしながら，GRACE score, TIMI scoreともにインターネットで利用可能であり，救急外来で活用することができる．

> **症例**
>
> 91歳男性
> 主訴：胸痛
> 現病歴：来院当日の朝から胸痛と冷汗を認め，当科を受診した．
> バイタルサイン：血圧135/80 mmHg，心拍数58/分，呼吸数18/分，SpO$_2$（室内気）96％，体温36.6℃
> 身体所見：心音不整，心雑音聴取せず，下肺野でcoarse crackles，軽度の両下腿浮腫を認める
> 既往歴：CKD，高血圧，2型糖尿病，心房細動
> 血液検査：白血球8,000/μL，ヘモグロビン12.9 g/dL，血小板34万/μL，Cr 1.40 mg/dL，eGFR 36.8 mL/分/1.73 m^2，BUN27.2 mg/dL，CK 51 U/L，CK-MB 0.6 ng/mL，トロポニンT 0.027 ng/mL（基準値0.014 ng/mL以下），NT-proBNP 1,683 pg/mL（基準値125 pg/mL）
> 心電図：心房細動，心拍数58/分，V2-4でST低下を認める（図3）
> 心エコー：EF 70％，明らかな壁運動低下や粗大な弁膜症は認めない
> 胸部単純X線：心胸郭比65％，軽度肺うっ血，少量の胸水を認める
> GRACE score：202

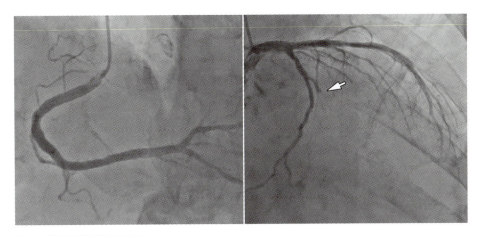

図4 緊急冠動脈造影検査
回旋枝#12の閉塞を認める

提示症例の経過

冷汗を伴う胸痛，心電図でST低下，トロポニンT陽性を認め，NSTE-ACSと判断し，精査加療目的に当科入院となった．入院後，造影剤腎症予防として生理食塩水を60 mL/時で開始し，同日に緊急カテーテル検査を施行した．冠動脈造影検査では左回旋枝#12の閉塞を認め（図4），同部位に対して経皮的冠動脈形成術を施行した．術後経過良好で術後8日目に独歩で自宅退院となった．

（補足）来院3時間後のトロポニンTは0.076 ng/mLと有意な上昇を認めていた．

おわりに

CKD患者のACSの診断にトロポニンは有用だが，あくまでも診断ツールの一つに過ぎない．検査項目の意義を普段から考えることが重要であり，また検査だけでなく病歴や身体所見も含めて総合的に考えていくことが診断能の向上につながる．本稿が研修医の皆様の成長につながれば幸いである．

引用文献

1) National Institutes of Health, The United States Renal Data System（USRDS）：2023 Annual Data Report. https://adr.usrds.org/.
2) 日本循環器学会：急性冠症候群ガイドライン（2018年改訂版），2018 https://www.j-circ.or.jp/cms/wp-content/uploads/2018/11/JCS2018_kimura.pdf 2024年7月閲覧
3) Herzog CA, et al：Clinical characteristics of dialysis patients with acute myocardial infarction in the United States：a collaborative project of the United States Renal Data System and the National Registry of Myocardial Infarction. Circulation, 116：1465-1472, 2007（PMID：17785621）
4) Shroff GR, et al：Renal failure and acute myocardial infarction：clinical characteristics in patients with advanced chronic kidney disease, on dialysis, and without chronic kidney disease. A collaborative project of the United States Renal Data System/National Institutes of Health and the National Registry of Myocardial Infarction. Am Heart J, 163：399-406, 2012（PMID：22424010）
5) Kociol RD, et al：Troponin elevation in heart failure prevalence, mechanisms, and clinical implications. J Am Coll Cardiol, 56：1071-1078, 2010（PMID：20863950）

6) Bajaj NS, et al：Coronary Microvascular Dysfunction, Left Ventricular Remodeling, and Clinical Outcomes in Patients With Chronic Kidney Impairment. Circulation, 141：21-33, 2020（PMID：31779467）

7) Acharji S, et al：Prognostic significance of elevated baseline troponin in patients with acute coronary syndromes and chronic kidney disease treated with different antithrombotic regimens：a substudy from the ACUITY trial. Circ Cardiovasc Interv, 5：157-165, 2012（PMID：22354934）

8) Miller-Hodges E, et al：High-Sensitivity Cardiac Troponin and the Risk Stratification of Patients With Renal Impairment Presenting With Suspected Acute Coronary Syndrome. Circulation, 137：425-435, 2018（PMID：28978551）

9) Gunsolus I, et al：Renal Dysfunction Influences the Diagnostic and Prognostic Performance of High-Sensitivity Cardiac Troponin I. J Am Soc Nephrol, 29：636-643, 2018（PMID：29079658）

10) Thygesen K, et al：Fourth Universal Definition of Myocardial Infarction（2018）. J Am Coll Cardiol, 72：2231-2264, 2018（PMID：30153967）

11) Fox KA, et al：Prediction of risk of death and myocardial infarction in the six months after presentation with acute coronary syndrome：prospective multinational observational study（GRACE）. BMJ, 333：1091, 2006（PMID：17032691）

12) Braghieri L, et al：Evaluating troponin elevation in patients with chronic kidney disease and suspected acute coronary syndrome. Cleve Clin J Med, 90：483-489, 2023（PMID：37527874）

13) Antman EM, et al：The TIMI risk score for unstable angina/non-ST elevation MI：A method for prognostication and therapeutic decision making. JAMA, 284：835-842, 2000（PMID：10938172）

14) Granger CB, et al：Predictors of hospital mortality in the global registry of acute coronary events. Arch Intern Med, 163：2345-2353, 2003（PMID：14581255）

15) Eagle KA, et al：A validated prediction model for all forms of acute coronary syndrome：estimating the risk of 6-month postdischarge death in an international registry. JAMA, 291：2727-2733, 2004（PMID：15187054）

プロフィール

伊藤伸悟（Shingo Ito）
聖マリアンナ医科大学 循環器内科
医師6年目の伊藤と申します．普段は夜な夜なPCIの妄想をしています．
当科は内外問わずいろいろな先生方が入局し，多種多様でとても活発な医局になっています！ ぜひとも当科HPをご覧になり，ご連絡いただけると嬉しいです‼

木田圭亮（Keisuke Kida）
聖マリアンナ医科大学 薬理学
近所にコーヒー豆専門店があり，いろんな種類に挑戦しています．フレンチローストに合う豆がマイブームです．エスプレッソ，この仕事の合間の一杯が，至福のひとときになっています．さあ，もうひと頑張りしますか．

第3章 CKD患者を救急外来で診るときに知っておきたいこと

4. 初診のCKD患者が, とてもむくんでいる
～利尿薬, 何をどれだけ, どのくらい?

寺下真帆

●Point●

・CKD患者の浮腫は, ループ利尿薬であるフロセミドが第一選択である

・CKD患者はより多い1回投与量が必要になる

・利尿薬抵抗性が高い場合には, ループ利尿薬の静脈内投与や, 他のクラスの利尿薬の併用を検討する

症例

　56歳男性. 近医より下腿浮腫で紹介となった. 10年前に高血圧および2型糖尿病と診断され, 3年ほど前から腎機能障害を指摘されている. フロセミド (1回20 mg, 1日1回), ロサルタン, エンパグリフロジン, アトルバスタチン, インスリンが処方されている. この2カ月は外食続きで, 血圧や体重も測定できていなかった. 1カ月前から起床時の下腿浮腫がある. 来院時の体重は, 2カ月前と比べて8 kg増加している. 体温36.7℃, 血圧158/92 mmHg, 心拍数82拍/分, 呼吸数16回/分, SpO$_2$ 98% (室内気). 心音・呼吸音に異常なし. 両側下腿に圧痕性浮腫を認める. 心電図は左室肥大, 胸部X線写真はCTR 5%, 鬱血像はない. 血清Na値135 mEq/L, 血清K値4.9 mEq/L, BUN値63 mg/dL, 血清クレアチニン (Scr) 値2.1 mg/dL, eGFR 27 m/分/1.73 m^2, 血清アルブミン値3.4 g/dL, 尿蛋白3+, 3.2 g/gCrであった.

1. 浮腫をみたら

　初診の患者さんが浮腫を訴えている. 浮腫を呈する患者さんをみたら, 原因検索とその治療が第一である. 慢性経過の両側下腿浮腫は, 心不全・肺高血圧症, 肝疾患, 腎疾患 (腎機能低下, ネフローゼ症候群) といった全身疾患に続発することが多い. 原因に対する治療に加えて, 浮腫を改善させるために, 食事療法 (ナトリウム制限) と利尿薬投与が行われる.

　利尿薬の投与ルートや投与量は, 緊急性があるかどうかによって決める. 肺水腫を伴う浮腫や体動困難なほどの全身浮腫は緊急性が高い. 一方で, 急激な利尿は電解質異常や循環動態の変化をきたしうる. 緊急性と循環動態が変化するリスクのバランスを考えると, 今回の症例では浮腫はあるが呼吸状態はよく日常生活もできており, 内服薬で治療できそうである.

2. ループ利尿薬：フロセミド

利尿薬は通常，ネフロンに沿った主な作用部位によって分類される（図1）．浮腫の治療において最も使用頻度の高い利尿薬は，ループ利尿薬のフロセミドである．その理由は，利尿効果が高い（ヘンレのループがナトリウム再吸収の25〜35％を担っている），使用できる最大量が多い，静注・経口の剤形があるなどがあげられる．

1 ループ利尿薬の作用機序

ループ利尿薬は，主にヘンレループの太い上行脚の尿細管腔側の膜にある$Na^+/K^+/2Cl^-$共輸送体のCl^-結合と競合し，Na^+とCl^-の再吸収を阻害する．血中のループ利尿薬はアルブミンと結合しているため，糸球体で濾過されない．そのため，ループ利尿薬が尿中から作用を発揮するためには，尿細管から尿中に分泌される必要がある．

2 投与時の考え方

ループ利尿薬は用量反応曲線が急峻である[1]．閾値と呼ばれる血漿濃度を超えない限り利尿効果はほとんどなく，それ以上では反応が増大する（図2A）．CKD患者ではこの閾値が上昇している（図2B）．その理由として，腎灌流の低下（腎臓に到達する薬物量の低下），尿細管内腔への薬物分泌の減少がある．よって，CKD患者では1回投与量を増やす方がよく，腎機能が悪いほど高用量が必要である．最初の1回投与量は，血清クレアチニン値×20 mg（Cr 2 mg/dLであれば40 mg），または症状増悪前の2〜2.5倍量とするが，あくまで目安であり調整が必要である．フロセミドは内服なら1〜1.5時間後，静脈投与なら10〜30分後に最大効果を発揮する[2]．よって，投与から1〜2時間後に尿量が増えなければ効果なしと判断する．ただし，浮腫性疾患では腸管からの吸収が遅れる影響で，効果の発現が遅くなる可能性がある．カテーテルが挿入されている入院患者では，フロセミド投与前にバルーンバッグを空にしておき，投与後の尿量をチェックする．または，利尿薬内服から数時間以内に利尿効果があるかを患者さんに尋ねる．利尿効果がない場合は，閾値を超えることをめざして1回投与量を2倍に増量することがよく行われる．

3 投与後のフォロー

フロセミドの血中半減期は2時間前後と比較的短く（表1），ナトリウム利尿効果は通常3〜6時間以内に減少する．フロセミドを投与した後に尿量が増えるにもかかわらず，浮腫の改善や体重減少がない場合には，同量を1日2回投与に増やす．夜間に尿量が増えると眠れなくなるので，日中に2回内服する方がよい．

食事による溶質と水の摂取量，利尿薬の用量が一定であると仮定すると，ナトリウムと水の排泄量は最初の利尿薬投与で最大となり，1〜2週間かけて徐々に減少する．正味の結果としては，最初の数日で失われたナトリウム・水の量だけ細胞外液量が減少するが，その後のナトリウム摂取量と排泄量は等しいという新しい定常状態に到達する．浮腫が残る場合は，利尿薬の増量または併用療法が必要である．外来で利尿薬を増量し，調整が必要な場合には1〜2週間後のフォローが望ましい．

浮腫への対応として，生活習慣の改善の指導も重要である．利尿薬を増量しても，塩分摂取が増加しては浮腫の改善は得られない．患者さんには，食事の塩分量を減らすことに取り組んでもらおう．また，毎日の体重測定（できれば血圧も）も依頼する．冒頭の患者さんは，慢性経過の浮腫であり，急激に体液量を減らす必要はなく，1日0.5 kg程度の体重減少があれば十分である．

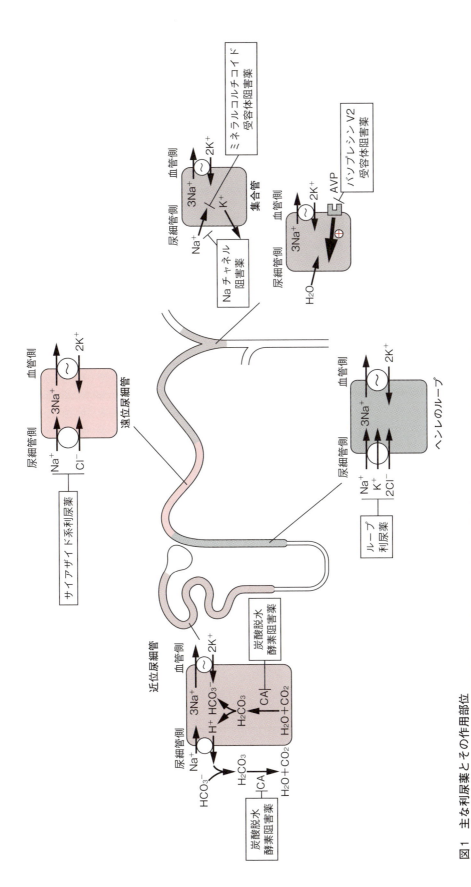

図1 主な利尿薬とその作用部位
ループ利尿薬・サイアザイド系利尿薬は,尿細管腔側から作用する.CA:炭酸脱水酵素,AVP:バソプレシン

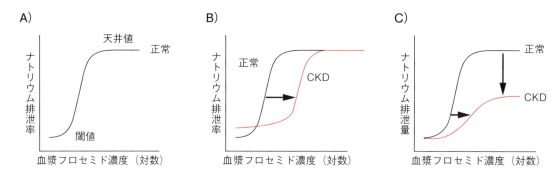

図2 フロセミドの用量反応曲線
A) 横軸は血漿中フロセミド濃度の対数，縦軸はナトリウム排泄率を示す．閾値は，フロセミドが効果を発揮するための最低限の濃度を示し，これを超えないと十分なナトリウム利尿が得られない．天井値は，フロセミドの効果に限界があることを示し，このレベルに達した後は濃度を増やしてもナトリウム排泄率の増加は見られない．B) CKDでは，ナトリウム排泄を維持するためにベースラインのナトリウム排泄率は高い．用量反応曲線は，CKDでは右にシフトし，閾値が上昇しているが，利尿薬の最大効果（天井効果）は不変である．C) CKDでは，ナトリウム排泄の絶対量が低下している．

表1 利尿薬製剤のバイオアベイラビリティと半減期

利尿薬		バイオアベイラビリティ（％）	排泄半減期（時間）通常	排泄半減期（時間）CKD
ループ利尿薬	フロセミド	50（10〜100）	1.3〜2	2.8
	アゾセミド	20	2〜3	-
	トラセミド	68〜100	3〜4	4〜5
サイアザイド系利尿薬	ヒドロクロロチアジド	60〜80	5.6〜14.8	〜28.9
サイアザイド類似薬	インダパミド	〜100	14〜15	-
ミネラルコルチコイド受容体阻害薬	スピロノラクトン	＞90	活性代謝物＞15	活性代謝物蓄積

フロセミドのバイオアベイラビリティはばらつきが大きい．
参考文献1,3,6を参考に作成

患者さんの協力があれば，体重を元に利尿薬を微調整してもらうことも検討する．

●処方例

フロセミド（ラシックス®）1回40 mg 1日2回　朝・昼食後

1日に体重が1 kg以上減るようなら，1回20 mgに減量可

1〜2週間後に外来フォロー

---

4 ループ利尿薬

なお，ループ利尿薬には他にも，アゾセミド[3]とトラセミドがある．両薬剤は主に心不全患者での有効性が示唆されている[4,5]．トラセミドはバイオアベイラビリティが比較的安定している点も利点である（表1）．一方で，特に高度腎機能低下患者では高用量のループ利尿薬が必要であり，投与量が調整しやすいフロセミドの方がよく用いられている．

表2　利尿薬に対する抵抗性の要因

推奨される塩分制限が守られていない NSAIDs や腎毒性のある薬剤の使用
利尿薬の用量不足 　・1回投与量が少ない 　・投与回数が少ない 腎機能の低下 腎還流圧低下，うっ血
レニン‐アンジオテンシン系の活性化 遠位尿細管の肥大 代謝性アルカローシス 低カリウム血症

3. フロセミドの次の一手

　さて，冒頭の患者さんにおいて，フロセミドを増量しても浮腫が改善しなかったらどうするか．フロセミド抵抗性になる原因を表2に示す．まずは，食事や内服が遵守されていること，NSAIDsなど利尿を妨げるような新規薬剤がないことを確認しよう．

1 利尿薬抵抗性への対応

　フロセミドのバイオアベイラビリティは非常にばらつきが大きく，個人によって，同一個体でも日によって異なる．経口投与で効果が得られない場合は，入院のうえで静脈内投与に切り替える．フロセミドの用量換算は静脈内投与1：経口投与2が一般的である．初回投与で反応がみられた場合には，同量を1日2～3回投与する．高度の利尿薬抵抗性が予測される場合には，これ以上増やしても利尿効果が高まらない天井量（図2A）として，フロセミド100 mgを静脈内投与する．投与後に尿量が増えるものの持続しない場合には，高い血中濃度を保つためにフロセミドの持続投与（10～20 mg/時）を併用してもよい．持続投与をする前には，100 mg程度のボーラス投与を併用し，まず血中濃度を閾値以上に上げる必要がある．CKD患者では，GFRが低下しているために，フロセミドの天井量を投与してナトリウム排泄率が上限まで高くなっても絶対的なナトリウム排泄量は少ない（図2C）．よって，100 mg静脈内投与で十分量の利尿が得られなければ，体外循環による除水を検討する．

●処方例

入院の上，フロセミド 40 mg 静脈内投与

1～2時間後に尿量チェックし，

利尿効果があれば（例：1 mL/kg/時以上の尿量）8～12時間ごとに投与

利尿効果がなければ，100 mg に増量して静脈内投与

→利尿効果があれば，100 mg を8～12時間ごとに投与，もしくは10 mg/時の持続投与

→利尿効果が不十分であれば，限外濾過を検討

---

2 サイアザイド系利尿薬の作用

　フロセミドを連用していると，作用部位であるヘンレのループより下流にある遠位尿細管でのナトリウム再吸収が亢進して，フロセミドの作用を減弱させる．この場合は，遠位尿細管に作用

するサイアザイド系利尿薬を併用する[6]．CKDステージ4〜5期でもサイアザイド系利尿薬の効果が期待できるため[7]，試してみる価値はある．サイアザイド系利尿薬（およびサイアザイド類似薬）は半減期が長く，1日1回投与である（表1）．難点は，低カリウム血症や高尿酸血症といった副作用であり，フロセミドと併用するとよりリスクが高い．サイアザイド系利尿薬は低用量で開始し，効果がない場合は最大用量まで増量するよりも他の方法に変更する方がよい．

●**処方例**
ヒドロクロロチアジド 12.5 mg 1日1回　朝食後

---

3 トルバプタン

バソプレシンV2受容体拮抗薬であるトルバプタンは，CKDステージ3b〜5期を伴う心不全患者においても利尿効果が得られるとの報告がある[8]．トルバプタンは急激な水利尿による体液量や血清ナトリウム値の劇的な変化が起こりうるため，開始時には必ず入院する必要がある．頻回なモニタリングを要するため，使用経験のある医師とともに診療する．

そもそも腎機能障害がある患者では，塩分排泄に高い腎還流圧が必要となる．全身血圧が低い，もしくは腎臓の血管抵抗が高い（うっ血）と利尿薬抵抗性が高まる．よって，利尿が必要な間は血圧が下がりすぎないようにする．状況に応じて一時的に降圧薬の中止も許容されるが，体液量が安定したら再開の必要性を判断するのを忘れないようにする．

4. 利尿薬開始後のフォローアップ

利尿薬開始後は，尿量・体重・血圧，および腎機能・電解質（Na, K, Cl, Ca, P, Mg）・尿酸の変化をフォローする．血清クレアチニン値が上昇した場合，体液過剰が解消していれば利尿薬を減量する．引き続き利尿が必要な場合は，血圧の低下や早すぎる利尿スピードなど介入できるポイントがないかチェックする．電解質異常のうち，特に低カリウム血症や代謝性アルカローシスは利尿薬抵抗性につながるため，状況に応じて塩化カリウムで補正する．低カリウム血症に対して，カリウム保持性利尿薬であるミネラルコルチコイド受容体阻害薬を併用することもある．ただし，腎機能低下のある患者では活性代謝物が蓄積しやすく，急性腎不全や高カリウム血症のリスクが高い．よって，同薬剤は正常〜軽度CKD患者に限って使用することをお勧めする．開始時は，少量から開始し，1週間以内の短いスパンでのフォローが安全である．

おわりに

CKD患者における利尿薬について，one-size-fits-allの処方はない．本稿で述べた基本の一般論をもとに，それぞれの患者さんで個別の調整を続けて，感覚を掴んでいってもらいたい．

引用文献

1) Ellison DH：Clinical Pharmacology in Diuretic Use. Clin J Am Soc Nephrol, 14：1248-1257, 2019（PMID：30936153）

2) Oh SW & Han SY：Loop Diuretics in Clinical Practice. Electrolyte Blood Press, 13：17-21, 2015（PMID：26240596）

3) Suh OK, et al：Pharmacokinetics and pharmacodynamics of azosemide. Biopharm Drug Dispos, 24：275-297, 2003（PMID：14520682）

4) Masuyama T, et al：Superiority of long-acting to short-acting loop diuretics in the treatment of congestive heart failure. Circ J, 76：833-842, 2012（PMID：22451450）

5) Mentz RJ, et al：Effect of Torsemide vs Furosemide After Discharge on All-Cause Mortality in Patients Hospitalized With Heart Failure：The TRANSFORM-HF Randomized Clinical Trial. JAMA, 329：214-223, 2023（PMID：36648467）

6) Ali S, et al：Revisiting diuretic choice in chronic kidney disease. Curr Opin Nephrol Hypertens, 31：406-413, 2022（PMID：35894274）

7) Teles F, et al：Effectiveness of thiazide and thiazide-like diuretics in advanced chronic kidney disease：a systematic review and meta-analysis. Ren Fail, 45：2163903, 2023（PMID：36637019）

8) Tominaga N, et al：Effects of Tolvaptan Addition to Furosemide in Normo- and Hyponatremia Patients with Heart Failure and Chronic Kidney Disease Stages G3b-5：A Subanalysis of the K-STAR Study. Am J Nephrol, 46：417-426, 2017（PMID：29130954）

プロフィール

寺下真帆（Maho Terashita）
Massachusetts General Hospital, Center for Transplantation Sciences
基本原則やエビデンスをもとに，どんどん経験を積んでいってください．

第3章　CKD患者を救急外来で診るときに知っておきたいこと

第3章 CKD患者を救急外来で診るときに知っておきたいこと

5. 外科医から見たCKD患者の周術期管理
〜外科医のやっていること，腎臓内科医に任せたいこと

氏家直人

● Point ●

・身体評価や画像評価を含め，術前の準備をしっかりと行うことが周術期管理のスタートになる

・AKIの発症を予防することが肝要であり，周術期において安定した血圧管理をめざす

・CKD患者においては術前から術後に至るまで周術期を通した腎臓内科医との密な連携が欠かせない

はじめに

　CKD患者は非CKD患者と比較し，周術期に合併症を発症するリスクが高く，その管理には注意を要する．本稿ではCKD患者の周術期管理について留意しておくべき点について概説する．

症例

　75歳男性．身長169 cm，体重70 kg．高血圧症，脂質異常症の既往があり内服加療中である．また，50歳代から2型糖尿病を認め，現在糖尿病性腎症として経過観察されている．健康診断の便潜血検査で陽性となり，大腸内視鏡検査を施行したところS状結腸に腫瘍性病変を認めた．生検の結果，大腸癌の診断となった．

1. CKD患者の術前管理（表1）

1 病歴聴取・身体評価

　詳細な病歴聴取と身体診察は，CKD患者のみならず，手術を受けるすべての患者に対する術前評価の基本である．既往歴は周術期管理を行う際の重要な因子となる．たとえ前医からの紹介状に記載があったとしても，漏れがないかを含めて**必ず患者本人や家族から再度聴取する**．

　またCKD患者においては，**一日尿量**がどの程度確保されているのかを術前に必ず確認しておくべきである．これは術後の尿量管理を行ううえで，有用な指標となるからである．術後，看護師から「尿量が少ない」という連絡を受けた際に，循環血液量の減少によるものなのか（出血もしくはthird spaceへの喪失に伴うもの），あるいは術前からの腎機能低下に伴うものであるのかを考える際の一つの指標になり得る．

表1　術前評価項目

1. 病歴聴取・身体評価
病歴聴取
・現病歴
・既往歴
・生活歴
・内服薬の確認
・アレルギーの有無
身体診察
・胸部所見：呼吸苦の有無，異常呼吸音・異常心音の有無
・腹部所見：圧痛の有無，腹膜刺激徴候の有無
・手術痕の有無
2. 術前検査
血液検査
・血算
・生化学（肝機能，腎機能，電解質）
・血糖，HbA1c
・血液型
・感染症（HBV, HCV, HIV, RPR/TPHA）
心電図，心機能検査
呼吸機能検査
画像検査
・胸部X線，腹部X線
・超音波検査
・CT
・MRI

2 術前検査

1）血液検査

その時点でのCKDの状態を把握するために，**Cr，eGFR，電解質**の値を確認する．他疾患で定期的にフォローしている患者では，データの時系列をチェックし，術前に急激な悪化がないか確認しておく．新規の患者においては，腎臓内科医にコンサルトし腎機能の評価を依頼する．

術前の貧血は術後30日以内の合併症や死亡のリスクを上昇させることが知られている[1]．CKD患者では，腎機能障害の進行に伴い腎間質でのエリスロポエチン産生量が減少する[2]．ただし，輸血による術前の貧血是正で予後が改善するとは報告されておらず，術前輸血の是非に関しては議論の余地がある．しかしながら，術前の貧血は術中の血行動態の不安定や術後にさらなる貧血の進行を惹起する可能性があり，筆者は術前のHb値の目安として少なくとも9〜10 g/dLとなるようにしている．

2）心機能検査・呼吸機能検査

CKD患者は心血管疾患発症の大きなリスクファクターである[3]．心拍出量の低下，不整脈や換気障害を示唆する所見を認めた際には，循環器内科医や呼吸器内科医にコンサルトする．

3）画像検査

X線検査を施行し，心胸郭比（cardiothoracic ratio：CTR）や胸水の有無を確認する．心拡大を認めた際には循環器内科医にコンサルトする．超音波検査は非侵襲的な検査であり，腹腔内病変の検索に役立つ．

CT検査は，手術を予定している患者の病態把握のために施行されることが多いが，**CKD患者に対する造影剤の投与は急性腎障害の1つである造影剤腎症の発症のリスクファクターである**[4]．したがって可能な限り控えるべきではあるが，現実問題として，病態を詳細に把握するためにどうしても造影剤の投与が必要になる場面に遭遇することも少なくない（例．外傷性腹腔内出血の出血源の検索，肝臓内の腫瘍性病変の鑑別，がん患者のリンパ節転移の有無の判別など）．造影剤を投与することによって，非造影CT検査では得ることのできない情報を入手することが可能となり，手術の戦略が大きく変わってくるからである．したがって，**CKD患者に対して造影剤投与下でのCT検査を施行したい場合は，腎臓内科医と連携を取ることを強く推奨したい**．eGFRの値にもよるのだが，造影剤使用前から細胞外液を投与する，造影剤投与量の調整を行う，造影剤投与後も十分量の補液負荷を行う等，症例個々に応じた対応が望ましい．また，画像による評価がMRI検査で代用可能な場合はそちらを施行してもよい．

●ここがポイント：麻酔科医への術前コンサルト

施設によると思われるが，手術予定日以前に麻酔科医へのコンサルトが可能な場合には，術前診察を依頼するとよい．情報を共有することによって，手術中に留意すべき点について麻酔科医があらかじめ準備することが可能となるからである．

症例の続き

血液検査を施行したところ，Hb 9.2，Cr 1.6 mg/dL，eGFR 33.6 mL/分/1.73 m^2，K 4.9 mEq/L であった．1日尿量は1,600〜1,800 mL であった．詳細な病状評価のため，造影CT検査が必要であり，腎臓内科医にコンサルトした．細胞外液500 mL を造影CT施行前に投与，終了後にも細胞外液500 mL 投与の指示があり施行した．翌日血液検査で腎機能，電解質を確認し，悪化がみられないことを確認した．精査の結果，S状結腸癌cT2N0M0，cStage Iの診断となり，全身麻酔下での腹腔鏡下S状結腸切除術が予定された．

2. CKD患者の術中管理

術中の循環動態の管理は麻酔科医の管理下に行われることが多く，**手術中は常時，麻酔科医との協力・連携が必須となる**．極端な血圧低下は後述する術後急性腎障害を引き起こす要因となり得る．したがって，安定した血行動態を得るために，術野で起こっている変化，特に出血している場面では，その旨を適宜麻酔科医に報告し，情報交換を行いながら状況に応じた輸液量の調整等を依頼する．

●ここがポイント：術中のモニター音

もちろん手術中は術野に集中するべきであるが，血圧や脈拍のモニター音にも耳を傾けられると，術野の状況と循環動態を同時に把握することができる．余裕がある際にはぜひモニター音にも注意を傾けてもらいたい．

> **症例の続き**
>
> 　手術に先立って，術後疼痛コントロールのために麻酔科医による硬膜外カテーテル留置が行われた．その後全身麻酔が施行され手術を開始した．手術操作は腹腔鏡下に行われた．術中の出血コントロールは良好であり，出血量は15gであった．手術時間は2時間40分，麻酔時間は3時間30分であった．

3. CKD 患者の術後管理

1 急性腎障害（AKI）の発症予防

　CKD 患者の術後管理として最も留意しなければならない点は，急性腎障害（acute kidney injury：AKI）の発症を予防することである．術後 AKI の発症は患者予後に大きく影響し，周術期死亡率や在院日数の延長に関与することが知られている[5]．周術期に AKI をきたす要因としては血圧低下や薬物の影響などがあり，安定した血圧管理，つまり適切な補液量を保つことが肝要である．過剰な体液負荷は予後が悪化するという報告もあり，**連日 in-out balance を見ながら補液量を細目に調整する必要がある**．

> ### ●ここがピットフォール：万が一 AKI を発症してしまったら…
>
> 腎臓内科医にコンサルトし，その後の対応を依頼する．例えば，①高度の代謝性アシドーシス，②コントロール不良の高カリウム血症（内科的治療にもかかわらず進行性に6 mmol/L を超える場合），③溢水による呼吸不全を認めた場合，血液浄化療法の開始を考慮すべきである[6]．（**3章6**も参照のこと）

2 疼痛管理 （図1）

　一般的な術後の疼痛管理においては NSAIDs がよく用いられているが，本剤は腎障害を引き起こす薬剤としても知られている．NSAIDs はアラキドン酸代謝経路において，シクロオキシゲナーゼを阻害することにより，プロスタグランジン（PG）産生を抑制する．これにより，PGE2 や PGI2 などの腎血管拡張作用をもつ因子の産生が抑制され，アンジオテンシンⅡやノルエピネフリンなどの腎血管収縮作用因子が優位となり，腎動脈が収縮することで腎血流を減少させる．また，急性尿細管間質性腎炎や急性尿細管壊死など，腎実質性 AKI を引き起こす要因となり得る[2]．したがって，**CKD 患者に対する疼痛管理として，NSAIDs の使用は控えた方がよい**．

　硬膜外カテーテルは術後の疼痛管理として非常に有用であり，手術開始前の留置を麻酔科医に依頼する．しかし，凝固障害等により硬膜外カテーテルの挿入が困難である場合，あるいは硬膜外カテーテルからの鎮痛剤投与で十分なコントロールを得られていない場合は，**アセトアミノフェン**を使用する．

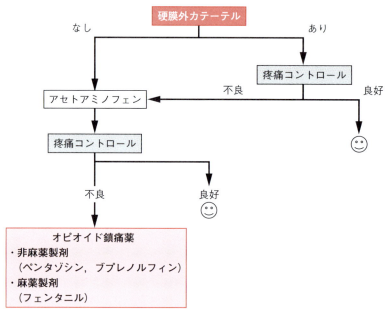

図1　疼痛管理のフローチャート

●処方例

アセトアミノフェン
・経口不能時：アセリオ® 1,000 mg 点滴静注＊，6時間毎，1日4回まで
　　　　　　　＊体重50 kg未満の場合，アセリオ® 150 mg/kg，6時間毎，1日4回まで
・経口可能時：カロナール® 500 mg，1錠，6時間毎，1日4回まで

　手術創の大きさによっては，アセトアミノフェンのみでの疼痛コントロールは困難であることも多く，その場合はオピオイド鎮痛薬の使用を考慮する．オピオイド鎮痛薬には非麻薬製剤と麻薬製剤とがあり，非麻薬製剤を用いる場合はペンタゾシン（例．ソセゴン® 15 mg 筋注）やブプレノルフィン（例．レペタン® 0.2 mg 筋注）の投与を検討することになるが，依存性があるため頻回の使用には注意を要する．

　麻薬製剤を用いる場合にはフェンタニルを用いるが，使用する際には麻酔科医と相談したうえで投与量を決定すべきである．腸管蠕動の抑制をきたすため麻痺性イレウスの発生に留意しておく．

3 内服薬

　水分摂取再開時より内服薬も再開可能となることが多いと思われるが，腎排泄型の薬剤の内服（例．ファモチジン，アロプリノール，フィブラート系など）に関しては腎臓内科医と相談のうえ，再開の有無（再開時は用量変更あるいは薬剤変更が必要かどうか）を考慮すべきである．

4. 抗菌薬の用量調節

周術期SSI予防を目的として抗菌薬の投与が行われる．腹腔内膿瘍等の感染性疾患の場合は，術後も一定期間抗生剤の投与が必要となる．抗菌薬には容量依存性に腎障害をきたす薬剤があるため，腎機能に合わせた用量調節を行う必要がある．

詳細に関しては，**2章-1**に概説されているので，こちらを参照されたい．

提示症例の経過

術後4時間経過した時点で血圧94/62 mmHg，脈拍88/分，尿量は80 mL/4時間であった．尿量が少なく経過しており，細胞外液（例．ヴィーン®Fあるいはフィジオ®140）500 mLを負荷した．補液負荷後，血圧112/84 mmHg，脈拍76/分，4時間尿量は210 mLで経過した．

術翌日から水分を再開し，術後3日目から食事を再開した．以後良好な経過を辿り，術後6日目に自宅退院となった．

Column

予定手術と緊急手術

予定手術は術前に十分な準備をして手術に臨むことが可能である．一方，緊急手術は救命を第一の目的としていることもあり，時間との勝負という状況に対面することも少なくない．緊急手術時には十分なリスク評価が困難であるが，可能な限り入手可能な情報を得ておく（例．尿量の確認：排尿は1日何回程度あるか，1回量はだいたいどの程度か，血液検査：Cr, eGFR, 電解質）．

緊急手術が必要な患者は術後に予期せぬ合併症を発症する可能性が高い．予定手術と同様，緊急手術においても腎臓内科医と密に連携をとり，適宜情報交換を行うことが重要である．

5. CKD患者における周術期の栄養管理

一般的に，栄養状態の評価には主観的包括的栄養評価（subjective global assessment：SGA, **表2**）や簡易栄養状態評価表（Mini Nutritional Assessment：MNA®）が広く用いられている*が，これは手術を受けるCKD患者にも同様に利用可能である．これらの指標を用いて栄養スクリーニングならびに栄養評価（アセスメント）を行い，その時点における患者の栄養状態を把握する．＊65歳以上の高齢者にはMini Nutritional Assessment–Short Form（MNA-SF®）を用いる．

CKD患者においては，腎保護効果のためにたんぱく質制限が推奨されている．CKD患者の栄養療法の基準の目安を**表3**に示す．また，CKD以外の基礎疾患（例．心不全，糖尿病など）を抱えている患者に対しては，病態によって栄養投与量を調整する必要がある．特に周術期においてはステージ3b以降であっても一時的にたんぱく質の量を0.8〜1.0 g/kgBW/日まで増やすことも考慮する．**可能な限り腎臓内科医ならびに管理栄養士とコンタクトを取りながら決定すべきである．**

表2 主観的包括的栄養評価（Subjective global assessment：SGA）

A. 病歴
1. 体重の変化 　過去6カ月間における体重減少量：＿＿kg　減少率＿＿％ 　過去2週間における変化　□増加　□変化なし　□減少
2. 食物摂取状況の変化（平常時との比較） 　□変化なし　□変化あり：期間＿＿週 　タイプ：
3. 消化器症状（2週間以上続いているもの） 　□なし　□嘔気　□嘔吐　□下痢　□食欲不振
4. 身体機能制限 　□なし　□あり：期間＿＿週 　タイプ：□就労制限あり　□歩行可能　□寝たきり
5. 疾患と栄養必要量との関係 　初期診断： 　代謝亢進に伴うストレス：□なし　□軽度　□中等度　□高度
B. 身体状況（0＝正常，1＋＝軽度，2＋＝中等度，3＋＝高度）
皮下脂肪の減少（上腕三頭筋，胸部） 骨格筋量の減少（大腿四頭筋，三角筋） 顆部浮腫 仙骨浮腫 腹水
C. SGA評価
□A＝良好　□B＝中等度栄養不良　□C＝高度栄養不良

文献7を参考に作成

表3 CKD患者の栄養療法の基準

ステージ（GFR）	エネルギー （kcal/kg BW/日）	たんぱく質 （g/kgBW/日）	食塩 （g/日）	カリウム （mg/日）
ステージ1 （GFR≧90）	25〜35	過剰な制限をしない	3≦＜6	制限なし
ステージ2 （GFR60〜89）		過剰な制限をしない		制限なし
ステージ3a （GFR45〜59）		0.8〜1.0		制限なし
ステージ3b （GFR30〜44）		0.6〜0.8		≦2,000
ステージ4 （GFR15〜29）		0.6〜0.8		≦1,500
ステージ5 （GFR＜15）		0.6〜0.8		≦1,500

注）エネルギーや栄養素は，適正な量を設定するために，合併する疾患（糖尿病，肥満など）のガイドラインなどを参照して病態に応じて調整する．性別，年齢，身体活動度などにより異なる．
注）体重は基本的に標準体重（BMI＝22）を用いる．
文献8より改変し転載

おわりに

　CKD患者の周術期管理について，外科医からの視点で留意しておきたいことについて概説した．CKD患者は非CKD患者と比較し，周術期に合併症を発症するリスクが高い．合併症の発症を予防するために，適切な術前リスク評価ならびに腎臓内科医と連携した周術期管理を行うことが重要である．

引用文献・参考文献

1) Musallam KM, et al：Preoperative anaemia and postoperative outcomes in non-cardiac surgery：a retrospective cohort study. Lancet, 378：1396-1407, 2011（PMID：21982521）
2) 原田幸児, 赤井靖宏：腎疾患の周術期リスクとマネジメント―非透析慢性腎臓病（CKD）患者, 透析患者における注意点. Hospitalist, 4：325-334, 2016
3) Coyle M, et al：A critical review of chronic kidney disease as a risk factor for coronary artery disease. Int J Cardiol Heart Vasc, 35：100822, 2021（PMID：34179334）
4) 「腎障害患者におけるヨード造影剤使用に関するガイドライン 2018」（日本腎臓学会, 日本医学放射線学会, 日本循環器学会/編）東京医学社, 2018
   https://cdn.jsn.or.jp/data/guideline-201911.pdf
5) 赤井靖宏：CKD 患者の周術期管理のポイント 保存期, RRT期. 腎と透析, 89：618-620, 2020
6) 吉本広平, 土井研人：手術前後のCHDF 管理 - 治療開始基準と適切な管理方法を知る. LiSA, 30：1320-1324, 2023
7) Detsky AS, et al：What is subjective global assessment of nutritional status? JPEN J Parenter Enteral Nutr, 11：8-13, 1987（PMID：3820522）
8) 「慢性腎臓病に対する食事療法基準 2014 年版」（日本腎臓学会/編）, 東京医学社, 2014
   https://cdn.jsn.or.jp/guideline/pdf/CKD-Dietaryrecommendations2014.pdf

プロフィール

氏家直人（Naoto Ujiie）
仙台市立病院 外科/東北大学大学院 医学系研究科 消化器外科学分野
外科医の醍醐味は何と言っても病変に対して直接的な治療介入ができることです. 手術の際には画像検査で得られた所見を自らの目・手を使って正誤を確認することができ, 画像検査の読影能力の向上にもつながります. 合併症が発生した際の周術期管理は大変なことも多くありますが, 非常にやりがいのある仕事です. 本稿に目を通した読者のなかから一人でも多くの方が外科に興味をもってもらえたなら幸いです.

第3章 CKD 患者を救急外来で診るときに知っておきたいこと

| 第3章 | CKD患者を救急外来で診るときに知っておきたいこと |

6. CKD患者の集中治療

番場春衣，片桐大輔

● Point ●

・慢性腎臓病は急性腎障害の危険因子であり，集中治療が必要となる重篤な疾患に罹患しやすい

・急性腎障害発症時には原因検索を行い，輸液や投薬の調整を行う

・血液浄化療法開始のタイミングを適切に判断する

はじめに

慢性腎臓病（CKD）患者は高齢者が多く，高血圧症や糖尿病，心血管系疾患などさまざまな病態を有している．CKDは急性腎障害（acute kidney injury：AKI）発症の最も重要な危険因子の1つであり，集中治療が必要となる重篤な病態に陥ることが多い．CKD患者はその特殊性から容易に溢水や高カリウム血症となるため，慎重なモニタリングや迅速な対応が必要となる．したがってCKD患者の集中治療においては，CKD患者の特殊性を把握したうえで，腎臓内科と各診療科が綿密に連携することが不可欠である．

1. CKD患者がICUに入室したら

1 AKIの原因を考える

AKIはその原因から，①腎前性（pre renal），②腎性（renal），③腎後性（post renal）に分類される（表1）．頻度は対象患者，発症場所によって異なり，院外発症AKIでは7割が腎前性であるのに対し，院内発症では6割が腎性であり，特にICU患者においては8割が腎性とされる[1]．一般に，院外発症では脱水による腎前性AKIなど，輸液療法で改善が期待できる症例が多いのに対し，ICU患者では，敗血症，低血圧，薬剤性など複合的な要因でAKIが発症する．CKD患者のAKIの原因で特に多いのは，感染症と心疾患である．

2 ICUにおけるCKD患者のモニタリング

前述のとおりCKDはAKIの危険因子であり，溢水や高カリウム血症をきたすリスクが高い．そのためCKD患者がICUに入室した時点から腎機能増悪の原因となりうる要因を考え，それを可能な限り除去し，慎重に腎機能や電解質をモニタリングし適切に対処する必要がある．

表1　AKIの原因

腎前性（pre renal）
体液量減少：脱水，出血，下痢，嘔吐 有効循環血漿量減少：ネフローゼ，肝硬変，心不全，心筋梗塞 腎血流低下：NSAIDs，RAS阻害薬など
腎性（renal）
糸球体病変：急性糸球体腎炎，急速進行性糸球体腎炎 急性間質性腎炎：抗菌薬など 急性尿細管壊死：虚血（ショック，敗血症，熱傷） 　　　　　　　　腎毒性物質（ミオグロビン，薬剤，造影剤） 血管病変：コレステロール塞栓，腎梗塞，TTP，HUS
腎後性（post renal）
尿路閉塞（前立腺肥大症，前立腺癌，後腹膜線維症）

　CKD患者では高血圧症や心血管系疾患の既往があることが多く，レニン・アンジオテンシン系（RAS）阻害薬や利尿薬が使用されている場合がある．これらの薬剤は腎灌流圧低下による腎虚血を引き起こすため，特に血圧低値の場合や脱水の場合には中止が望ましい．輸液については，高カリウム血症を伴う場合はカリウムフリーの輸液製剤を選択する．カリウム値が正常の場合は，CKD患者では20～40 mEq/日程度の補充を行うのが無難だろう．

　モニタリング項目としては，血液検査では総蛋白，Alb，BUN，Cr，Na，K，Cl，Ca，P，Mg，尿酸，血算，HCO_3^-，Lactate が特に重要である．浮腫や肺うっ血の程度，尿量，さらに呼吸器設定や昇圧剤需要の変化にも注目する．また，尿中のβ_2ミクログロブリン（β_2-MG），N-アセチル-β-d-グルコサミニダーゼ（NAG），肝臓型脂肪酸結合蛋白（L-FABP）[2]の推移から尿細管障害の程度を推測することも有用である．なお，AKIでは急速にGFRが低下する一方で血清Cr値はそれよりも遅れて上昇するため，血清Cr値はGFRを正確に反映しないことに留意する必要がある[3]．

3 血液浄化療法

1）いつ血液浄化療法を開始するか

　実臨床においては，AIUEO，すなわち支持療法で改善しない高度な**代謝性アシドーシス（acidosis）**，**薬物中毒（intoxication）**，**尿毒症（uremia）**，**電解質異常（electrolyte abnormality）**，**体液量過剰（overload）**が血液浄化療法の適応である．表2にBellomoらの基準[4]を示す．

　AKIに対していつ血液浄化療法を開始するかについては，現在までさまざまな議論がなされている．AKI診療ガイドライン2016[5]では，早期の血液浄化療法開始が予後を改善するエビデンスは乏しいとしている．一方で2021年に発表されたRCT（randomized controlled trial：ランダム化比較試験）では，遅すぎる血液浄化療法開始はむしろ予後を悪化させるとの結果であった[6]．実際には，個々の症例の経過や病態に応じて方針を決定する必要がある．

2）血液浄化療法のモダリティ

　血液浄化療法には，①間欠的血液透析（IHD），②持続的腎代替療法（CRRT），③緩徐低効率血液透析（SLED）がある．IHDでは維持血液透析患者と同様に1回3～4時間の治療を行い，CRRTでは透析効率を下げて24時間持続して治療を行う．SLEDはその中間で6～12時間の治療を行う．IHDとCRRTで予後に差はないとされ，どのモダリティを選択するかは各施設のシステムや人員配置によるところが大きい．

表2　血液浄化療法の開始基準（Bellomoらによる）

乏尿，無尿
高K血症（K＞6.5 mEq/L）
代謝性アシドーシス（pH＜7.2）
体液量過剰（特に肺水腫）
高BUN血症（BUN＞84 mg/dL），高Cr血症（Cr＞3.4 mg/dL）
尿毒症性脳症・心膜炎・神経症

文献4より引用

　実際には，循環動態が不安定で時間あたりの除水量が増えると血圧低下や不整脈を招く場合，高度の異化亢進状態にあり絶えず代謝性アシドーシスや高カリウム血症の是正が必要な場合にCRRTが選択されることが多い．ICUにおいては多臓器不全の一環として発症するAKIが多いため，ときには進行する代謝性アシドーシスにCRRTのみでは対処できないこともある．原則的には多臓器不全の原因の解決が最も重要である．一方，CRRTでは長時間の抗凝固薬投与が必要になるため，出血リスクが懸念される場合にはIHDやSLEDを検討する．

2. 敗血症性ショック後に腎機能が増悪したCKD患者

1 原因検索および対策

症例

　60歳男性．52歳から腎硬化症によるCKDで通院しており，直近の腎機能はCr 1.42 mg/dL，eGFR 40.8 mL/分/1.73 m^{2}でCKDステージG3b相当であった．発熱，意識障害を主訴に救急搬送され，髄膜炎による敗血症性ショックの診断でICU入室となった．輸液・抗菌薬・昇圧薬投与を施行していたものの，翌日の血液検査で腎機能の増悪を認め，腎臓内科にコンサルトとなった．

【身体所見】身長168.0 cm，体重65.3 kg，血圧92/78 mmHg（ノルアドレナリン0.1γ），心拍数98回/分，体温38.5℃，SpO$_2$ 97％（酸素3 L/分），尿量70 mL/時間

血液データ	
Alb	2.8 g/dL
BUN	48.2 mg/dL
Cr	3.86 mg/dL
eGFR	13.7 mL/分/1.73 m^2
Na	138 mEq/L
K	5.4 mEq/L
Cl	101 mEq/L
cCa	8.8 mg/dL
IP	6.0 mg/dL
CRP	21.8 mg/dL

尿データ	
Cr	24.8 mg/dL
Na	43 mEq/L
K	18.2 mEq/L
Cl	40 mEq/L
β$_2$-MG	9,579 μg/L
NAG	69.0 U/L
L-FABP	685.4 μg/gCr

血液ガスデータ	
pH	7.38
pCO$_2$	27.8 Torr
HCO$_3^-$	17.1 mEq/L
Lac	5.7 mEq/L

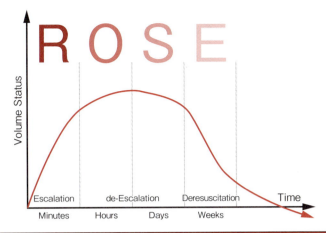

図1　ROSEコンセプト
文献7より引用

昇圧剤使用下でも血圧低値であり，尿細管マーカーや乳酸値の上昇も認めていることから，敗血症性ショックにより血管透過性亢進が亢進し血管内脱水による虚血性腎障害をきたし，急性尿細管壊死（acute tubular necrosis：ATN）に陥っていると考えられる．特にCKD患者の敗血症では，高サイトカイン血症により高い死亡率を呈するため注意が必要である．

■ ROSEコンセプト

最近になって，敗血症に対する輸液戦略についてさまざまな検討がなされている（図1）．ROSEコンセプトは，**Rescue期**，**Optimization期**，**Stabilization期**，**Evacuation期**の4つのフェーズに敗血症を分類し，各フェーズごとに輸液量を変えるというものである[7]．初期対応のRescue期では積極的に細胞外液を投与し，初期対応後にやや状態が改善したOptimization期では輸液必要性がある場合にはボーラス投与を継続し，状態が安定していれば輸液量を漸減する．さらに状態が改善したStabilization期やEvacuation期では，積極的に輸液の漸減や利尿促進を行い過剰輸液を避ける．敗血症のAKIにおける回復過程では，Stabilization期からEvacuation期にかけて尿量が増加する．この際に過度の腎低灌流は避けるべきであり，維持血液透析患者と異なる点である．尿が必要以上に排泄される場合には適宜補液の追加を行い，腎灌流量を保つように意識する．過剰輸液を避けるべく，早期の昇圧剤導入や制限輸液も含めて，さまざまな検討がされている[8〜10]．

本症例はコンサルト時点ではOptimization期にあたると考えられる．感染症に対する抗菌薬治療に加え，輸液や昇圧剤投与を継続し腎灌流量を確保する．カリウムがやや高値であることから，

カリウム非含有の製剤を選択したほうがよいだろう．アルブミン製剤による膠質浸透圧の保持が腎灌流量確保に有効な場合もあり，本症例でも使用が検討される．

❷ 血液浄化療法を開始するタイミング

提示症例の経過

　入院50時間後より尿量20 mL/時間に減少した．腎機能も増悪し，入院70時間後にはBUN 63.2 mg/dL，Cr 5.67 mg/dLとなり，尿量5 mL/時間まで減少した．血圧はノルアドレナリン0.05 γ投与下で103/75 mmHgであった．

血液データ	
Alb	2.6 g/dL
BUN	83.2 mg/dL
Cr	6.86 mg/dL
eGFR	7.3 mL/分/1.73 m²
Na	133 mEq/L
K	5.2 mEq/L
Cl	103 mEq/L
cCa	8.7 mg/dL
IP	6.3 mg/dL
CRP	16.6 mg/dL

尿データ	
Cr	21.8 mg/dL
Na	36 mEq/L
K	15.2 mEq/L
Cl	37 mEq/L
β2-MG	13,869 μg/L
NAG	71.0 U/L
L-FABP	724.8 μg/gCr

血液ガスデータ	
pH	7.33
pCO₂	25.6 Torr
HCO₃⁻	18.1 mEq/L
Lac	3.6 mEq/L

　昇圧剤需要，炎症反応ともに改善しており，敗血症の状態が安定しつつあるStabilization期である．入院50時間後時点で尿量は減少しているものの，敗血症の状態としては尿細管機能の回復が期待できる経過であったため，血液浄化療法施行は見送った．しかし入院70時間後にはBUN，Crや尿細管マーカー，尿量のさらなる増悪を認め，依然として尿細管機能の回復が遅れている状態であった．このような経過では血液浄化療法の開始を検討する．

　本症例では血行動態への影響を最小限にするため，CRRTを開始した．CRRT開始48時間後より徐々に尿量が増加し，60時間後にCRRTを終了した．その後BUN，Crは低下傾向に転じ，CRRT離脱とした．先行研究では，尿量のカットオフ値を利尿薬投与時で2,330 mL/日（約100 mL/時），利尿薬非投与時で436 mL/日（約20 mL/時）とした際にRRT離脱可能であったとの報告や[11]，RRT離脱時の尿中L-FABP/Cr 160 μg/gCrをカットオフとした際にRRT再導入リスクや死亡リスクが低いとの報告もあり[12]，RRT離脱のタイミングは複合的に判断している．

おわりに

　慢性腎臓病の集中治療では急性腎障害に遭遇する機会が多い．迅速に原因検索を行い，慎重に検査データや体液量を評価し，個々の症例に応じて適切な輸液療法や血液浄化療法を行う必要がある．

引用文献・参考文献

1) Singri N：Acute renal failure. JAMA, vol 289：747-751, 2003（PMID：12585954）

2) Doi K：Urinary L-type fatty acid-binding protein as a new renal biomarker in critical care. Curr Opin Crit Care, vol 16：545-549, 2010（PMID：20736829）

3) Waikar SS：Creatinine kinetics and the definition of acute kidney injury. J Am Soc Nephrol, vol 20：672-679, 2009（PMID：19244578）

4) Bellomo R：Acute kidney injury. Lancet, vol 380：756-766, 2012（PMID：22617274）

5) 「AKI（急性腎障害）診療ガイドライン2016」（日本腎臓学会，日本集中治療医学会，日本透析医学会，日本急性血液浄化学会，日本小児腎臓病学会/編），東京医学社，2016
https://cdn.jsn.or.jp/guideline/pdf/419-533.pdf

6) Gaudry S：Comparison of two delayed strategies for renal replacement therapy initiation for severe acute kidney injury（AKIKI 2）：a multicentre, open-label, randomised, controlled trial. Lancet, vol 397：1293-1300, 2021（PMID：33812488）

7) Malbrain MLNG：Everything you need to know about deresuscitation. Intensive Care Med, vol 48：1781-1786, 2022（PMID：35932335）

8) Ospina-Tascón GA, et al：Effects of very early start of norepinephrine in patients with septic shock：a propensity score-based analysis. Crit Care, 24：52, 2020（PMID：32059682）

9) Silversides JA, et al：Feasibility of conservative fluid administration and deresuscitation compared with usual care in critical illness：the Role of Active Deresuscitation After Resuscitation-2（RADAR-2）randomised clinical trial. Intensive Care Med, 48：190-200, 2022（PMID：34913089）

10) Shapiro NI, et al：Early Restrictive or Liberal Fluid Management for Sepsis-Induced Hypotension. N Engl J Med, 388：499-510, 2023（PMID：36688507）

11) Uchino S, et al：Discontinuation of continuous renal replacement therapy：a post hoc analysis of a prospective multicenter observational study. Crit Care Med, 37：2576-2582, 2009（PMID：19623048）

12) Pan HC, et al：Urinary Biomarkers Can Predict Weaning From Acute Dialysis Therapy in Critically Ill Patients. Arch Pathol Lab Med, 146：1353-1363, 2022（PMID：35311928）

プロフィール

番場春衣（Harui Bamba）
国立国際医療研究センター病院 腎臓内科フェロー
腎臓内科の魅力は急性期疾患から慢性期疾患まで幅広く診療し，患者さんの一生に寄り添うことができる点だと思います．当院ではICUでの急性血液浄化療法や血漿交換療法なども積極的に行っています．ぜひ一緒に勉強しましょう．

片桐大輔（Daisuke Katagiri）
国立国際医療研究センター病院 腎臓内科/血液浄化療法室医長
急性腎障害（AKI）や急性血液浄化療法，アフェレシスを軸として幅広く診療・研究・教育を行っています．レジデントの皆様には，貴重な数年間で臨床研修＋αの経験を積んでいただくべくお手伝いしたいと思っています．ご連絡をお待ちしています．

第4章 CKD患者を定期外来で診るときに知っておきたいこと

1. 君たちはCKD患者をどう診ていくか？

谷口智基

> ● **Point** ●
>
> ・CKD診療において，腎不全の病期ごとに注意点が異なる
>
> ・CKD診療は"患者－医療従事者間の関係構築"を軸に考えるとイメージしやすい

はじめに

　慢性腎臓病（CKD）の患者数は約2,000万人（20歳以上の約5人に1人）にのぼり[1]，日常診療において非専門医がCKD患者をフォローする機会も増えている．しかし「CKDをフォローする際に，結局何をしたらいいのかよくわからない」という声を非専門医の先生方からお聞きする．

　CKD診療の難しい点は次の3点に要約できると筆者は考える．

・腎不全の病期ごとに注意点が異なる

・患者背景（ADL，併存疾患，生活環境など）によって最適な治療が異なる

・適切なCKD診療には患者－医療従事者間の信頼関係の構築が重要である

　本項目では，CKD患者のフォローについて，「腎不全の病期」，「患者－医療従事者間の関係構築」という2つの軸で解説する．

> **症例**
>
> 　75歳男性．妻と共に独歩で来院．60歳時より高血圧症，脂質異常症に対して近医で加療され，健康診断でCr 1.3～1.5 mg/dL程度の腎機能障害を指摘されていた．65歳時から緩徐に血清Crが上昇し，今年の健康診断でCr 2.0 mg/dLに達したため腎臓内科外来へ紹介された．
>
> 患者「腎臓の数字が悪いと言われたが，症状もないし困っていません．薬は忘れず飲んでいるけど，家で血圧は測っていないです」
>
> 患者の妻「腎臓はそんなに悪いのでしょうか？ 本人から何も聞いていなかったので，気づきませんでした」
>
> ＜腎臓内科初診時＞
>
> 【身体所見】
>
> 　身長 167 cm, 体重 67 kg
>
> 　血圧 145/86 mmHg, 脈拍 82 回 / 分，体温 36.5℃, SpO_2 97 %（室内気）
>
> 　心音・呼吸音ともに異常なし，四肢浮腫なし

【主な検査所見】

尿検査：潜血（−），蛋白（−），尿蛋白定量は 0.20 g/gCr，細胞性円柱なし，FENa・FEUN 低下なし，尿細管マーカーの上昇なし

血液検査：Hb 9.6 g/dL，MCV 96.0 fL，WBC 6,180 /μL，PLT 23.0万/μL，HbA1c 5.6 %，TP 6.8 g/dL，Alb 3.6 g/dL，Cr 2.06 mg/dL（eGFR 25.5 mL/分/1.73 m²），BUN 31.9 mg/dL，Na 142 mEq/L，K 4.2 mEq/L，Cl 108 mEq/L，補正 Ca 9.2 mg/dL，iP 5.2 mg/dL，尿酸 6.1 mg/dL，HCO₃⁻ 24 mEq/L，肝胆道系酵素・中性脂肪・LDL-chol の上昇なし，抗核抗体・ANCA・抗基底膜抗体は陰性，M蛋白は血液・尿ともに陰性，免疫グロブリンの mono-clonality なし，低補体血症なし

胸部X線：CTR 39.4 %，胸水・結節影なし

心電図：特記所見なし

【既往歴】

高血圧症，脂質異常症（前医で治療中）

心血管イベント・悪性腫瘍の指摘なし

【生活歴】

飲酒：ビール 350 mL/日　喫煙：10本/日×25年（50歳時より禁煙）

アレルギー：食べ物・薬ともになし

ADL：屋内は手すり使用，屋外は杖歩行（要支援2）

妻と2人暮らし，隣町に息子夫婦が在住

【使用薬】

テルミサルタン　1回40 mg　1日1回　朝食後

アムロジピンベシル酸塩　1回5 mg　1日1回　朝食後

アトルバスタチン　1回5 mg　1日1回　朝食後

その他，NSAIDs・サプリメント・漢方などの使用なし

【家族歴】特記事項なし

●問題

本症例の CKD のフォローについて，「初診時に何をするか？」「数カ月後，半年後，1年後に何をするか？」という視点で考察せよ．

1. CKD 診療：病期ごとに注目すべきポイント

　図1は CKD の病期毎に注意すべき点を纏めたシェーマである．この図の通り，レニン・アンジオテンシン系阻害薬（RAS 阻害薬）やナトリウム/グルコース共輸送体2（sodium/glucose cotransporter 2：SGLT2）阻害薬による腎保護療法は CKD 診療の一つの側面に過ぎず，CKD 診療の注意点について網羅的に理解する必要がある．

　本項では可逆性病態の評価，生活指導/患者指導，他職種との連携について簡単に解説する．

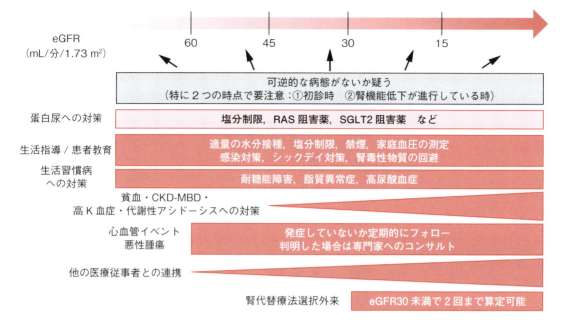

図1 CKD診療：病期毎の注意点

1 可逆性病態の評価

CKD診療においては腎不全の進行抑制が最重要課題である．しかし，ここでしばしば見逃されるのが，薬剤性腎障害などの可逆性病態である．**可逆性病態は，ベースラインの腎機能近くまで回復する場合もあり，可逆性病態を"CKDの自然経過"と勘違いすることは避けなければならない．**主に鑑別すべき可逆性病態は以下の通りである．

- 薬剤性腎障害
- 免疫学的機序の腎疾患
- M蛋白関連の腎疾患
- 遺伝性疾患（例：Fabry病など）
- 腎前性腎不全
- 腎動脈狭窄症

絶対的な基準はないが，可逆性病態について特に注意を払うべきタイミングは「初診時と腎不全進行時」であると筆者は考える．

2 生活指導/患者教育

"腎臓を守る対策"としての生活指導・患者教育は重要である．ここで，筆者が実際に外来で指導している内容を紹介する．

表1　シックデイにおいてRAS阻害薬・SGLT2阻害薬の休薬が必要な理由

RAS阻害薬	・RAS阻害薬による糸球体内圧の低下 ・シックデイによる血管内脱水 →この2つが重なることで腎前性腎不全を発症する可能性がある.
SGLT2阻害薬	**腎前性腎不全** ・SGLT2阻害薬による糸球体内圧の低下，浸透圧利尿 ・シックデイによる血管内脱水 →この2つが重なることで腎前性腎不全を発症する可能性がある. **正常血糖ケトアシドーシス** 低栄養の症例ではケトン体産生が亢進しており，SGLT2阻害薬によりケトアシドーシスをきたす可能性がある.

文献3，4を参考に作成

腎臓を守る対策5か条

その一：「適切な水分摂取量を守りましょう」

その二：「血圧測定，塩分制限，禁煙，内服をきちんと行うことを心掛けましょう」

その三：「風邪を引いて食が細くなった場合は，●●の薬剤（＝RAS阻害薬・SGLT2阻害薬）はお休みしましょう」

その四：「手洗いうがいをしましょう」

その五：「ロキソニンなどの痛み止めは避けましょう．もし内服する場合は，適切な水分摂取を守ってください」

なお，その一，三，五の指導に関しては以下の点に留意する.

一：水分摂取量に関しては，2023年CKDガイドラインにおいて「飲水量を増やしても生命予後の改善や腎保護効果は期待できないため，通常よりも意図的に飲水量を増やすことは行わないよう提案する」と明記されている[2].「水分を摂取すればするほど腎臓によい」と考える患者さんにも適量の水分摂取指導を心掛けたい（目安：1日1〜1.5 L）.

三：脱水症・感染症などにより全身状態が不安定になった状態（シックデイ）において，RAS阻害薬/SGLT2阻害薬は休薬することが望ましい（**表1**）.

五：NSAIDsによる腎障害の背景には潜在的な血管内脱水が存在している場合が多く，NSAIDs内服のみで腎障害を発症することは少ない．したがって，CKD患者においてNSAIDs高用量投与が治療上必要な場合，適量の水分摂取を促すことが望ましい.

3 多職種連携の重要性

CKD患者は高齢者が多く，フレイル・認知症を有する症例も少なくない[5, 6].高齢のCKD患者を診る際は，腎予後などの医学的問題だけではなく，その患者が抱える社会的問題についてもケアすべきである．各医療従事者が互いの専門性を活かし，CKD患者の腎予後・QOL改善につながるような医学的・社会的サポートを連携して行う必要がある（**図2**）[7, 8].

2. CKD診療：患者−医療従事者間の関係構築を軸に考える

先ほどの"病期毎の注意点"（**図1**）を念頭に置きながら，患者—医療従事者間の関係構築を軸に考えると，CKD診療がイメージしやすい.

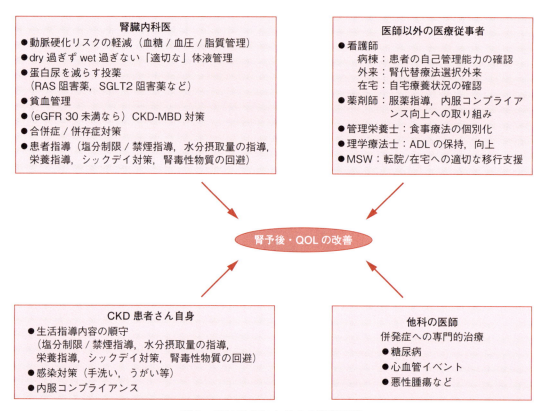

図2　CKD診療における多職種連携

1 初診時〜2,3回目の外来受診まで

　この時点では関係構築は不十分であり，込み入った説明や治療介入を提案しても患者・家族が受け入れる見込みは乏しい．したがって，初診時点では優先度の高い項目から評価する事を推奨する．

行うべきこと
①可逆的病態の評価
②（①を除外したら）CKDの原疾患を診断

　可逆性病態の可能性が低ければ，CKDの原疾患を暫定診断したうえで治療方針を決定する．

2 2,3回目の外来〜6,7回目の外来まで

　初診時と比較して「患者－医療従事者関係」も少しずつ構築され，お互いのキャラクターを把握しはじめる段階である．患者の価値観，キャラクターに合わせながら適切に説明を行い，腎臓を"長持ち"させることをめざす．

行うべきこと
③"腎臓を守る対策"の指導
④動脈硬化性疾患・悪性腫瘍の精査

3 6, 7回目以降の外来

外来でのやりとりを重ねるうちに，患者・家族が抱える社会的問題が見えてくる場合がある（例：療養環境の整備，キーパーソンの選定など）．これらのプロブレムは，将来的に腎代替療法が必要となった際に重要であり，腎不全の保存期から介入することが望ましい．

また，①から④の対策を徹底していても腎予後が悪化するケースもあり，適切なタイミングで腎代替療法への橋渡しを行う必要がある．この腎代替療法への橋渡しを行う外来を**"腎代替療法選択外来"**といい，**eGFR30未満に達した時点で受診を勧めることが推奨されている**[8]．この介入が遅れると，患者の医学的状態・ライフスタイル・価値観に最も合った腎代替療法を検討する時間がとれず，ベストとは言い難い腎代替療法に行き着く可能性がある．

腎代替療法には**血液透析**，**腹膜透析**，**腎移植**の3つの方法があげられる．また近年では，これらの腎代替療法を導入せず症状緩和に努める治療法（Conservative kidney management：CKM）も提唱されている．いずれを選択しても，患者および周囲の人々のライフスタイルが大きく変化する問題であるため，患者本人だけではなく家族にもかかわってもらうよう医療従事者から積極的に働きかける必要がある．

> **行うべきこと**
> ⑤他職種との連携
> ⑥eGFR 30未満になった時点で腎代替療法選択外来へ紹介

まとめ

患者−医療従事者間の関係構築を軸にしたCKD診療は，以下のように要約できる（図3）．
- ❶：初診から数カ月以内に「腎疾患の可逆性評価」「CKDの原疾患評価」を行う
- ❷：1年から1年半程度の間で"併存症・合併症の評価""腎臓を守るための対策"を行い，腎臓の"長持ち"をめざす
- ❸：❶❷の間に"適切な患者−医療従事者関係"を築く
- ❹：腎予後不良の場合は腎代替療法への橋渡しを行う．eGFR 30未満となった時点で腎代替療法選択外来の受診を薦める．腎代替療法選択外来の受診時には，患者単独ではなく家族にも同席してもらうよう促す．

3. 提示症例の経過

本症例において介入すべき点は山積しているが，先ほどのように"患者−医療従事者間の関係構築"を軸にして考えるとわかりやすい．

1 初診時〜2, 3回目の外来受診まで

1）可逆性病態の評価

評価すべき可逆性病態のうち，腎動脈狭窄症以外は初診時の時点で可能性が低いことがわかる．

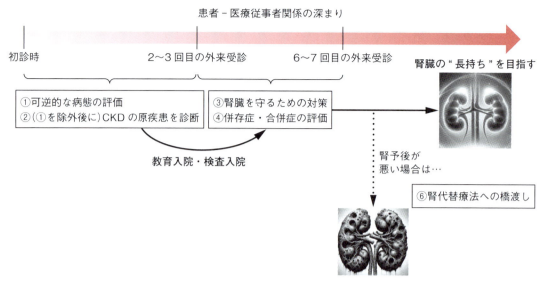

図3 患者－医者関係の経時的構築を意識したCKD診療

可逆的疾患の可能性が低い根拠

・薬剤性腎障害→被疑薬がない
・免疫学的機序の腎疾患，M蛋白関連の腎疾患→尿検査異常がなく各種マーカーも陰性
・遺伝性疾患→家族歴が無い
・腎前性腎不全→脱水を示唆するエピソードはなく，FENa・FEUN低下もない

　腎動脈狭窄症に関してまずは腎動脈エコーで評価し，陽性所見があれば単純MRAなど別のモダリティで評価する．MRAで腎動脈狭窄所見があればカテーテル治療に関して当該科へ紹介する．本症例では腎動脈エコーで有意所見を認めず，腎動脈狭窄症の可能性は低いと判断した．

2) CKDの原疾患の診断

　本症例では尿検査異常が乏しい状態が続いており，良性腎硬化症（以下，腎硬化症と記載）が最も疑わしいと考えた．

原疾患として腎硬化症を疑う根拠

・尿検査異常が乏しい（腎硬化症の特徴の1つ）
・明らかな耐糖能障害がない
・長期間の生活習慣病の罹患歴，喫煙歴があり動脈硬化リスクが比較的高い
・可逆的病態の可能性が低い

治療方針に関する考察

腎硬化症の病態の主座は，弓状動脈などの動脈硬化を背景とした糸球体虚血である．したがって，糸球体内圧上昇による蛋白尿は目立たず，RAS阻害薬やSGLT2阻害薬による腎保護効果が得られにくい可能性がある．実際に，75歳以上のCKDステージG4-5の蛋白尿陰性症例における高血圧症の1st choiceとしてCa拮抗薬が位置づけられている[9]．一方で，進行したCKDにおいて，もともと使用されていたRAS阻害薬を休薬することは死亡アウトカム増加に寄与しうるため，休薬しないことが提案されている[10]．

したがって本症例では，すでに導入済のARBの中止は行わないものの，今後の血圧管理に関してはCa拮抗薬の調整メインで対応した方がよいかもしれない．SGLT2阻害薬に関しても，糖尿病や慢性心不全がなければ積極的な適応にはならないだろう．

また，動脈硬化を背景とした糸球体虚血が主病態であるため，①動脈硬化性疾患の評価②脱水予防③腎毒性をきたしうる薬剤回避④感染予防が重要となる．くり返しになるが，これらの介入を行うためには，患者自身に適切な病識をもたせながら，患者－医療従事者間の関係構築を行うことが必要である．

❷ 2，3回目～6，7回目の外来受診時

3) 動脈硬化性疾患，悪性腫瘍の評価

・**動脈硬化性疾患**：本症例では心エコー，血圧脈波で有意所見を認めなかったが，頸動脈エコーで左内頸動脈に50％狭窄を認め脳外科へ紹介し，抗血小板薬が開始された．また動脈硬化性疾患への対策の一環として，高血圧症・耐糖能障害・脂質異常症など生活習慣病への治療も継続した．

・**悪性腫瘍**：腹部エコー，体幹部単純CT，上部消化管内視鏡検査，便潜血を行い，いずれも特記すべき異常を指摘できなかった．下部消化管内視鏡検査に関しては，前処置の下剤を飲めない可能性が高いと患者・家族からの申し出があり，CT・便潜血ともに陰性である事も加味して見送る方針とした．

4) 患者教育／生活指導

当初患者本人に病識はなかったが，通院を重ねるにつれて医療従事者側の話に耳を傾けるようになったため，先述の"腎臓を守る対策"を患者・家族にくり返し指導した．また，外来での栄養指導に関して管理栄養士へ介入依頼を行った．

5) 貧血，CKD-MBD，高K血症，代謝性アシドーシス

・**貧血**：追加検査では鉄欠乏・甲状腺機能低下症・ビタミンB_{12}/葉酸欠乏はみられず，血清エリスロポエチン28 mIU/mL（＜50 mIU/mLで腎性貧血疑い）と相対的低値であり，暫定的に腎性貧血と診断した．保存期CKDの至適Hb値（10～13 g/dL）[11]を下回っており，エリスロポエチン製剤を導入したところ，数カ月後には11 g/dL台まで上昇した．その後も，エリスロポエチン製剤の用量調整を継続した．

・**CKD-MBD**：Intact PTH 82 pg/mLと軽度高値であり，CKD-MBD（≒腎原性副甲状腺機能亢進症）の可能性が疑われた．ただし，高P血症は軽度で低Ca血症も認めず早急な投薬は不要と判断した．

・**高K血症，代謝性アシドーシス**：本症例では高K血症，HCO_3^-低下はみられず，高K血症・代謝性アシドーシスに関してはデータフォローのみの方針とした．

3 6, 7回目以降

5) 社会的問題

ADLは屋内手すり歩行，屋外杖歩行程度で安定しており，今のところ生活に支障はないとのことであった．しかし，フレイルや認知症を今後併発する可能性もあるため，担当ケアマネージャーとも連携して要介護度の見直しを行う方針とした．

6) 腎代替療法選択外来（以下"選択外来"と記載）

目安としてはeGFR 30未満（CKDステージG4）で選択外来へ紹介することが望ましい[8]．

本症例では初診時にすでにeGFR 20台であったが，可逆的病態の評価や患者－医療従事者間の関係構築を優先し，ある程度の見通しが立った時点で選択外来を勧める方針とした．選択外来受診時には，隣町に住んでいる息子夫婦にも同席いただくよう促した．

1回目の外来受診後には，本人・家族ともに「まだ透析とかのことは具体的にはイメージできないので，まずは現状できる治療を頑張ってみます」とおっしゃっていた．今後，さらに腎不全が進行した場合は，2回目の選択外来受診を薦める方針とした．

●ここがポイント

このように，腎代替療法について決めきれない患者は一定数存在する．くり返しになるが，"透析一歩手前"の状態で腎代替療法について考えはじめるようでは遅く，不適切な腎代替療法選択につながりうることに留意すべきである．

おわりに

CKD患者のフォローについて，「腎不全の病期ごとに応じた診療」「患者－医療従事者間の関係構築」という2つの軸で解説した．CKD患者の医学的・社会的問題を総合的に評価することが，CKD診療の難しさでもあり面白さでもある．この稿がCKD診療に携わる医療従事者の診療の一助になれば，筆者冥利に尽きるというものである．

引用文献・参考文献

1) 第1章「CKD診療ガイド2024」（日本腎臓学会/編）p1, 東京医学社, 2014
2) 6-7.CQ.「エビデンスに基づくCKD診療ガイドライン2023」（日本腎臓学会/編）, p68-69, 東京医学社, 2023
   https://jsn.or.jp/medic/guideline/pdf/guide/viewer.html?file=001-294.pdf
3) 日本腎臓学会：CKD治療におけるSGLT2阻害薬の適正使用に関するrecommendation, 2022
   https://jsn.or.jp/medic/data/SGLT2_recommendation20221129.pdf
4) Diabetes Canada 2018 Clinical Practice Guidelines for the Prevention and Management of Diabetes in Canada. Canadian Journal of Diabetes, 42：A1-A18 S1-S326, 2018
5) Kanno H & Kanno Y：Chapter 10 — Ethnicity and Chronic Kidney Disease in Japan.「In Chronic Renal Disease 2nd ed.」（Paul L. Kimmel & Mark E. Rosenberg, Eds.）, pp139–148, Academic Press, 2020
6) Shibagaki Y：Frailty in Patients with Pre-dialysis Chronic Kidney Disease: Toward Successful Aging of the Elderly Patients Transitioning to Dialysis in Japan.「In Recent Advances of Sarcopenia and Frailty in CKD」（Kato A, Kanda E, Kanno Y Eds.）, pp71-84S, Springer, 2020
7) 14-1.CQ.「エビデンスに基づくCKD診療ガイドライン2023」（日本腎臓学会/編）, p163-165, 東京医学社, 2023
8) 14-2.CQ.「エビデンスに基づくCKD診療ガイドライン2023」（日本腎臓学会/編）, p163-165, 東京医学社, 2023
9) 2-3.CQ.「エビデンスに基づくCKD診療ガイドライン2023」（日本腎臓学会/編）, p27-29, 東京医学社, 2023
10) 11-4.CQ.「エビデンスに基づくCKD診療ガイドライン2023」（日本腎臓学会/編）, p127-128, 東京医学社, 2023
11) 9-1.CQ.「エビデンスに基づくCKD診療ガイドライン2023」（日本腎臓学会/編）, p97-98, 東京医学社, 2023

もっと学びたい人のために

- 初期研修医の先生向け

  「極論で語る腎臓内科 第2版」（今井直彦/著，香坂俊/監）丸善出版，2022

  ↑筆者が初期研修医の頃に愛用しており，腎臓内科を専攻するきっかけになった本です．筆者は初版を使用しておりましたが，2022年に第2版が出版されました．語り口調で初学者にもわかりやすい良書です．

- 内科専攻医，非専門医向け

  「レジデントのための腎臓病診療マニュアル 第3版」（深川雅史，安田隆/編），医学書院，2017

  ↑筆者が後期研修医の頃に愛用していた本です．各分野がミニマムエッセンス形式で纏まっており，日常診療で生じた疑問点を解消するのに役立ちました．

  「エビデンスに基づくCKD診療ガイドライン2023」（日本腎臓学会/編），東京医学社，2023

  ↑上記2冊である程度学習ができた方は，日常臨床で生じた疑問点についてガイドラインに立ち返ることをお勧めします．日本腎臓学会HPにおいてPDFがダウンロード可能ですので，一度チェックしてみてください．

- おまけ

  「無敵の腎臓内科」（谷口智基/編），中外医学社，2024

  ↑腎臓分野には数多くの良書が存在しますが，腎疾患を見る機会が少ない非専門医にとって，本から学んだ知識を実際にアウトプットできる場面が少ないことが課題でした．そこで筆者は「教科書的な知識を実際に使える形で定着させる」事をコンセプトとした単著本を執筆いたしました．

プロフィール

谷口智基（Tomoki Taniguchi）

京都大学大学院医学研究科 内科学講座 臨床免疫学

2016年に京都大学医学部医学科を卒業．新内科専門医制度（J-OSLER）を経て2022年に腎臓専門医・透析専門医を取得．その過程で免疫の面白さに魅了され，2023年より母校の大学院に進学．腎臓/免疫領域・論文作成に関する情報発信するSNSアカウントも運営中（TT（腎臓内科×膠原病内科））．

第4章 CKD患者を定期外来で診るときに知っておきたいこと

2. CKD患者の貧血管理
～すべて腎性貧血でOK？ 腎性貧血の治療のしかたは？

鈴木皓大，濱野高行

● Point ●

・慢性腎臓病（CKD）では，ステージの進行に伴い貧血の罹患率が増加する

・腎性貧血以外の原因を常に考え，病態の評価をする

・鉄や亜鉛などの欠乏があれば，まず補充を優先する．それでも貧血が改善しない場合に腎性貧血治療薬を検討する

はじめに

　CKD患者では腎機能の低下に伴い貧血の罹患率が増加することが知られている[1]．CKD患者における貧血の主な原因は腎性貧血であるが，すべてが腎性貧血由来ではないため貧血の検査や治療は腎性貧血のみをターゲットにすれば事足りるものではない．CKD患者の高齢化が進むなか，癌による消化管出血や骨髄異形成症候群（myelodysplastic syndrome：MDS）などの血液疾患を合併することは稀ではなく，慢性炎症性疾患による貧血もよくみられる．これらの疾患を除外診断せず安易に腎性貧血治療薬を投与すると，真の原因をマスクしてしまう可能性がある．特に悪性疾患の見落としは患者の生命予後に直結するため注意が必要である．

> **症例**
> 　63歳女性，40歳代に発症した高血圧症を原因とした腎硬化症に対してアルドステロン受容体拮抗薬，ナトリウム／グルコース共輸送体2阻害薬などを処方していた．血圧管理や腎機能の経過は安定しており，最終の外来でCr 1.5 mg/dL，eGFR 28.2 mL/分/1.73 m^{2}であった．鉄欠乏と貧血に対してクエン酸第一鉄100 mg/日，エポエチンβペゴル20μg/月を処方しており，トランスフェリン飽和度（TSAT）24％，フェリチン84 ng/mL，ヘモグロビン（Hb）10.8 g/dLであった．2カ月後の外来で体調や腎機能に変化はなかったが，Hb 8.9 g/dLと低下を認めた．

1. CKD患者における貧血の機序

　CKD患者の貧血の主な原因は，**相対的なエリスロポエチン**（erythropoietin：EPO）の不足である．EPOは近位尿細管周囲の間質に存在する線維芽細胞様細胞で産生されるホルモンで，産生

細胞への低酸素曝露がhypoxia-inducible factor（HIF：低酸素誘導因子）-αの分解抑制を介してEPO産生を刺激する．CKD症例では，腎血流量低下によって酸素供給が低下する一方で，尿細管障害によって酸素消費量も減少しEPO産生細胞周囲の酸素分圧が保たれるため，Hbの低下に対するEPO産生刺激が起こりにくく，相対的にEPOが欠乏すると考えられている[2]．

腎性貧血の定義は，欧米ではEPOの相対的欠乏だけを指すのではなくCKDによって惹起される炎症による鉄の囲い込みや尿毒症による赤血球寿命の短縮，透析に伴うダイアライザーからの失血も含まれる．また希釈の影響も重要で，体液過剰患者の入院翌日にHbが2g/dL程度下がることがある．これはサードスペースにある体液が血管内に返ってくるplasma refillingの結果であり，急を要する疾患の可能性はやや下がる．

2. 貧血の鑑別

Kidney Disease：Improving Global Outcomes（KDIGO）ガイドラインでも言及されているようにCKD患者における貧血では腎性貧血以外の原因の特定は重要であり[3]，消化管出血など時に緊急処置を要する疾患も含まれる．ここでは貧血の進行スピード，病態に着目してCKD患者における貧血の鑑別を述べる．

1 貧血の進行スピード

貧血の進行スピードは緊急性の高い疾患を診断するために有用であり，Hbが短期間で大きく低下した場合，消化管出血や何らかの溶血を念頭に置くべきである．

消化管から短時間に大量に出血した場合，急激にHbが低下するだけでなく，有効循環血漿量の減少によって腎前性急性腎障害やショックに至ることがある．消化管出血ほど多くはないが，血栓性微小血管症（thrombotic microangiopathy：TMA）や播種性血管内凝固症候群（disseminated intravascular coagulation：DIC）といった溶血性疾患も急激なHbの低下を認めることが多く，高度な腎機能障害を含む多臓器の障害を起こす場合がある．これらの疾患を疑う場合，すみやかに必要な検査を実施するとともに輸血による赤血球，血小板，凝固因子の補充を考える．

2 貧血を起こす3つの病態

貧血の病態は出血，造血の低下，破壊亢進・溶血の3つで説明することができる．注意すべきことは，**CKD患者は基礎疾患や内服薬が多いため，貧血を起こす原因が必ずしも1つではない**ことである．そのため1つの原因が判明しても，他の原因を考慮に入れる必要がある．

1）出血

まず鑑別が必要なのは消化管や婦人科臓器からの出血である．問診では吐血や血便・黒色便の有無，婦人科系臓器からの出血，抗凝固薬や黒色便になる鉄剤の内服歴などを確認する．身体診察では眼瞼結膜や便の色調，四肢の浮腫などを確認する．血圧や体重が普段よりも低下している場合，出血で循環血漿量が減少している可能性がある．

検査ではHb値に加え，尿素窒素（BUN），鉄代謝（後述），便潜血を確認する．BUNがもともと高いCKD患者でも，消化管出血ではBUNがさらに上昇することが多く，症状が乏しい患者ではBUN/Cr比の急な上昇で出血に気がつくことも稀ではない．

画像検査は単純CTのみで所見が乏しい場合，造影CTが検討される．**まず活動性出血を疑うよ**

うな緊急の状況では，CKD患者であっても造影剤の使用を躊躇ってはいけない．本邦のガイドラインはeGFR 30 mL/分/1.73 m²以下の患者では造影剤腎症の予防策を推奨しているが[4]，筋肉量の少ない患者でeGFRが過大評価されるなどの問題もあるため，予防策の実施や造影剤投与自体の判断に迷う場合は腎臓内科へ相談することを勧める．腹膜透析患者では残存腎機能の維持が重要であり造影剤の使用には特に慎重であるべきなので，事前に相談をするのが無難である．

これらの検査から出血性疾患が疑われた場合，各専門科にコンサルトを行う．

2）造血の低下

CKD患者の貧血では造血が低下する病態の合併も多く，造血能自体が低下するもの，造血の刺激や材料が欠乏しているものに分けられる．

① 造血能の低下

他系統（白血球，血小板）の減少を伴う場合，まず薬剤性，SLE（systemic lupus erythematosus：全身性エリテマトーデス），アルコール多飲といった骨髄検査が不要な疾患を考える．CKD患者でよく使う薬剤で血球減少を起こしやすいものはACE阻害薬，ヒスタミンH₂受容体拮抗薬，プロトンポンプ阻害薬，ミコフェノール酸モフェチルやアザチオプリンといった免疫抑制薬などがある．新規薬剤開始後に血球が減少した場合，被疑薬の中止で改善するかを確認する．

上記疾患が除外された場合，血液疾患が考慮される．CKD患者では多発性骨髄腫の発症リスクが高いことが報告されている[5]．末梢血芽球など異常血球の出現，血清および尿のM蛋白やベンズ・ジョーンズ蛋白，血清免疫グロブリンの抑制など造血に異常をきたす疾患が疑われたら血液内科へコンサルトする．

② 造血刺激や材料の欠乏

CKDにおけるエリスロポエチンの相対的な欠乏以外の貧血の原因には，甲状腺機能低下症，鉄・葉酸・ビタミンB₁₂・亜鉛・銅といったヘモグロビン代謝に必要な要素の欠乏があげられる．鑑別には平均赤血球容積（MCV）が有用であるが，採血後の時間経過で値が変化することやビタミンB₁₂や葉酸欠乏を合併した鉄欠乏では低値にならない場合があるなど，MCV単独でいずれかの原因を除外することは難しい．

赤血球造血刺激因子製剤（erythropoiesis stimulating agents：ESA）を投与していないCKD患者では，血清EPO濃度の測定が診断に有用なことがある．上述のように腎性貧血は相対的にEPO分泌が低下する病態であり，補助的診断としてHb < 10 g/dLかつEPO < 50 mIU/mLであれば腎性貧血として矛盾しないと判断される．糖尿病[6]や尿蛋白が多い症例ではeGFRがほぼ正常でも産生低下や尿中への喪失によって血清EPO濃度が低下していることがある．

鉄代謝は，血清鉄，不飽和鉄結合能（UIBC）［総鉄結合能（TIBC）でも可］，フェリチンを測定し，TSAT（transferrin saturation：トランスフェリン飽和度）を計算する．TSAT，フェリチンがともに低い場合は絶対的鉄欠乏であり，TSATは低いがフェリチンが高値の場合は「鉄の囲い込み」（機能的鉄欠乏：鉄は存在するが利用されにくい状態）である．囲い込みの原因は大半が慢性炎症によるヘプシジンの上昇である．炎症を惹起する原因には，リウマチ性疾患や感染症だけでなく，悪性腫瘍が隠れていることもある．

CKDでは亜鉛が尿中に漏出することによる欠乏が多いため，特に進行したCKDや尿蛋白が多い症例では亜鉛の測定も検討する．また胃全摘後の症例ではビタミンB₁₂の測定は必須であろう．

3）破壊亢進・溶血

正常赤血球が捕捉・破壊亢進される代表例である，肝硬変による脾機能亢進症についてはアルコール多飲や肝炎などの病歴，肝臓の萎縮，脾腫や門脈シャントといった画像所見から鑑別が可

能と思われる.

　溶血性疾患にはTMA, DIC, 自己免疫性溶血性貧血などがある. 溶血性疾患を疑う契機は, 貧血に黄疸やLDH, 間接ビリルビンの上昇を伴ったときと考えられる. まず網赤血球数を調べ, 増加している場合は溶血が示唆されるため, ハプトグロビンやCoombs反応を調べる. 末梢血に破砕赤血球が出現した場合, TMAやDICが考えられ, 患者の自覚症状が乏しくても緊急対応が必要な場合がある. これら溶血性疾患の鑑別・検査は専門性が高いため, 網羅的に調べるには血液内科へのコンサルトが確実であろう.

3. 治療の基本

1 まず欠乏因子の補充から

　鉄欠乏があれば, 補充が優先するべき治療となる. 鉄欠乏はHIF-PH阻害薬の血栓症リスクを上げることが報告されており, 心血管イベントのリスクを増やすことが複数の研究で確認されている[7,8]. 鉄補充のみで貧血が改善する場合は, ESAやHIF-PH阻害薬の投与は必要ない. 亜鉛などその他の因子も欠乏があれば補充をする. 亜鉛補充薬は腸管における銅の吸収を抑制するため, 銅欠乏に注意する. 甲状腺機能低下症がある場合, 原因の鑑別をしたうえで甲状腺ホルモンの補充を開始する.

2 腎性貧血治療薬

　腎性貧血治療薬にはESAおよび2019年11月に保険収載されたHIF-PH阻害薬がある. CKD患者におけるHb目標値について本邦では日本腎臓学会, 日本透析医学会からガイドラインが出ているが, 画一的な管理目標は提示されていない (表1). これは患者ごとに至適なHb値が異なるためであり, 実際の診療では年齢, 患者が求めるQOL, 心血管疾患の既往, 担癌か否かといった指標を勘案しHbを管理する.

　ESAには短時間作用型と長時間作用型がある (表2). 保存期CKD患者は多くても月に1回の通院のため長時間作用型が選択されることが多く, 維持透析患者は施設ごとの方針によるが, いずれのタイプも使用されている. HIF-PH阻害薬は2024年8月現在5種類が保険承認されており (表3), 内服アドヒアランス, 効果の違い, 鉄剤やリン吸着薬といった併用薬剤を考慮して選択する. ESAとHIF-PH阻害薬のどちらを選択すべきかについてはエビデンスが不足しているが, 実臨床ではHIF-PH阻害薬が経口薬であること, 炎症状態での鉄利用能の低下自体を改善することより, 通院間隔が長い患者や慢性炎症を有する患者にHIF-PH阻害薬を選択することがある.

　これらの薬剤を使用する際に注意すべきことは, **両薬剤とも担癌患者における安全性が確立されていない**点である. ESAについてはKDIGOガイドライン[3], HIF-PH阻害薬については日本腎臓学会[9]より注意喚起がされているので, 使用前に一読することをお勧めする.

> **提示症例の経過**
>
> 　採血でTSAT 15 %, フェリチン55 ng/mLと低下しており, 短期間でHbが低下したエピソードと合わせ消化管出血が疑われた. 追加した便潜血検査は陽性であり, 消化器内科で内視鏡検査をしたところ早期胃癌が判明したため内視鏡による切除を行う方針となった.

表1　国内の最新ガイドラインにおける Hb 目標値のまとめ

	保存期CKD	血液透析	腹膜透析
エビデンスに基づく CKD 診療ガイドライン2023[10]（日本腎臓学会）	上限13 g/dL 未満．下限は10 g/dL を目安とするが個々の症例で判断する．		
2015年版 慢性腎臓病患者における腎性貧血治療のガイドライン[2]（日本透析医学会）	11 g/dL 以上13 g/dL 未満．重篤な心血管疾患（CVD）の既往や合併のある患者，あるいは医学的に必要のある患者には12 g/dL を超える場合に減量・休薬を検討する．	10 g/dL 以上，12 g/dL 未満	11 g/dL 以上，13 g/dL 未満．重篤な CVD の既往や合併のある患者，あるいは医学的に必要のある患者には12 g/dL を超える場合に減量・休薬を検討する．

表2　本邦で使用可能な ESA

一般名	商品名	適応（一部）
エポエチンα　エポエチンκ（後発品）	エスポー　エポエチンアルファ BS	静注：透析施行中の腎性貧血　皮下注：腎性貧血
エポエチンβ	エポジン	腎性貧血
ダルベポエチンα	ネスプ	腎性貧血，MDS に伴う貧血
エポエチンβペゴル	ミルセラ	腎性貧血

表3　本邦で使用可能な HIF-PH 阻害薬

一般名	商品名	用法	多価陽イオン製剤（Ca，Fe，Mg）との併用注意	その他の併用注意
ロキサデュスタット	エベレンゾ	週3回	前後1時間以上あける	
バダデュスタット	バフセオ	1日1回	前後2時間以上あける	
ダプロデュスタット	ダーブロック	1日1回	なし	
エナロデュスタット	エナロイ	1日1回（食前または就寝前）	投与前1時間，投与後3時間はあける	リン吸着薬
モリデュスタット	マスーレッド	1日1回（食後）	前後1時間以上あける	

おわりに

　CKD 患者の貧血は腎性以外の複数の原因を合併しやすい．そのなかには癌など患者の生命予後を悪化させる疾患も含まれるため，忙しい日常診療のなかでも一つひとつの丁寧な鑑別を心がけたい．

引用文献

1) El-Achkar TM, et al：Higher prevalence of anemia with diabetes mellitus in moderate kidney insufficiency：The Kidney Early Evaluation Program. Kidney Int, 67：1483-1488, 2005（PMID：15780101）
2) 日本透析医学会：2015年版 慢性腎臓病患者における腎性貧血治療のガイドライン．日本透析医学会誌, 49：89〜158, 2016
3) KDIGO：Chapter 1：Diagnosis and evaluation of anemia in CKD. Kidney Int Suppl（2012）, 2：288-291, 2012（PMID：25018948）
4) 「腎障害患者におけるヨード造影剤使用に関するガイドライン2018」（日本腎臓学会，日本医学放射線学会，日本循環器学会／編）東京医学社, 2018　https://jsn.or.jp/data/guideline-201911.pdf
5) Kitchlu A, et al：Cancer Risk and Mortality in Patients With Kidney Disease：A Population-Based Cohort Study. Am J Kidney Dis, 80：436-448.e1, 2022（PMID：35405208）

6) Fujita Y, et al：Low erythropoietin levels predict faster renal function decline in diabetic patients with anemia：a prospective cohort study. Sci Rep, 9：14871, 2019（PMID：31619722）

7) Macdougall IC, et al：Intravenous Iron in Patients Undergoing Maintenance Hemodialysis. N Engl J Med, 380：447-458, 2019（PMID：30365356）

8) Guedes M, et al：Serum Biomarkers of Iron Stores Are Associated with Increased Risk of All-Cause Mortality and Cardiovascular Events in Nondialysis CKD Patients, with or without Anemia. J Am Soc Nephrol, 32：2020-2030, 2021（PMID：34244326）

9) 日本腎臓学会：HIF-PH 阻害薬適正使用に関する recommendation. 日本腎臓学会誌, 62：711-716, 2020

10)「エビデンスに基づく CKD 診療ガイドライン 2023」（日本腎臓学会／編），東京医学社, 2023
https://jsn.or.jp/medic/guideline/pdf/guide/viewer.html?file=001-294.pdf

プロフィール

鈴木皓大（Kodai Suzuki）
名古屋市立大学 腎臓内科 病院助教
名古屋市立大学を卒業後，刈谷豊田総合病院，豊川市民病院で初期研修，内科研修を行う．東海大学腎・内分泌代謝内科への国内留学を経て，2024 年 4 月から母校である名古屋市立大学腎臓内科に在籍．最近は毎日研究漬けで休む暇がないので，研究の合間にラジオ替わりに動画配信サイトでゲーム実況を見るのが日課です．

濱野高行（Takayuki Hamano）
名古屋市立大学 腎臓内科学 教授

第4章 CKD 患者を定期外来で診るときに知っておきたいこと

第4章 CKD患者を定期外来で診るときに知っておきたいこと

3. CKD患者の糖尿病，何を使って治療する？

大庭悠貴，山内真之

●Point●

- CKD患者ではビグアナイド薬，チアゾリジン薬，SU薬の使用はなるべく避ける

- CKD患者に使用可能な薬はDPP-4阻害薬，GLP-1受容体阻害薬，グリニド薬，α-グルコシダーゼ阻害薬，そしてインスリンである

- SGLT2阻害薬は心保護・腎保護の観点からは，多くのCKD患者で導入を検討すべき薬であるが，CKD患者では血糖降下作用は期待できないので注意が必要である

はじめに

　本邦における2型糖尿病患者は年々増加しており，5人に1人が糖尿病であると言われている[1]．そして糖尿病患者の増加に伴い腎障害を合併する患者は増加している[2]．本邦では年間4万人前後の慢性腎臓病（CKD）患者が透析になっているが，その原疾患として最も多いものが糖尿病関連腎臓病であり，1997年から2024年現在まで約30年透析導入原因の第一位となっている．糖尿病関連腎臓病において血糖値を是正することは蛋白尿の有無に依らず，腎臓の組織障害の進展を防ぎ，腎予後を改善，すなわち透析導入を遅らせる・防ぐことにつながるため，血糖管理は非常に重要である．

　食事療法，運動療法で血糖コントロールがなお不十分である場合に，薬物療法が選択される．糖尿病治療薬は，インスリン分泌非促進系，インスリン分泌促進系，そしてインスリン製剤の3種類に分けられる．また投与方法の違いから経口薬と皮下注射療法に分けられる．腎機能が正常であれば病態に応じてどの薬も選択可能であるが，腎機能が低下した患者では，その使用には注意を要するものがある．

　本稿では，CKD患者に対する各薬剤の使用における注意点について述べる．

症例

　76歳男性．54歳ごろに糖尿病と診断され，69歳で糖尿病性網膜症に対してレーザー治療の既往もある．かかりつけ内科で4年前からメトホルミン（メトグルコ®）500 mg，シタグリプチン（ジャヌビア®）50 mg，グリメピリド（アマリール®）2 mgで継続していた．腎機能の低下に伴いメトホルミンは中止され，Hb 8台後半で推移したため半年前からエンパグリフロジン（ジャディアンス®）10 mgが追加されたところ，2カ月でCr値が上昇したため当科へ紹介され，今後の加療を当院で行うことになった．

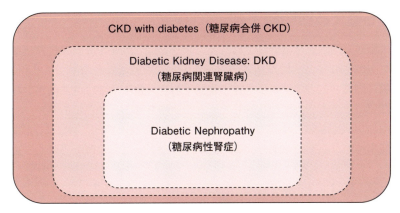

図1　糖尿病関連腎臓病の概念図

> 外来紹介時の検査結果：Hb 14.1 g/dL，Cr 1.78 mg/dL（2カ月前 1.38 mg/dL），eGFR 31.0 mL/分/1.73 m²，尿比重 1.036，pH 5.5，尿潜血（－），尿蛋白（2＋），1.23 g/gCr，尿糖（4＋），随時血糖 245 mg/dL，HbA1c（NGSP）8.9％

1. なぜ血糖値を下げる必要があるのか

　糖尿病患者において血糖値を下げることの意義についてCKDの視点から述べる．糖尿病に合併する腎障害は多様化し，典型的に顕性アルブミン尿を伴う糖尿病性腎症と，伴わない非典型を包含して糖尿病関連腎臓病（diabetic kidney disease：DKD）と呼び，糖尿病はあるがそれとは直接関連しない腎疾患を有するCKDを糖尿病合併CKDと呼んでいる（図1）．蛋白尿が出現し，徐々に腎機能が低下していく経過を示す典型的な糖尿病性腎症では，微量アルブミン尿の早期発見と介入により腎予後が改善することが期待され，蛋白尿の消失は血糖や血圧のコントロールと相関している[4]．これは血糖が正常化することで長い年月をかけて腎組織が正常化するためだと考えられる[5,6]．近年は蛋白尿陰性の糖尿病関連腎臓病が増えているが，蛋白尿陰性のGFR低下例は腎予後・生命予後はよいこと，腎障害が進展するような一群の患者は，間質の線維化が唯一の腎障害進展因子であることがわかっている[7]．

　結論として，糖尿病関連腎臓病の患者において血糖値を是正することは，蛋白尿の有無に依らず，腎臓の組織障害の進展を防ぎ，腎予後を改善するということにつながるため，**厳格な血糖コントロールは重要である**といえる．

　ただしだからといって，血糖値を正常化させることばかりに気を向け，患者を薬漬けにしてしまうようなことはあってはならない．あくまで**腎臓をはじめ，糖尿病により起こり得る臓器合併症を予防することが一番の目的**であることは，決して忘れてはいけないと，はじめに強調しておく．

●ここがピットフォール
血糖値を是正する目的は臓器合併症を予防するためであり，血糖を下げることを目的にしてはいけない

2. 腎機能で考える血糖降下薬

　膵β細胞から門脈血中に分泌されたインスリンは，50％が肝臓にとり込まれた後に大循環に入り腎臓で分解される．そのため腎機能が低下した患者では血中インスリン濃度が上昇しやすい．また腎臓は肝臓とともに糖新生を担う臓器であり，腎不全では低血糖が容易に起こりやすい．このような腎不全患者の特性を理解したうえで治療を考える必要がある．

　食事療法，運動療法で血糖コントロールがなお不十分である場合に，薬物療法が選択される．本邦で使用可能な血糖降下薬と，CKDステージG3b以上の腎障害のある患者における慎重投与や禁忌を，各薬剤の添付文書に基づいて表1に記した．この表をみながら，CKD患者に使用を避けるべき薬，検討できる薬を考えていこう．

1 CKD患者に使用を避けるべき血糖降下薬

　表1で「禁忌」・「投与が推奨されない」に該当するものが使用できない薬であり，**ビグアナイド薬，チアゾリジン薬，スルホニル尿素薬（SU薬），SGLT2阻害薬**が該当する．

　ビグアナイド薬であるメトホルミン（メトグルコ®）は，肝臓での糖産生を抑えるのみならず，消化管からの糖吸収抑制，末梢組織でのインスリン感受性の改善などさまざまな膵外作用により，第一選択薬の経口血糖降下薬である．しかしCKD患者においては乳酸アシドーシスの発現が報告されており使用しづらい．日本糖尿病学会からもeGFRが**30 mL/分/1.73 m²未満（CKDステージG4以上）では禁忌**と[9]発されている．

　チアゾリジン薬であるピオグリタゾン（アクトス®）は，メトホルミン同様にインスリン抵抗性改善薬である．PPARγを活性化し脂肪細胞の分化誘導を引き起こすことでインスリン抵抗性の改善が期待されること，また単独使用では低血糖のリスクは低いこと，非常に薬価が安いことはよい薬であるが，さまざまな臨床試験においては心血管イベントのリスクの低下などはみられておらず，一方で体重増加や浮腫，心不全，骨折などの副作用が知られている．糖尿病専門医でも慎重に使う薬であり，**腎機能障害患者には慎重投与，重篤な患者には禁忌**となっている．原則，使用は避けるべきだと言える．

　SU薬は膵β細胞のSU受容体に結合することでインスリン分泌を促進し血糖降下作用を呈する薬であるが，前述の通りCKD患者ではインスリン濃度が上昇しやすく低血糖が起こりやすい．薬物排泄が遅延しやすいため，**重篤な腎機能障害がある患者には禁忌**である．

●ここがポイント

CKD患者ではメトホルミン，チアゾリジン薬，SU薬の使用は避ける

2 CKD患者に対するSGLT2阻害薬

　SGLT2阻害薬は，近位尿細管に発現するSGLT2を阻害し近位尿細管でのブドウ糖の再吸収を抑制することで，尿糖排泄を促し血糖低下作用を発揮する経口血糖降下薬であり，2024年8月現在本邦では6剤が使用可能である．尿糖排泄が血糖降下の機序であるため，腎機能低下患者においては血糖降下作用が期待できず，いずれも高度腎不全患者においては**血糖降下目的に「投与しないこと」**と注意がなされている．

　しかし，SGLT2阻害薬は大規模臨床試験において腎保護・心保護作用が示されたために，慢性腎臓病や慢性心不全に対しても適応が拡大されていることはご存知の読者も多いであろう．これ

第4章　CKD患者を定期外来で診るときに知っておきたいこと

表1　CKDステージG3b以降の血糖降下薬一覧

機序	種類	一般名	商品名	ステージG3b (eGFR 30〜44 mL/分/1.73 m²)	ステージG4 (eGFR 15〜29 mL/分/1.73 m²)	ステージG5 (eGFR <15 mL/分/1.73 m²)	
インスリン分泌非依存系	ビグアナイド薬	メトホルミン	メトグルコ	要減量 (1日最大750 mg)	投与しないこと・禁忌	禁忌	
	チアゾリジン薬	ピオグリタゾン	アクトス	慎重投与	投与しないこと・禁忌	禁忌	
	α-グルコシダーゼ阻害薬	アカルボース／ボグリボース／ミグリトール	グルコバイ／ベイスン／セイブル				
	SGLT2阻害薬	カナグリフロジン	カナグル	必要性を慎重に判断	新規に導入しないこと 投与中に腎機能が低下した場合は慎重に判断		*3
		ダパグリフロジン	フォシーガ	必要性を慎重に判断			*3
		エンパグリフロジン	ジャディアンス	必要性を慎重に判断	投与しないこと		*3, *4
		イプラグリフロジン	スーグラ	必要性を慎重に判断	投与しないこと		
		ルセオグリフロジン	ルセフィ	必要性を慎重に判断	投与しないこと		
		トホグリフロジン	デベルザ	必要性を慎重に判断	投与しないこと		
インスリン分泌促進系（血糖依存性）	DPP-4阻害薬	シタグリプチン	ジャヌビア／グラクティブ	要減量 (最大50 mg 1日1回)	要減量 (最大25 mg 1日1回)		
		ビルダグリプチン	エクア	要減量 (最大50 mg 1日1回)			
		アログリプチン	ネシーナ	要減量 (最大12.5 mg 1日1回)	要減量 (最大6.25 mg 1日1回)		
		アナグリプチン	スイニー		要減量 (最大100 mg 1日1回)		
		サキサグリプチン	オングリザ	要減量 (最大2.5 mg 1日1回)			
		リナグリプチン	トラゼンタ				
		テネリグリプチン	テネリア				
		オマリグリプチン	マリゼブ		要減量 (最大12.5 mg 週1回)		
		トレラグリプチン	ザファテック	要減量 (最大50 mg 週1回)	要減量 (最大25 mg 週1回)		
	GLP-1受容体作動薬	セマグルチド	リベルサス／オゼンピック皮下注				
		デュラグルチド	トルリシティ皮下注				
		リラグルチド	ビクトーザ皮下注				
		リキシセナチド	リキスミア皮下注				
	グリミン系	イメグリミン	ツイミーグ	推奨されない			*5
インスリン分泌促進系（血糖非依存性）	スルホニル尿素薬	グリベンクラミド	オイグルコン	低血糖に注意を要する	投与しないこと・禁忌	禁忌	
		グリクラジド	グリミクロン	低血糖に注意を要する	投与しないこと・禁忌	禁忌	
		グリメピリド	アマリール	低血糖に注意を要する	投与しないこと・禁忌	禁忌	
	グリニド薬	ナテグリニド	スターシス ファスティック	低用量から開始するなど慎重に投与	低用量から開始するなど慎重に投与	透析を要する重篤な腎機能障害患者には禁忌	
		ミチグリニド	グルファスト	低用量から開始するなど慎重に投与	低用量から開始するなど慎重に投与		
		レパグリニド	シュアポスト	低用量から開始するなど慎重に投与	低用量から開始するなど慎重に投与		*6

*1 禁忌に記載がされているもの、注意の項目に「投与しないこと」と記載がされているものを禁忌と表記した
*2 添付文書においてeGFRあるいはCcrが記載されていない実は、他の添付文書にて中等度の腎機能障害をステージ3b、重度の腎機能障害をステージ4以上として記載した
*3 2型糖尿病の治療として投与する場合は、血糖降下作用が期待できないため高度腎機能障害患者には投与しないこと。慢性腎臓病に対して投与する場合は慎重に判断すること。
*4 eGFRが20 mL/分/1.73 m²未満の患者を対象とした臨床試験は実施していない
*5 重度の腎機能障害を対象とした臨床試験は実施されていない。末期腎不全の患者は臨床試験から除外されている
*6 透析を要する重度の腎機能障害のある患者は臨床試験で除外されている
文献10を参考に作成

第一選択薬			血糖コントロールに必要な追加治療
メトホルミン	eGFR<45	減量	・GLP-1受容体作動薬（推奨）
	eGFR<30	中止	・DPP-4阻害薬
	透析		・α-GI
SGLT2阻害薬	eGFR<20	新規導入しない	・グリニド薬
	透析	中止	・インスリン

図2　CKD患者における糖尿病治療戦略

は尿糖排泄による血糖降下作用とは別の機序によるものと考えられており，CKDや慢性心不全に対しての使用であるならば，むしろCKD患者でも積極的に使用すべき薬に変わる．国際的腎臓病ガイドライン機構（KDIGO）が米国糖尿病学会（ADA）と共同で2022年に発したCKD患者における糖尿病管理のガイドライン[10]においては，SGLT2阻害薬は前述のメトホルミンと並んで第一選択薬に躍り出た（図2）．CKDステージG4に至る前に導入し，以後腎機能がそれ以上に低下しても継続可能であると述べている．

2024年8月現在本邦で使用可能な6剤のうち，このうちカナグリフロジン（カナグル®）は2型糖尿病合併の慢性腎臓病に対して，ダパグリフロジン（フォシーガ®），エンパグリフロジン（ジャディアンス®）は慢性腎臓病に対しても適応を有している．これらは必要性を慎重に判断し使用可能である．**高度腎機能障害（eGFR＜30 mL/分/1.73 m^{2}相当）に対しては新規導入をしないこと**，投与中にここまで腎機能が低下した場合には継続するかどうかは慎重な判断を要する，とされており禁忌とはなっていない．そのためこの3剤については**表1**において禁忌・投与が推奨されないにはしなかった．

また**症例**でも示した通り，SGLT2阻害薬導入後に**eGFR initial dip**と呼ばれる，一過性のeGFRの腎機能低下がみられる．機序の詳細は割愛するが糸球体の輸入細動脈の拡張が抑えられることで糸球体の内圧が下がり，糸球体濾過量が低下するためと考えられており，長期的には腎保護効果を発揮する．2カ月はeGFR低下は経過をみて，それが維持されるかどうかをみるよう，日本腎臓学会からもRecommendationが出されている[12]．

●ここがポイント

・CKD患者では血糖を下げる目的でSGLT2阻害薬を使わない
・CKD患者の心腎保護効果を期待して使用することはできるがCKDステージG4以上では新しく導入しない

●ここがピットフォール

SGLT2阻害薬を導入すると腎機能が一過性に悪化するinitial dipがみられるが，長期的には腎保護効果を発揮するので，initial dipを理由に中止してしまわないこと

3 CKD患者でも使用が可能な血糖降下薬

1，**2**とは逆に**表1**で「禁忌」・「投与が推奨されない」に該当しないもので，**DPP-4阻害薬，GLP-1阻害薬，グリニド薬，α-グルコシダーゼ阻害薬（α-GI）**である．そして経口血糖降下薬のみで血糖コントロールが難しい場合には，**インスリン製剤**も使用可能である．

1）DPP-4阻害薬

　グルコース依存のインスリン分泌を促進するGLP-1（glucagon-like peptide 1）を分解するDPP-4（dipeptidyl peptidase 4）を阻害し，GLP-1の血中濃度を上げ膵β細胞に作用して血糖依存的にインスリン分泌を促進させ食後血糖を降下させる薬である．DPP-4阻害薬のよいところは，無難に血糖値を下げながらも単独投与で低血糖を起こしづらいこと，高齢者でも使いやすいこと，何より腎不全や肝機能が低下していても使用しやすい，禁忌となる状況が少ないことにある．表1をみてもわかる通りどのDPP-4阻害薬も減量こそすれ中止が必要となることは少なく，特にリナグリプチン（トラゼンタ®）やテネグリプチン（テネリア®）は用量調節も不要であり筆者も処方することが多い．

　しかしDPP-4阻害薬には，全死亡，心筋梗塞や脳卒中などの大血管病，そしてCKD進行のリスク低下を示す大規模臨床試験がない点が弱みである．DPP-4阻害薬を上乗せする利点が他の薬と比べると乏しいことから，米国内科学会が先日7年振りに改定した糖尿病治療ガイドラインでは，生活習慣病改善とメトホルミン投与で血糖コントロールが不十分な2型糖尿病患者に対して，2017年版から一転して「DPP-4阻害薬を推奨しない」と勧告されたことは記憶に新しい[13]．しかしこれを日本人にも当てはめられるかどうか，また血糖を下げることが糖尿病関連合併症を防ぐことにつながるという糖尿病治療の原則を考えたとき，DPP-4阻害薬は変わらず有用な薬と筆者は考える．

　一方で，比較的安全に使用できるDPP-4阻害薬であるが，注意すべき特徴的な副作用がある．稀ではあるが**水疱性類天疱瘡などの重篤な皮膚疾患**を引き起こすことがあり，当科でも複数例経験している．皮膚だけでなく食道粘膜に水疱をつくり経口摂取が困難となり中心静脈栄養を要した例を経験している（図3）．他にもRS3PE症候群などの関節痛や，本邦では間質性肺炎の報告もある．DPP-4阻害薬や後述のGLP-1受容体作動薬などのインクレチン関連薬についての注意喚起が学会からも発せられている[14]ので，注意されたい．

●ここがポイント
　・DPP-4阻害薬はCKD患者でも安全に使え，間食を含めた食後血糖を抑えてくれる

●ここがピットフォール
　・水疱性類天疱瘡，間質性肺炎，関節痛など副作用を認識し，症状の出現を注視する

2）GLP-1受容体作動薬

　DPP-4阻害薬と同様の機序で，膵β細胞に作用して血糖依存的にインスリン分泌を促進することで血糖を降下させる．単独使用ならば低血糖をきたす可能性は低く，CKD患者においても使用しやすい点も同じであるが，DPP-4阻害薬よりも血糖改善効果は高く，胃内容物排泄抑制作用，食欲抑制作用から体重減少が期待される．

　DPP-4阻害薬との大きな違いは，エビデンスが圧倒的に勝っている点である．リラグルチドのLEADER試験，セマグルチドのSUSTAIN-6試験，デュラグルチドのREWIND試験でそれぞれ，複合心血管イベントのリスクが有意に低下したことが報告されている．2024年，2型糖尿病合併CKD患者を対象にした，セマグルチドの注射製剤の二重盲検無作為化比較試験であるFLOW試験において，主要アウトカムである腎不全の発症を24％，副次アウトカムである心血管イベントを18％，全死亡を20％減少させたという結果も出たところである[15]．先に述べたKDIGOとADAのガイドラインでも．メトホルミンとSGLT2阻害薬の使用にもかかわらず血糖目標値を達成でき

A）左大腿に多発した水疱　　　　B）食道内視鏡所見

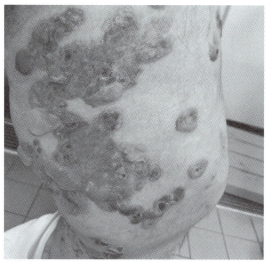
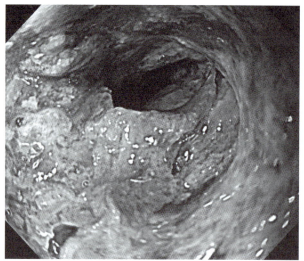

図3　DPP-4阻害薬による水疱性類天疱瘡
Color Atlas⑤参照．

ない，またこれらの薬を使用できない糖尿病患者・CKD患者にはGLP-1受容体作動薬を使用することを推奨している（図2）．

そんな使いよい薬であるが，それゆえに長く使っていただけるよう，われわれが注意することがある．最も大切なことは，**副作用のリスクをきちんと事前に話をしておくことである．最も多い副作用は，嘔気，嘔吐，下痢，腹痛などの消化管症状**である．説明が不十分で，患者さんに予想以上に消化器症状が強く出てしまったときに，継続を拒否されてしまう可能性がある．また膵炎，胆嚢炎，胆汁うっ滞性黄疸なども報告されており，**これらの既往がある患者への使用は避ける必要がある**．

そして何より，**セマグルチド（リベルサス®）を除くGLP-1受容体阻害薬は注射薬であること**が他の非インスリン製剤と大きく異なる点である．注射薬を選択するならば，まず注射薬を患者に受け入れてもらうこと，手技を獲得してもらうこと，注射製剤導入に伴い自己血糖測定も原則習得してもらうこと，そして在宅自己注射指導管理料，血糖自己測定器加算など保険算定を行うことなどが必要であり，非専門医には不慣れな指導や注意点がある．もし可能ならば**注射製剤導入は糖尿病専門医に共診を依頼することが望ましいだろう**．

ちなみに，**内服のリベルサス®を処方すればよいと安易に考えてはいけない**．これは朝一の空腹時に内服し，服用後30分は飲食および他の薬の内服は避けなければならない．これを毎日できるかどうか，患者さんとよく話をする必要がある．またリベルサス®は他のGLP-1受容体作動薬よりも特に消化器症状が出やすい印象である．上述の通り長く続けていただくために，本当に内服でよいのかどうかは，よく考える必要があるだろう．

●ここがポイント

・CKD患者の糖尿病治療では腎機能が許すならメトホルミン・SGLT2阻害薬を導入し，次にGLP-1受容体作動薬を考える
・GLP-1受容体作動薬はほぼすべてが注射製剤であるため，一方的に押し付けるようなことはせずに患者と対話しながら導入すること

3) グリニド薬・α-グルコシダーゼ阻害薬（α-GI）

グリニド薬は膵β細胞のSU受容体に結合しインスリン分泌を促進し，食後血糖を低下させる．SU薬と作用部位は同じであるが，SU薬よりも血中濃度は早く低下するため，作用時間が短いことが特徴であり，SU薬と違って腎機能低下患者においても使用可能である．ナテグリニドのみ，透析患者に使用しないこと，またレパグリニドは作用時間がほかより長く低血糖リスクがやや高いとされているので注意が必要である．

低血糖リスクが高い患者においてはα-GIを選択するほうが安全である．α-GIは小腸内でα-グルコシダーゼに結合し二糖類の分解を阻害して糖質の吸収を遅延させることで食後血糖の上昇を抑える．そのためインスリン分泌を直接刺激しないため単独で低血糖を起こすことはなく，食後高血糖を抑えることに優れている．

ただしグリニド薬もα-GIも，心血管イベントを低下させるようなエビデンスはなく，他の薬より優先して使うということはない．またグリニド薬は毎食前に飲む必要があり，また間食で上昇した血糖は下げることができない．それを考えると，1日1回内服すれば無難に血糖を下げ，間食の血糖上昇までカバーしてくれるDPP-4阻害薬の方がよいかもしれない．

●ここがポイント

・食後血糖が高いCKD患者においてグリニド薬やα-GIを用いる
・低血糖リスクが高い患者では，グリニド薬よりもα-GIを選択する

4) インスリン製剤

インスリンは生体において唯一血糖値を低下させることのできるホルモンである．上述のようにCKD患者で使用可能な経口血糖降下薬は限られるため，これらを用いても朝食前の空腹時血糖が高い・食後高血糖の改善が得られない患者においては，インスリンを併用していくことが望ましい．インスリン導入に抵抗感がある方もおられるが，適切なタイミングでインスリン導入をすることは血糖コントロールを改善し合併症を予防することのみならず，膵臓の機能を守ることにもつながる．

インスリンは腎臓でも一部が分解されているため，CKD患者においては健常人よりもインスリンが血中に残りやすく，**低血糖**には注意が必要である．食事療法や運動療法，また経口血糖降下薬の併用により，必要なインスリン量がなるべく少なくなるようにすることが望ましい．本稿では具体的なインスリン製剤の使い方や考え方についての話は割愛させていただく．

●ここがポイント

食事・運動療法，経口血糖降下薬のみで血糖コントロールが難しいCKD患者においてはインスリン製剤の使用も考慮する

第4章 CKD患者を定期外来で診るときに知っておきたいこと

●ここがピットフォール

CKD患者においてはインスリンが血中に残りやすいため低血糖の出現に注意する

提示症例の経過

　外来受診後に糖尿病教育入院を行った．食事負荷試験でインスリン分泌は保たれているがインスリン抵抗性が高いと判断した．原疾患は糖尿病関連腎臓病と考えられるCKDステージG4A3であり，低血糖リスクの高いSU薬のアマリール®は中止した．腎機能低下はSGLT2阻害薬によるinitial dipと判断し心保護・腎保護を期待しジャディアンス®10 mgは継続とした．血糖コントロールのためGLP-1阻害薬デュラグルチド（トルリシティ®）0.75 mgの週1回の皮下注射を導入し，それに伴いDPP-4阻害薬であるジャヌビア®は終了した．それでも残る食後高血糖に対して，グリニド薬のミチグリニド（グルファスト®）1回10 mg 1日3回を導入して退院．退院後の外来では依然残る食後高血糖の是正のためにα-GIのミグリトール（セイブル®）1回25 mg 1日3回を導入した．

　以上4剤併用として，2年経過後には初診時62.6 kgから56.0 kgまで体重は減少した．腎機能はCr 1.43 mg/dL，eGFR 38.0 mL/分/1.73 m^{2}で悪化なく経過し，HbA1c（NGSP）7.7 ％と，75歳以上，グリニド使用しているカテゴリーⅠ（認知機能正常，ADL自立）の高齢糖尿病患者の目標値8.0 ％未満を維持できている．

おわりに

　本稿ではCKD患者における糖尿病の薬物療法について述べた．本稿に触れていただいた先生には，ぜひここがポイントやここがピットフォールに記載した注意点をベースにして日々の診療に役立てていただければ幸いである．

引用文献

1) 厚生労働省：平成24年度国民健康・栄養調査報告．2012
https://www.mhlw.go.jp/bunya/kenkou/eiyou/dl/h24-houkoku.pdf

2) Afkarian M, et al：Clinical Manifestations of Kidney Disease Among US Adults With Diabetes, 1988-2014. JAMA, 316：602-610, 2016（PMID：27532915）

3) 「エビデンスに基づくCKD診療ガイドライン2023」（日本腎臓学会／編），東京医学社，2023
https://jsn.or.jp/medic/guideline/pdf/guide/viewer.html?file=001-294.pdf

4) Araki S, et al：Factors associated with frequent remission of microalbuminuria in patients with type 2 diabetes. Diabetes, 54：2983-2987, 2005（PMID：16186402）

5) Fioretto P, et al：Reversal of lesions of diabetic nephropathy after pancreas transplantation. N Engl J Med, 339：69-75, 1998（PMID：9654536）

6) Toriu N, et al：Preservation of renal function by intensive glycemic control. Endocrinol Diabetes Metab Case Rep, 2018, 2018（PMID：29340155）

7) Yamanouchi M, et al：Nonproteinuric Versus Proteinuric Phenotypes in Diabetic Kidney Disease：A Propensity Score-Matched Analysis of a Nationwide, Biopsy-Based Cohort Study. Diabetes Care, 42：891-902, 2019（PMID：30833372）

8) 「糖尿病治療ガイド2022-2023」（日本糖尿病学会／編），文光堂，2022

9) 日本糖尿病学会：メトホルミンの適正使用に関するRecommendation, 2020
https://www.nittokyo.or.jp/uploads/files/recommendation_metformin_200318.pdf

10) de Boer IH, et al：Diabetes management in chronic kidney disease：a consensus report by the American Diabetes

Association（ADA）and Kidney Disease：Improving Global Outcomes（KDIGO）. Kidney Int, 102：974-989, 2022（PMID：36202661）

11) KDIGO：Top10 Takeaways for Clinicians from the KDIGO 2022 Clinical Practice Guideline for Diabetes Management in CKD. 2022
https://kdigo.org/wp-content/uploads/2022/10/KDIGO-2022-Diabetes-Management-in-CKD-Guideline-Top-10-Takeaways-for-Clinicians.pdf

12) 日本腎臓学会：CKD 治療におけるSGLT2阻害薬の適正使用に関する recommendation. 2022
https://jsn.or.jp/medic/data/SGLT2_recommendation20221129.pdf

13) Qaseem A, et al：Newer Pharmacologic Treatments in Adults With Type 2 Diabetes：A Clinical Guideline From the American College of Physicians. Ann Intern Med, 177：658-666, 2024（PMID：38639546）

14) 日本糖尿病学会：インクレチン関連薬の安全な使用に関する Recommendation 第2版. 2024
https://www.jds.or.jp/uploads/files/recommendation/incretin.pdf

15) Perkovic V, et al：Effects of Semaglutide on Chronic Kidney Disease in Patients with Type 2 Diabetes. N Engl J Med, 2024（PMID：38785209）

参考文献・もっと学びたい人のために

1) 「みんなの疑問はこれで解決 できる！糖尿病診療」（辻本哲郎／著），南江堂，2022
　↑実際の糖尿病診療で考えるべきことを，エビデンスに基づきながら丁寧に，非糖尿病専門医でもできるように書かれた一冊．専門医筆者は当院糖尿病内分泌科部長で，当科の腎疾患やリウマチ・膠原病に伴う糖尿病患者の診療をともに行っていただいている．

プロフィール

大庭悠貴（Yuki Oba）
虎の門病院分院 腎センター内科・リウマチ膠原病科 医員
腎疾患だけでなくリウマチ・膠原病診療にもあたっています．中堅の歳になり，病棟や外来の診療だけでなく会議などの業務が増えてきて，自由な時間が減ってきたことが最近の悩みですが，科内は山内医長はじめ優しい楽しいメンバーばかりなので日々楽しく過ごしています．腎臓も膠原病も興味がある！ という先生はぜひご連絡ください．

山内真之（Masayuki Yamanouchi）
虎の門病院・虎の門病院分院 腎センター内科・リウマチ膠原病科 医長
当科では，腎臓内科とリウマチ膠原病科の2つの科を標榜しているため，症例は豊富かつ多岐にわたります．数年の研修で10年分の臨床経験が積めると思います．臨床だけでなく，学会・研究会での発表や論文報告もできるよう指導体制を整えています．今回執筆を担当していただいた大庭先生も，臨床をこなす傍ら，国内外で多数の症例報告を行い論文執筆までして，大活躍しております．大庭先生のようになりたい先生は，ぜひ見学にお越しください．

第4章 CKD患者を定期外来で診るときに知っておきたいこと

レジデントノート　Vol. 26　No. 14（増刊）2024

第4章 CKD患者を定期外来で診るときに知っておきたいこと

4. CKD患者の食事療法「ググったら低たんぱくと減塩と書いてありました！」

～昨今の腎不全食事療法のPROs ＆ CONs

宮島 功

● Point ●

- CKDの食事療法の基本はたんぱく質制限，減塩である
- たんぱく質制限の食事は，糸球体の損傷を軽減するため腎臓保護が期待される
- 高齢者は，食事制限によりエネルギー，たんぱく質摂取量の減少のリスクがある
- サルコペニアを認めるCKD患者ではたんぱく質制限は推奨されない

はじめに

　CKDの重症化予防において，栄養・食事指導は重要な役割を担っている．従来からCKDに対する腎保護効果を期待して，摂取するたんぱく質を制限する食事療法が広く行われてきた．また，CKDにおいて塩分摂取過剰は，腎機能低下や末期腎不全へのリスクが増加するため，減塩が必要とされる．その一方で，高齢者ではさまざまな要因により栄養状態の低下のリスクが高まるため，過度な食事制限は低栄養を進行させるリスクがある．患者の状態や病態，CKDステージに応じた食事療法が必要である．

症例

　65歳男性，高血圧があり近医で内服加療を行っていた．Cr 1.3 mg/dL，eGFR 43.9 mL/分/1.73 m^2 であり，医師より食事療法を勧められた．身長170 cm，体重64 kg，BMI 22.1 kg/m^2 と標準的な体型だった．これまで，食事について気にしたことがなく，外食が多く，塩分が多い食事や汁物，麺類が好きでよく食べていた．また，三大栄養素やたんぱく質がどんな食事に多く含まれているかも知らなかった．調理を担当する妻と2人で管理栄養士による栄養食事指導を受け，たんぱく質制限，減塩を開始した．仕事は建築業で活動量も多く，休みの日はハイキングなど活動的な生活をしていた．週末は職場の仲間と会食をすることも多かった．医師からの，「透析をしたくなければ食事制限を守りましょう」という言葉を遵守し食事制限を徹底した．徐々に，食事制限にも慣れてきて，1年後のCrは1.3 mg/dLと腎機能低下はなく経過していた．

表1 CKDステージによる食事療法基準（非透析患者）

ステージ（GFR）	エネルギー (kcal/kg BW/日)	たんぱく質 (g/kg BW/日)	食塩 (g/日)	カリウム (mg/日)
ステージ1 (GFR≧90)	25〜35	過剰な制限をしない	3≦ ＜6	制限なし
ステージ2 (GFR60〜89)		過剰な制限をしない		制限なし
ステージ3a (GFR45〜59)		0.8〜1.0		制限なし
ステージ3b (GFR30〜44)		0.6〜0.8		≦2,000
ステージ4 (GFR15〜29)		0.6〜0.8		≦1,500
ステージ5 (GFR＜15)		0.6〜0.8		≦1,500

注）エネルギーや栄養素は，適正な量を設定するために，合併する疾患（糖尿病，肥満など）のガイドラインなどを参照して病態に応じて調整する．性別，年齢，身体活動度などにより異なる．
注）体重は基本的に標準体重（BMI＝22）を用いる．
文献1より改変して転載

1. 食事療法の基本とたんぱく質の役割

　食べものに含まれる栄養素のうち炭水化物（糖質），脂質，たんぱく質を三大栄養素と呼び，エネルギーを産生するために必要な栄養素である．炭水化物はご飯，パン，麺類などの穀物に多く含まれており，主に主食として摂取する．脂質は，油，バター，マヨネーズなどに多く含まれており，肉や魚の脂からも脂質を摂取することができる．また，たんぱく質は，肉，魚，卵，乳製品，大豆製品に多く含まれており，主菜として摂取することが多い栄養素である．たんぱく質は筋肉や臓器を構成するために重要な栄養素である．

　たんぱく質はアミノ酸が多数結合した高分子化合物であり，食べものから摂取したたんぱく質はアミノ酸に分解され小腸から吸収される．門脈を通り肝臓に運ばれたアミノ酸は一部がたんぱく質に合成され，その他のアミノ酸は身体の各組織に運ばれ，酵素やホルモンの構成に利用される．

2. CKDの食事摂取基準について

　CKD患者の食事療法に関しては，CKDステージG1〜G5の食事療法基準およびステージG5D（透析）の食事療法基準が報告されておりエネルギー，たんぱく質，食塩，カリウムおよび透析患者に対しては，水分，リンの1日の推奨量が示されている（表1）．

1 エネルギー

　エネルギーは，性，年齢，身体活動レベルなどを考慮するが，CKDステージG1〜G5のどのステージにおいても，25〜35 kcal/kg標準体重/日が推奨されている．標準体重は，BMI 22 kg/m^2となる体重であり，BMIは［体重（kg）÷身長（m）÷身長（m）］で求められる．体格や既往，活動量などにより適宜変更する必要があるが，たんぱく質の制限を行う場合には，十分なエネルギー摂取量を確保する．

表2 食材のたんぱく質量

食材（重量）	たんぱく質量	食材（重量）	たんぱく質量
サンマ1尾（100 g）	16.3 g	ご飯1杯（150 g）	3.4 g
鮭1切（80 g）	17.3 g	食パン6枚切り1枚（60 g）	4.4 g
マグロ刺身5〜6切（100 g）	16.9 g	うどん（ゆで180 g）	4.1 g
カツオ刺身5〜6切（100 g）	20.6 g	じゃがいも（100 g）	1.4 g
ちくわ1本（30 g）	3.8 g	ヨーグルト（100 g）	3.3 g
牛肩ロース薄切2枚（100 g）	13.9 g	卵1個（55 g）	6.2 g
豚もも肉（100 g）	16.1 g	牛乳1杯（200 mL）	6.0 g
鶏むね肉2/5枚（100 g）	15.5 g	豆腐半丁（150 g）	10.1 g
ウィンナー3本（60 g）	6.3 g	納豆1パック（40 g）	5.8 g

文献2を参考に作成

　糖尿病性腎症の場合は，血糖コントロールが重要となるため，過度なエネルギー摂取は避け体格や身体活動量に応じて調整する．

２ たんぱく質

　たんぱく質は，ステージG1，G2では制限を必要とせず，過剰な摂取を避けるよう指導する．患者にどんな食品にたんぱく質が多く含まれているかを伝え，具体的な目安量を提示することで，摂取量を把握しやすくなる．ステージ3G以降でたんぱく質制限が推奨され，ステージ3Gaでは0.8〜1.0 g/kg標準体重/日，ステージ3Gb以降では0.6〜0.8 g/kg標準体重/日を目安とする．0.6〜0.8 g/kg標準体重/日の厳しいたんぱく質制限を実施する場合は，腎臓専門医や管理栄養士による継続的な患者指導が不可欠である．

　標準体重が50 kgの患者がたんぱく質0.6 g/kg標準体重/日の制限を実施する場合，1日で摂取できるたんぱく質は30 gとなる．米飯150 g中に含まれているたんぱく質量は3.4 g程度，卵1個のたんぱく質量は6.2 g，豚もも肉100 gのたんぱく質は16 g程度である（表2）．1日30 gのたんぱく質に調整するためには，食事や栄養に関する十分な知識が必要である．

　長期的なたんぱく質過剰は，糸球体濾過量の過剰，炎症誘発性の遺伝子発現に影響するとされ，たんぱく質摂取量が減少することで，輸入細動脈の収縮が増す．そのため，たんぱく質摂取量の低下は糸球体濾過率の低下をもたらすが，持続的なたんぱく質制限は糸球体の損傷を軽減する[3]．

３ 塩分

　食塩と高血圧は関連し，食塩制限により血圧は低下する．また，食塩制限により尿蛋白が減少する[4, 5]．CKD患者において食塩摂取量を控えることは腎保護につながる．食塩摂取量はCKDステージにかかわらず6 g/日未満が推奨される．一方で，低ナトリウム血症は，総死亡リスクが増加するため，3 g/日未満の厳しい食塩制限は推奨されない．

　1日摂取したナトリウムの95％が腎から排泄されるため，24時間蓄尿からナトリウム摂取量を推算することができる．食塩の摂取量の評価は，［推定食塩摂取量（g/日）＝1日蓄尿量（L）×尿ナトリウム濃度（mEq/L）÷17］で推定できる．

表3 PEWの診断基準

項目	条件
① 生化学検査	・血清アルブミン値＜3.8 g/dL ・血清プレアルブミン値＜30 mg/dL ・血清コレステロール値＜100 mg/dL
② 体格	・BMIが23 kg/m² 未満 ・意図しない体重減少（3カ月間で5％ないし6カ月間で10％以上） ・体脂肪率が10％未満
③ 筋肉量	・筋肉量の減少（3カ月間で5％ないし6カ月間で10％以上） ・上腕筋周囲面積の減少（基準値の50パーセンタイル以内で10％以上の減少） ・クレアチニン産生速度の低下
④ 食事摂取量	・意図しないたんぱく質摂取量の低下（0.80 g/kg/日未満が少なくとも2カ月間続く） ・意図しないエネルギー摂取量の低下（25 kcal/kg/日未満が少なくとも2カ月間続く）

1つでも該当した項目が3つ以上ある場合，PEWと診断する
文献6を参考に作成

3. CKD患者の低栄養，サルコペニア

CKD患者において体たんぱくの異化亢進，食事摂取量の減少，尿毒症症状，炎症，インスリン抵抗性などの要因が関与し，骨格筋や脂肪が減少し低栄養となる状態をprotein-energy wasting（PEW）と呼ぶ．PEWの診断基準には，①低アルブミン血症などの生化学検査の異常，②体格の評価，③筋肉量の低下，④食事摂取量の低下が含まれている（表3）．1つでも該当した項目が，3つ以上ある場合にPEWを診断される．

一方，サルコペニアは加齢や疾患による筋肉量の減少，筋力の低下，身体機能の低下を指し，QOLの低下，死亡リスクを伴う．CKD患者においてたんぱく質の摂取不足，エネルギー摂取不足がサルコペニアの発症に影響すると考えられている．また，炎症，代謝性アシドーシス，天然型ビタミンDの不足などさまざまな要因が寄与していると考えられる[7]．また，CKDステージG3〜G5においてサルコペニア合併患者は予後不良である[8]．

4. サルコペニアを合併したCKD患者の食事療法

前述した通り，CKD患者ではサルコペニアのリスクが高いため，エネルギー，たんぱく質，食塩の制限する際は，食事摂取量が減少していないかの評価が重要である．腎機能維持を優先し，厳しい食事制限を実施することで，十分なエネルギー，たんぱく質が確保できず低栄養が進行するリスクが高まることも考えられる．

そのため，サルコペニアを合併したCKD患者では，たんぱく質制限を優先せずに緩和する場合もある．CKDステージG3以降では，たんぱく質制限を優先するのか，緩和するのかは，腎機能低下速度や末期腎不全の絶対的リスク，死亡リスクやサルコペニアの程度から総合的に判断する．緩和する場合，ステージG3では1.3 g/kg標準体重/日を上限とし，ステージG4以降は0.8 g/kg標準体重/日を目安とする．

また，患者の食欲の低下，意図しない体重減少，筋肉量の減少などを定期的に評価しエネルギー，たんぱく質の摂取量が意図せずに減少していないかを把握する．さらに，ADLや身体活動量などの変化も併せて評価する．

提示症例の経過

　食事療法を開始して10年が経過し75歳となった．Crは1.3 mg/dLと横ばいで，他の血液検査も明らかな増悪はなく経過していた．医師からの，「透析をしたくなければ，食事をしっかり制限するように」という言葉を遵守し，たんぱく質，塩分摂取量を制限していた．しかし，10年間で体重は64 kgから，54 kgに減少しBMI 22.1 → 18.7 kg/m²と低下した．仕事も5年前に引退し，趣味のハイキングにも行かなくなり外出はほとんどせず，家で過ごすことが増えた．食事摂取量も減少し，医師からたんぱく質制限を緩和するよう勧められたが，腎機能が悪化することを懸念して，摂取量を増やすことはなかった．その後，医師および管理栄養士から何度も必要栄養量の確保の必要性を話し，徐々に食事摂取量が増えた．外来での栄養食事指導を継続し食事摂取量が増加したことで，体重は維持することができ，腎機能も悪化なく経過した．

Advanced Lecture

　本症例のように，食事制限を厳密に実施することで食事摂取量が減少する場合がある．また，加齢に伴う筋肉量・筋力の低下，身体活動の低下によりサルコペニアの進行のリスクも高まる．基礎疾患の進行予防のために食事制限が必要となる場合もあるが，サルコペニア予防のための十分な食事摂取を促すこともときに大切な場合もある．

　目の前の患者が，今何が問題なのかを十分把握したうえで，食事療法を進める必要がある．また，管理栄養士など食事と栄養の専門職に相談することも大切である．

おわりに

　CKD患者の食事療法の基本は，減塩，たんぱく質制限であるが，加齢に伴う食事摂取量の低下やサルコペニアの有無の評価が必要である．サルコペニアを合併したCKD患者にはたんぱく質制限は推奨されず，たんぱく質制限の緩和を考慮する．食事，栄養の面でいまなにが問題なのかを評価したうえで介入することが大切である．

引用・参考文献

1) 「慢性腎臓病に対する食事療法基準2014年版」（日本腎臓学会／編），東京医学社，2014
　https://cdn.jsn.or.jp/guideline/pdf/CKD-Dietaryrecommendations2014.pdf

2) 文部科学省：日本食品標準成分表（八訂）増補2023年．2023
　https://www.mext.go.jp/content/20230428-mxt_kagsei-mext_00001_011.pdf

3) Kalantar-Zadeh K & Fouque D：Nutritional Management of Chronic Kidney Disease. N Engl J Med, 377：1765-1776, 2017（PMID：29091561）

4) Vegter S, et al：Sodium intake, ACE inhibition, and progression to ESRD. J Am Soc Nephrol, 23：165-173, 2012（PMID：22135311）

5) Slagman MC, et al：Moderate dietary sodium restriction added to angiotensin converting enzyme inhibition compared with dual blockade in lowering proteinuria and blood pressure：randomised controlled trial. BMJ, 343：d4366, 2011（PMID：21791491）

6) Fouque D, et al：A proposed nomenclature and diagnostic criteria for protein-energy wasting in acute and chronic kidney disease. Kidney Int, 73：391-398, 2008（PMID：18094682）

7) Moorthi RN & Avin KG：Clinical relevance of sarcopenia in chronic kidney disease. Curr Opin Nephrol Hypertens, 26：219-228, 2017（PMID：28198733）

8) Pereira RA, et al：Sarcopenia in chronic kidney disease on conservative therapy：prevalence and association with mortality. Nephrol Dial Transplant, 30：1718-1725, 2015（PMID：25999376）

プロフィール

宮島　功（Isao Miyajima）

社会医療法人近森会 近森病院 臨床栄養部

循環器，心不全，集中治療領域の栄養管理

食事は日々の生活のなかでとても大切です．食事をすること，栄養を摂取することは，エネルギー産生のためでもあり，日々の生活に楽しみを感じ，他者と交流やコミュニケーションをするためでもあります．また，食には文化があり歴史もあります．栄養摂取は経口，経腸，経静脈と3つの方法のみでシンプルであり，奥が深い分野です．

第4章 CKD患者を定期外来で診るときに知っておきたいこと

5. CKD患者のCaとP管理
いつ何のために何からはじめて何を注意してみていくのか？

笹井文彦，下川麻由，河西恵州

● Point ●

・CKD-MBDはCKDの早期からその病態がはじまっている

・問題となるのは血管石灰化と骨折リスクであり，生命予後を改善したとするエビデンスはない

・透析期と比較し透析に至る前の保存期では，治療開始の目標値や使用薬剤に関して明確な基準が定められていない

はじめに

腎臓は副甲状腺ホルモンや活性型ビタミンDを介して，カルシウム（Ca）・リン（P）代謝に大きな役割を果たしている．慢性腎臓病（CKD）では早期からこの代謝に異常をきたし，骨病変への進展や生命予後に影響を及ぼすと考えられている．これは慢性腎臓病に伴う骨・ミネラル代謝異常（mineral and bone disorder：CKD-MBD）とよばれている．

症例

60歳代男性　IgA腎症によるCKDで通院中．

Cr 3.98 mg/dL，eGFR 13.2 mL/分/1.73 m^2，補正Ca 8.5 mg/dL，P 3.9 mg/dLであり，蛋白40 g/日，塩分6 g/日の食事療法が施行されていた．Cr 5.42 mg/dL，eGFR 9.4 mL/分/1.73 m^{2}となったところで，補正Ca 8.3 mg/dL，P 6.0 mg/dLとなったため，沈降炭酸カルシウム500 mg 3錠毎食後開始した．補正Ca 8.7 mg/dL，P 5.2 mg/dLまで改善した．さらに腎機能低下しCr 6.70 mg/dL，eGFR 7.4 mL/分/1.73 m^{2}となったところで，補正Ca 8.0 mg/dL，P 6.8 mg/dL，PTH 341 pg/mLとなりアルファカルシドール0.25 μg朝食後，クエン酸第二鉄水和物500 mg 3錠毎食直後開始し，補正Ca 8.3 mg/dL，P 4.8 mg/dL，PTH 272 pg/mLと改善した．

1. CKD-MBDにかかわる因子

1 Ca，Pの調節機構

・血漿CaとPは，腸管，骨，腎臓による吸収と形成の相互作用により一定に保たれている．Ca

表1　Ca，P代謝に関与する因子

	標的	血清の反応	機序
1）PTH	骨	Ca↑　P↑	骨吸収促進
	腎	Ca↑　P↓	遠位尿細管でのCa再吸収亢進 近位尿細管でのP分泌亢進
	ビタミンD	亢進	
2）カルシトリオール	骨	Ca↑　P↑	骨吸収促進
	腎	Ca↑　P↑	遠位尿細管に作用しCa再吸収を増加させ， 近位尿細管に作用しP再吸収を亢進
	腸管	Ca↑　P↑	腸管での吸収亢進
	PTH	抑制	
3）FGF23 Klotho	腎	Ca→　P↓	近位尿細管でのP再吸収抑制
	ビタミンD	抑制	カルシトリオールにする1α水酸化酵素を 抑制し，カルシトリオールの活性を下げる ための24水酸化酵素を促進

CKDではFGF23-Klotho系が早期から亢進する．PTHは亢進しカルシトリオールは抑制されている．

もPも活性型ビタミンDの作用により腸管から吸収され便中に排泄される．骨では骨形成によるCaの骨への沈着と骨吸収による骨から動員されるCaの量は同程度であり，正常状態であれば骨でのCa変動はない．Pも同様に正常状態では骨での変動はない．腎臓では複数のホルモンの影響を受け再吸収と分泌を行いCa，Pの調整を行っている．Ca，P代謝のかかわる代表的なホルモンはPTH（parathyroid hormone：副甲状腺ホルモン），カルシトリオール（活性型ビタミンD），FGF23（fibroblast growth factor 23：繊維芽細胞増殖因子），カルシトニンであり，Ca感知性受容体がPTHの分泌にかかわる（表1）．

1）PTH

副甲状腺の主細胞から分泌される，84個のアミノ酸からなるポリペプチドであり，腎臓と骨を標的とするホルモンである．副甲状腺においてCa感知性受容体（Ca sensing receptor：CaSR）を介してCaを感知して分泌または抑制される．骨では破骨細胞に作用し骨吸収を亢進し，血中にCaとPを動員する．またカルシトリオールの合成を促進することで，さらに骨吸収を増加させ腸管からのCa，P吸収も亢進させる．腎臓では遠位曲尿細管でCa再吸収を亢進し，近位尿細管ではPの再吸収を抑制する（Pを排泄する）．カルシトリオールは腎臓ではPの再吸収を亢進させるため，PTHはP利尿に関して相反する作用をもち，P利尿を促す側面とカルシトリオールによるP再吸収作用を促す側面がある．結果としてPTHは細胞外液中のCaを上昇させ，Pを低下（P利尿の方が強い）させる．

2）カルシトリオール

1,25（OH）$_2$ビタミンDであり，皮膚でビタミンD基質の産生，肝臓で25位の水酸化を受け，近位尿細管での1α水酸化作用をうけ合成される．骨ではPTHと同様に骨吸収を促進させ，骨からCaを動員する．腸管ではCa，Pの吸収を亢進させる．腎臓でのCaの調整は各尿細管からの再吸収によってなされており，濾過されたCaの98％を再吸収し，2％以下が尿中に排泄される．カルシトリオールは遠位尿細管に作用しCa再吸収を増加させ，近位尿細管に作用しP再吸収を亢進させる．またPTHに対してはCaとは無関係に合成を阻害する．つまりPTHはカルシトリオールの合成を促進させるが，カルシトリオールがPTHを抑制するフィードバックがある．

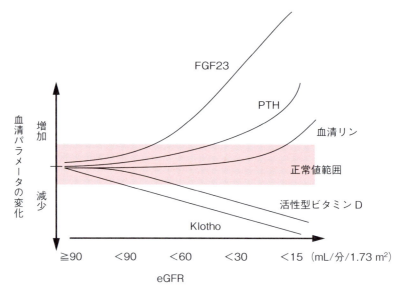

図1 腎機能低下によるミネラル関連因子の変化
CKD早期からFGF23の上昇,Klotho蛋白の低下がみられP排泄を促すが,
末期になるとPを十分に排泄できずPが上昇してくる
文献1より転載

3) FGF23

P摂取に反応して骨細胞や骨芽細胞から分泌され,PとビタミンD代謝を調整するホルモン・液性因子である.まず近位尿細管に作用し尿中P排泄を促す.また1,α-ヒドロキシラーゼの働きを阻害することでカルシトリオールを減少させ,近位尿細管でのP再吸収が低下しP排泄を促す.カルシトリオールの減少は腸管でのCa吸収を抑制し副甲状腺ではPTHの合成と分泌を抑制しCaは低下する.このように直接的,間接的に腎臓と副甲状腺に作用し血中のCa,Pを低下させる.FGF23は単独では受容体に結合せず,共受容体であるKlotho蛋白が必要である.Klothoは腎臓,下垂体,副甲状腺など限られた臓器に発現し,FGF23の臓器特異性を高めている.CKD早期にKlothoの発現は低下する.

2 CKDでの病態

慢性腎臓病では初期からPの蓄積が起きていると言われており,P利尿をはかるためPTHやFGF23の上昇がみられる.P過剰に最初に反応するのはFGF23でありP利尿の亢進が起こる.またFGF23は活性型ビタミンDの産生を抑制するため,PTH分泌が亢進しさらにP利尿を促す.そのため初期にはP排泄促進作用で血清Pは正常値内に保たれる.CKDが進行すると,P排泄機構が破綻しP蓄積が顕在化するため血清Pは上昇に転じる(図1).またビタミンDの活性化障害により腸管からのCa吸収が阻害され低Ca血症をきたしPTHが上昇する.これがCKDにおける二次性副甲状腺機能亢進症であり,低Ca血症,高P血症,PTH高値となる.二次性副甲状腺機能亢進症が進行すると,副甲状腺が腫大し,血液中のCa,P濃度が管理目標値の範囲内にあってもPTHの過剰分泌が持続する.

❸ 二次性副甲状腺機能亢進症がどのような異常をもたらすか

問題となるのは，血管石灰化と骨折リスクである．

1) 血管病変

血管においてはCa，Pの沈着により血管石灰化をきたし，心血管疾患（cardiovascular disorder：CVD）イベントの関連が示唆されている．

しかしP吸着薬による治療介入で血管石灰化について有意差は認めていない[1]．死亡に関しても有意差はなく効果は不明である．末期腎不全への進展，腎機能低下に関しては，有意差がない報告もあるが，有意差があるものでは高P血症の有無にかかわらずP吸着薬の有効性が示唆されている．

CKD-MBD病態は早期からはじまっていることから，血清P値が上昇する前からP管理を行うことの是非が問われていた．しかし早期から治療介入しても，血管石灰化，P値，PTH値，FGF23値に有意差はないとされており[1]，高P血症を認めるときに治療考慮する．CKD診療ガイドライン2023では，高P血症を認める場合は末期腎不全への進展リスクを抑える可能性があるとしている．

沈降炭酸カルシウムはCa含有のリン吸着薬であり，CKD-MBDの病態を考えると理にかなっている薬剤といえるが，他のCa非含有リン吸着薬と比べ血管石灰化を増悪させる可能性がある[2]．またCa非含有リン吸着薬が，総死亡，透析導入の低下と冠動脈石灰化スコア（coronary artery calcification score：CACS）の低下をもたらした報告もある．CKD診療ガイドライン2023[3]ではカルシウム非含有リン吸着薬はカルシウム含有リン吸着薬と比較し死亡，末期腎不全，血管石灰化の進行を軽減する可能性があるとし使用を提案している．

2) 骨病変

二次性副甲状腺機能亢進症が続くと過剰なPTHの作用により骨から多量のカルシウム，リンが溶解することにより骨密度が低下する．これにより，骨が脆弱になり骨粗しょう症をきたし，骨折リスクが増大する[3]．活性型ビタミンD製剤によりPTHが優位に低下することは示されているが，治療介入による骨折予防効果は十分なエビデンスがなく，またビタミンD製剤による高Ca血症やAKIのリスクに注意が必要である[4]．ビタミンDの作用から考えると**低Ca，低P，高PTH**がみられたときに症例ごとに**適応を検討する必要がある**．CKD診療ガイドライン2023では適応を症例ごとに検討し投与を考慮してもよいとされている．

CKDの骨粗しょう症患者に対する活性型ビタミンD製剤の投与に関して，CKD診療ガイドライン2023ではCKDステージG3a，G3bでの推奨レベルは弱いエビデンスに基づく弱い推奨となっており，G4～5では個々の病態で考慮するとなっている．

3) 生命予後

クエン酸第二鉄投与群と通常治療群のRCT（randomized controlled trial：ランダム化比較試験）ではクエン酸第二鉄群が，ヘモグロビン，トランスフェリン飽和度，血清フェリチンを有意に増加させ，血清PとFGF23を有意に減少させ，これにより年間入院回数が減少し，複合エンドポイントである死亡，透析，移植の発生率が有意に低下したことを示している[5]．しかしこれは鉄投与による影響，貧血の改善効果の結果を示している可能性がありP低下による効果か明確ではない．現状，保存期CKDにおいて生命予後を改善したとする報告はない．

表2　保存期CKDで使用可能なP吸着薬の特徴

Ca含有有無	鉄含有有無	一般名	用量	特徴・副作用
Ca含有P吸着薬		炭酸カルシウム	1回1,000 mg 1日3回　食直後	Caを含有しており，高Ca血症に注意.
Ca非含有P吸着薬	鉄非含有	炭酸ランタン	1回250 mg 1日3回　食直後 最大1日2,250 mg	希土類であるランタンを核としているが，長期投与によるランタンの体内蓄積の影響に関しては不明.
		ビキサロマー	1回500 mg 1日3回　食直前 最大1日7,500 mg	ポリマー系吸着薬であり含水により膨張し便秘になりやすい.
	鉄含有	クエン酸第二鉄	1回500 mg 1日3回　食直後 最大1日6,000 mg	本邦では鉄欠乏性貧血にも保険適用がある.

４ どのような治療がすすめられるか　どのように治療介入するか

　保存期CKDのMBDの治療はP吸着薬によるP降下療法とCa補正を目的としたビタミンD製剤が主体となる．現在保存期CKD症例に対して使用が認められているP吸着薬は，炭酸カルシウム，炭酸ランタン，ビキサロマー，クエン酸第二鉄の4種類で，Caを含有しているかで大別される（表2）．また鉄含有リン吸着薬も登場し鉄不足の観点から薬剤を選択する意義もでてきている．

　透析患者において生命予後の観点でPTH 240 pg/mL以上または60 pg/mL未満で総死亡や心血管死亡リスクが上昇することが示されていることからのPTHの目標値は60～240 pg/mLとなっているが，保存期の患者においてはまだエビデンスが不足しており明確な目標値が定まっていない．透析期の目標値に関しても欧米と比較し低く設定されているが，使用薬剤の変遷から今後PTH下限値に関して下方修正される可能性がある．高P血症の定義も明確なものはなく現状は各施設の基準を超えるものと定義される．薬剤投与による過補正に注意し定期的にモニタリングしながら薬剤を調整していく必要がある．

症例解説

　本例は蛋白制限食を指導しているが，P制限食に関しては死亡や末期腎不全への影響に関して有意差はなく[6]，薬剤による治療介入が必要である．Ca，P，PTHをみたとき何から治療介入していくか悩むことがあるが，MBDの初期の反応はPの蓄積である．Pの蓄積によりPTHが亢進しP利尿をはかるためまずはPを下げることを優先する．Pが下がればPTHの低下に期待できる．低Ca血症により不整脈や心血管イベントのリスクが高くなるとの指摘もあり，臨床的にはCaの低下もみられることが多い．カルシウム含有リン吸着薬やビタミンD製剤を使用することになるが，長期投与により高Ca血症やAKIのリスクが上昇するため定期的にモニタリングする．

まとめ

　二次性副甲状腺機能亢進症は骨折や心血管疾患のリスクとなるため各施設の基準に基づき Ca，P，PTH を是正していく必要がある．

　保存期 CKD 領域では透析期と比較しエビデンスに乏しく，患者個人の臨床背景に基づき薬剤を選択していく．

引用文献

1) 亀島佐保子, 他：保存期腎不全のミネラル代謝異常. 日本腎臓学会誌, 260：106-111, 2018

2) Toussaint ND, et al：A Randomized Trial on the Effect of Phosphate Reduction on Vascular End Points in CKD（IMPROVE-CKD）. J Am Soc Nephrol, 31：2653-2666, 2020（PMID：32917784）

3) 「エビデンスに基づく CKD 診療ガイドライン 2023」（日本腎臓学会／編），東京医学社，2023 https://jsn.or.jp/medic/guideline/pdf/guide/viewer.html?file=001-294.pdf

4) Gao Y, et al：Effects of oral activated charcoal on hyperphosphatemia and vascular calcification in Chinese patients with stage 3-4 chronic kidney disease. J Nephrol, 32：265-272, 2019（PMID：30588573）

5) Pazianas M & Miller PD：Osteoporosis and Chronic Kidney Disease-Mineral and Bone Disorder（CKD-MBD）：Back to Basics. Am J Kidney Dis, 78：582-589, 2021（PMID：33774081）

6) Saito H, et al：The safety and effectiveness profile of eldecalcitol in a prospective, post-marketing observational study in Japanese patients with osteoporosis：interim report. J Bone Miner Metab, 35：456-463, 2017（PMID：27699492）

7) Block GA, et al：A Pilot Randomized Trial of Ferric Citrate Coordination Complex for the Treatment of Advanced CKD. J Am Soc Nephrol, 30：1495-1504, 2019（PMID：31278194）

プロフィール

笹井文彦（Fumihiko Sasai）
昭和大学藤が丘病院 内科系診療センター 内科（腎臓）
日本透析医学会から CKD-MBD ガイドラインが改訂されるようです．ぜひ，最新のエビデンスもご確認ください．

下川麻由（Mayu Shimokawa）
昭和大学藤が丘病院 内科系診療センター 内科（腎臓）
大学院で研究をしつつ，移植腎病理を中心に腎病理の勉強に励んでいます．本誌をきっかけに腎臓内科に興味をもってくださると嬉しいです！

河西恵州（Keisyu Kawanishi）
昭和大学藤が丘病院 内科系診療センター 内科（腎臓）
2人の娘（2歳と0歳）の育児に翻弄されながら日常診療に励んでいます．本稿の内容が読者の皆様の診療に役立つことができれば幸いです！

第5章 CKD患者の電解質異常を診るときに知っておきたいこと

1. CKD患者の低ナトリウム血症

髙山　卓，冨永直人

● Point ●

・低ナトリウム血症は日常臨床で最もよく遭遇する水・電解質異常である

・本邦のデータでは，慢性腎臓病（CKD）の進行にともない，低ナトリウム血症の合併頻度が高くなる

・尿濃縮能と同様に，尿希釈能はCKDの進行にともない障害されるため，CKD患者で低ナトリウム血症が認められた場合は，尿希釈能にかかわる3つの要素を踏まえ，低ナトリウム血症の原因を追究する

・CKD患者の低ナトリウム血症では，CKDそのものが有す病態やCKDに合併する病態に対して使用される薬剤のみならず，栄養指導による過度な蛋白制限の影響もありうる

はじめに

　低ナトリウム（Na）血症は，日常臨床で最もよく遭遇する水・電解質異常症である．低Na血症をみとめた場合，神経学的症状から緊急性をまず判断し，治療を優先させるべきか否かを可及的すみやかに決定しなければならない．また，急性の経過と比較し，慢性の経過である場合は無症候性から軽症であることが多いが，近年では慢性低Na血症も死亡リスクを上昇させ，また，不安定歩行による転倒，骨粗鬆症や骨折との関連も示唆されている．

　CKDおよびその進行において，尿濃縮能と同様に尿希釈能も障害されるが，超高齢社会（＝多くのCKD患者の存在）にある本邦においても避けることができない障害である．さらには，サイアザイド系利尿薬をはじめとした頻用される治療薬や進行したCKDに対する食事療法（塩分制限，カリウム制限，蛋白制限）は尿希釈能をさらに低下させ，低Na血症の発症リスクを上昇させうる．

　本稿では，尿希釈能の観点を踏まえ，CKDにおける尿希釈尿低下を助長する因子の側面から，症例を交え，CKD患者にみられる低Na血症に関して概説する．

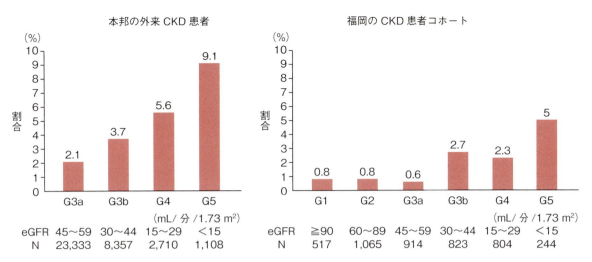

図1 本邦でのCKD患者における低Na血症の割合
文献2, 3を参考に作成

> **症例**
> 　80歳女性．左腎盂癌再発で化学療法中のCKDステージG3bであった．入院中，GC療法（ゲムシタビン＋シスプラチン）4コース目が施行されたが，退院後より嘔気の増悪のため臨時受診となった．退院後の2日間で血清Na濃度（[Na^+]）138 mmol/Lから117 mmol/Lまで低下しており，同日の夕方に腎臓内科コンサルトとなった．軽度の意識レベル低下（GCS E3V4M6）を認めたが，血圧や体重（68 kg，入院中66〜68 kg）に大きな変化を認めなかった．
> 【血液検査データ】
> [Na^+] 117 mmol/L，[K^+] 3.7 mmol/L，[Cl^-] 79 mmol/L，BUN 14.9 mg/dL，Cr 0.92 mg/dL，TP 8.4 g/dL，Alb 4.8 g/dL，Glu 173 mg/dL，浸透圧 245 mOsm/kg・H_2O
> 【尿検査データ】
> [Na^+] 92 mmol/L，[K^+] 57 mmol/L，UN 483 mg/dL，浸透圧 530 mOsm/kg・H_2O

1. 低Na血症の頻度

　低Na血症の発生率は定義やスクリーニングされる集団によって異なるが，血清[Na^+] 135 mmol/L未満とした場合の院内発生は15〜22％で認められ，より進行した血清[Na^+] 130 mmol/L未満では1〜4％，120 mmol/L未満は1％未満とされる．外来患者では7％程度であるが，入院を要する急性期では38％までとの報告もあり，また高齢者ではその罹患割合が高くなることが知られている[1]．本邦における外来CKD患者の約3万5千人規模のデータベースからは，CKDの進行に従って低Na血症の割合が上昇することがわかり[2]（図1，左），また，福岡にて腎臓専門医で治療されている4,000人以上のCKD患者のコホートでは，推算糸球体濾過量（eGFR）が保たれている患者と比較し，eGFRが低下した（CKDステージG3b以降）患者で低Na血症の割合がより上昇していることが明らかとなった[3]（図1，右）．

表1　低Na血症の分類

血清Na濃度（mmol/L）		発症からの時間経過		中枢神経症状の重症度	
軽度	130以上135未満	急性	経過が48時間未満	無～軽度	・集中困難 ・易刺激性 ・気分変容 ・抑うつ ・原因不明の頭痛
中等度	125以上130未満			中等度	・精神状態の変化 ・見当識障害 ・錯乱 ・説明のつかない悪心 ・不安定歩行
重度	125未満	慢性	経過が48時間以上 （もしくは経過不明）	重度	・昏睡 ・知覚鈍麻 ・痙攣発作 ・呼吸窮迫 ・嘔吐

文献4，5を参考に作成

2. 低Na血症の分類と臨床像

　低Na血症には表1のように3つの分類があるが，実際には血清［Na^+］による分類は診断に用い，発症の時間経過や神経学的症状による分類は治療を検討するにあたって有用である．

　低張性低Na血症では，細胞外から細胞内に水が移動することにより脳浮腫が生じる．脳は頭蓋骨に囲まれており，脳浮腫が生じると頭蓋内圧が上昇し，さまざまな中枢神経症状をきたす．中枢神経症状の重症度は低Na血症の進行速度により左右され，発症から48時間未満は急性と定義され，48時間以上経過したものは慢性と定義される[4]．通常，慢性低Na血症は急性低Na血症に比べると症状は軽度であり，血清［Na^+］が125 mmol/L未満になると症状が出現してくるようになることが多い．しかしながら，しばしば血清［Na^+］が120 mmol/L未満になるまで明らかな症状が出現しないこともある．このように慢性低Na血症では症状が軽度であることが多いが，これは時間経過に伴い，脳細胞内から脳細胞外にK^+とNa^+が排泄され，続いて有機の浸透圧物質（グルタミン酸，ミオイノシトールなど）が排泄されることにより脳細胞内外の有効浸透圧差が減少し，結果として脳浮腫が軽減されていくからである．

3. 低Na血症と死亡率，骨粗鬆症と骨折リスク，在院日数

　急性や重度の低Na血症が死に至ることは理解されていたが，軽度から中等度の慢性低Na血症の死亡との影響はあまり重要視されてこなかった．しかし，軽度の低Na血症においても死亡率の上昇が報告されるようになり，肺炎，心不全，心筋梗塞，肝硬変などの基礎疾患によらない上昇が示された[6]．また，低Na血症は骨粗鬆症および脆弱性骨折のリスク上昇に関連し，罹患期間と重症度とのリスクは比例している[7]．在院日数も平均3.2日増加し，入院費用増加も示唆されている[8]．このような背景から慢性軽度の低Na血症においても治療介入の必要性が論じられている．前述の通り，本邦のデータでは，CKDステージの進行にともない，低Na血症の合併頻度が上昇するため，この観点からも重要である．

4. 水・Naバランスの異常

1 血漿浸透圧と有効血漿浸透圧（血漿張度）

浸透圧は単位体積あたりの水（溶媒）に含まれる溶質の分子の総数に比例し，1 Lの水に溶解した容量浸透圧（osmolarity）による単位mOsm/Lと1 kgの水に溶解した重量浸透圧（osmolality）による単位mOsm/kg・H$_2$Oがあるが，生理的には温度に影響を受けないなどの理由で，後者が用いられる．血漿浸透圧（plasma osmolality）は凝固点降下法により実測され，これは浸透圧と水溶液の凝固点降下度は比例することから凝固点温度より求められる[9]．また，血漿浸透圧は下記の式から血清[Na$^+$]，ブドウ糖（glucose：Glu），尿素窒素（blood urea nitrogen：BUN）より概算することができる．

$$\text{血漿浸透圧 (mOsm/kg・H}_2\text{O)} = 2 \times [\text{Na}^+]\text{ (mmol/L)} + \frac{\text{Glu (mg/dL)}}{18} + \frac{\text{BUN (mg/dL)}}{2.8}$$

水は半透膜を介すと低モル濃度の溶液から高モル濃度の溶液へと移動する．この現象が浸透であり，この際に働く水を移動させる力が有効浸透圧である．張度は有効浸透圧物質となる粒子（有効浸透圧物質），つまり細胞内外で移動が制限されて，半透膜となる細胞膜を通して有効浸透圧を発揮する粒子のみにより発生する．通常，尿素は多くの細胞膜で透過性が高いので細胞内外を自由に移動するため張度に寄与せず，下記の式で表される．

$$\text{有効血漿浸透圧（血漿張度）(mOsm/kg・H}_2\text{O)} = 2 \times [\text{Na}^+]\text{ (mmol/L)} + \frac{\text{Glu (mg/dL)}}{18}$$

このとき，ブドウ糖は通常では90 mg/dL以下で，張度への影響が5 mOsm/kg・H$_2$Oにしかならず，基本的に血清[Na$^+$]が張度に対して大部分の影響を与え，その変化で細胞内外への水の移動により細胞は膨張したり萎縮したりする．なお，進行した保存期CKD患者ではBUNが高値を示すが，前述の通り，BUNは細胞内外を自由に移動するため，有効血漿浸透圧には寄与しない．

2 尿浸透圧と溶質

ヒトにおいて尿浸透圧は約50〜1,200 mOsm/kg・H$_2$Oの範囲で調節される．1日の平均尿中溶質排泄量（蛋白代謝による尿素や電解質）は10 mOsm/kg・体重または600〜900 mOsmとされる．例えば600 mOsmの溶質を尿排泄するためには，尿浸透圧が50 mOsm/kg・H$_2$Oと最大限に希釈された場合，600（mOsm）÷50（mOsm/kg・H$_2$O）= 12 Lとなり，12 L以上の水分摂取がなければ原則として体内水分貯留にはつながらず，結果として低Na血症にはならない．しかしながら，CKD進行にともない尿希釈能は損なわれていき，CKDステージG4〜5の進行で濃縮能の障害からしだいに希釈能も障害され，尿浸透圧は300 mOsm/kg・H$_2$O（等張尿）へと漸近していく[10]．つまり体調不良などで溶質摂取量が300 mOsmに減少した場合，1 L程度の水分摂取で容易に低Na血症を発症しうることがわかる．

3 尿希釈機構とCKD

腎近位尿細管においてNa$^+$と水の移動は等張性であるが，ヘンレループ下行脚では水の再吸収で尿浸透圧は上昇していき，ヘンレループの太い上行脚では水の再吸収はなくなる一方でNa$^+$と

Cl⁻の再吸収により尿は希釈されていく．尿希釈は以下の3つのステップが重要である．①**腎遠位ネフロンへの十分な量の原尿が到達すること**，②**水が不透過な腎尿細管セグメント（主にヘンレループの太い上行脚）でNa⁺とCl⁻が再吸収されて希釈されること**，③**抗利尿ホルモンとも呼ばれるアルギニンバソプレシン（arginine vasopressin：AVP）が腎集合管で作用しないこと**である[11]．

1）腎遠位ネフロンへの原尿到達

通常，糸球体から濾過された原尿の約83％が近位尿細管で再吸収される．遠位ネフロンへの到達する原尿は糸球体濾過量（glomerular filtration rate：GFR）から腎近位尿細管で再吸収量を引いたものであり，この量が少ないと腎集合管においてAVP非依存的な水の再吸収（residual water permeability：遠位ネフロンでは基本的にAVP依存で水の再吸収が起こるが，腎髄質内層集合管においてはAVP非依存的に，腎盂の収縮や間質と集合管管腔内の浸透圧較差などより水の再吸収が生じている）により尿は濃縮する．GFR低下と腎近位尿細管での再吸収亢進は遠位ネフロンへの到達する原尿を減少させる．CKDで降圧効果や浮腫の是正でよく使用されるサイアザイド系利尿薬は細胞外液量を減少させ，GFR低下と腎近位尿細管の再吸収亢進より遠位ネフロンへの到達原尿量を減少させ，さらに細胞外液減少はAVP分泌を亢進させ，低Na血症のリスクとなる．

2）Na⁺とCl⁻の再吸収

ヘンレループ上行脚から腎遠位尿細管は水の透過性がなくなり，Na⁺とCl⁻が再吸収され尿は希釈されていく．CKDでは尿中Na排泄が亢進しており，この希釈セグメントでのNa再吸収機構が低下していると考えられている．

3）AVPの不作用

AVPが作用する結果としてのV2受容体活性化がないと，水チャネルであるアクアポリン（aquaporin：AQP）を介した水の再吸収は減少し，腎集合管において残存水透過性を除いた量が尿中へと排泄される．CKDでは腎集合管におけるAVPの反応性低下と濃度上昇が認められている[12]．

4 低Na血症の決定因子と治療戦略

低Na血症の病態を考えるにあたり，下記のEdelman式は簡潔で有用である．これは血清［Na⁺］の決定因子は体内の交換可能なNa⁺［total exchangeable body sodium（Na_e^+）］とK⁺［total exchangeable body potassium（K_e^+）］と体内総水分量（total body water：TBW）であることが示されている[13]．

●Edelman式

血清［Na⁺］＝ Total body（Na_e^+＋K_e^+）/TBW

低Na血症が生じる状況はNa⁺やK⁺の摂取不足や喪失に加え，維持には水排泄の障害（溶質摂取不足もその一因）と継続的な水分摂取がなされている（なされてしまっている）ことを理解することが重要である．治療において重要なことは，急性/中〜重度といったすみやかに血清［Na⁺］を上昇させる必要がある場合にはEdelman式の分子にあるNa⁺負荷を増やすことに働きかけ，慢性/無〜軽度では浸透圧性脱髄症候群（osmotic demyelination syndrome：ODS）に注意しながらEdelman式の分母である体内にある余剰な水分を減らしていくことである．

表2 急性/中〜重度症状の症候性低Na血症の治療

	米国リコメンデーションズ 2013[14]	欧州ガイドライン 2014[15]
重度	3%NaClボーラス投与 （100mLを10分以上かけて） （必要に応じて3回まで）	3%NaClボーラス投与 （150mLを20分以上かけて） （必要に応じて2, 3回まで）
中等度	3%NaCl持続投与 （0.5〜2mL/kg/時）	3%NaClボーラス投与 （150mLを20分以上かけて） （1回投与）

文献14〜16を参考に作成

5. 低Na血症の治療（特にCKD合併の観点から）

CKD患者の低Na血症の治療は基本的には非CKD患者と同様である．急性/中〜重度の症候性低Na血症では脳浮腫を改善させるため血清 $[Na^+]$ をすみやかに上げなければならず，一方で，慢性/無〜軽度の症候性低Na血症ではODSの発症を予防するためにすみやかに上げてはならない．この点は治療上，大きな差異である．

1 急性/中〜重度症状の症候性低Na血症

低Na血症に対する以前の治療法は水分制限が中心であり，その効果は不十分であることに加え，それ以外にも一貫した治療のストラテジーはなかった．これを受け2013年に米国リコメンデーションズ[14]と翌2014年に欧州ガイドライン[15]が作成された（表2）．臨床症状に重きをおき，どちらも重度では3%NaCl（ $[Na^+]$ ＝513mmol/L）のボーラス投与が推奨されるが，中等度では3%NaClのボーラス投与（欧州ガイドライン）と持続投与（米国リコメンデーションズ）とで異なっている[16]．近年は3%NaClのボーラス投与の方がよりすみやかな血清 $[Na^+]$ の上昇および中等度〜重度の中枢神経症状の改善が認められ，また過速度補正リスクも低いとする報告がなされ，3%NaClボーラス投与の有効性と安全性が示唆されている[17, 18]．3%NaClなど高張食塩水を使用した際は10%以上に急峻な過速度補正が発生するとされ[19]，頻繁（1〜4時間）に時間当たりの尿排泄量，血清 $[Na^+]$ のモニタリングが必要である．

血清 $[Na^+]$ 4〜6mmol/L/日の上昇は脳浮腫に起因する神経学的症状を軽減するには十分とされ，逆に8mmol/L/日を超える過速度補正でODSがみられるようになってくる．特にODSの高リスク患者（血清 $[Na^+]$ ≦105mmol/L，低K血症，低栄養，アルコール中毒，重度肝疾患）では，補正速度が＋8mmol/L/日を超えてしまう場合は血清 $[Na^+]$ の補正上限への再低下（低血清 $[Na^+]$ への再誘導）が検討される（図2）．

2 慢性/無〜軽度症状の症候性低Na血症

細胞外液量の欠乏がある場合はODSに注意しながら等張NaCl液の補充，細胞外液量の過剰では水分制限が基本となる．細胞外液量の正常な低Na血症は最も頻度の高い病態であり，中でも不適切抗利尿症候群（syndrome of inappropriate antidiuresis：SIAD）が多い．

1）第一選択：水分制限

SIADに対する治療法は多岐にわたるが，米国リコメンデーションズと欧州ガイドラインともに第一選択は水分制限である（表3）．水分制限は通常1L/日以内に制限するが，治療初期は24時間の尿量よりも500mL少ない量に制限するべきという意見もある[20]．水分制限に関して表4のような不応因子が知られており，2〜3割程度で水分制限のみではよくならず他の治療法が必要となる[21, 22]．

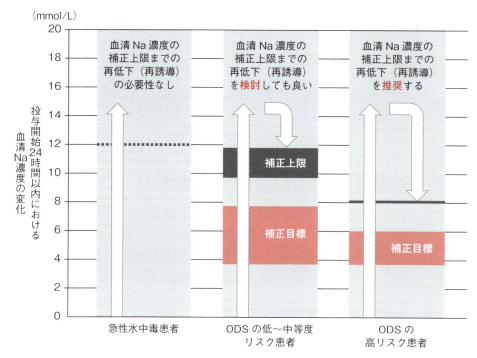

図2 ODS発症リスクから推奨される低Na血症の補正目標（■）と補正上限（■）
急性低Na血症や痙攣や昏睡といったような重度の神経症状ではすみやかに血清［Na⁺］4〜6 mmol/L/日の上昇をめざす．真の急性低Na血症では補正速度を制限させる必要はないが，急性か慢性か明確ではない場合はODSリスクを加味した補正上限を設け，特にODSの高リスク患者では，過速度補正となった場合は補正上限への再低下（低血清［Na⁺］への再誘導）が推奨される．
文献21より引用

表3 慢性／無〜軽度症状の症候性低Na血症（SIAD）の治療

	米国リコメンデーションズ 2013[14]	欧州ガイドライン 2014[15]
第一選択	水分制限	
第二選択	・バプタン ・尿素 ・デメチルクロルサイクリン	・バプタンは推奨しない ・経口ナトリウムに加えて尿素またはループ利尿薬 ・リチウム製剤やデメチルクロルサイクリン

文献14〜16を参考に作成

表4 水分制限の推奨事項と不応に関する予測因子

一般的な推奨事項
・水のみならず，すべての飲料を制限する
・24時間尿量より 500 mL/日減らした水分制限を目指す
・指示がない限りは，塩分や蛋白摂取を制限してはならない
水分制限不応に関する予測因子
・高い尿浸透圧（＞500 mOsm/kg・H₂O）
・尿中（[Na⁺]＋[K⁺]）＞血清［Na⁺］
・尿量 ≦ 1,500 mL/日
・血清Na濃度の上昇＜2 mmol/L/日（水分制限1 L/日未満の条件下）

文献16を参考に作成

2) 第二選択：水排泄促進

他の治療として本邦でも承認されているバプタン（orトルバプタン）は欧州ガイドラインでは推奨されていないが，本邦で認可されていない尿素は，米国リコメンデーションズと欧州ガイドラインで第二選択としてともに推奨されている．これは尿素といった溶質を負荷させることで，腎からの水排泄（溶質利尿に付随して生じる二次性の水排泄）を促進させる．通常，食事由来の蛋白は代謝されるとアンモニア（NH_3）が産生されるが，尿素回路により2分子のNH_3と1分子のCO_2から尿素 $[CO(NH_2)_2]$ が合成され尿中から排泄される．例えば，食事で蛋白50 gが含まれるとして，そのうち約20％が窒素（10 g）である．尿素として排泄する際，窒素原子2つを含んでいるため（2N ＝ 28），10 ÷ 28 ≒ 0.36 Osm ＝ 360 mOsmの溶質負荷となる．進行したCKD患者では，そのGFR低下による尿希釈能低下に加え，栄養指導による塩分制限，カリウム制限，蛋白制限によって溶質摂取量が少ないことも，腎からの水排泄減少に寄与している可能性がある[23]．こういった背景からも慢性低Na血症を認めるようなCKD患者では画一的な蛋白制限を見直すことも検討されうる．

> ### 提示症例の経過
>
> 2日の経過，嘔気症状から急性/中等度の症候性低Na血症であり，尿（$[Na^+]$ ＋ $[K^+]$）＞血清 $[Na^+]$ であるため，進行性に重度の症状へ悪化する可能性があった．CKDの有無にかかわらず，すみやかに脳浮腫を軽減させる必要があり，3％ NaCl 150 mLボーラス投与を30分で行った（症状が切迫していたらより短時間で投与して神経学的症状を再評価していく必要がある）．低張性低Na血症で尿浸透圧は高く，細胞外液量減少や内分泌系検査の異常は示唆されず，抗腫瘍薬およびその仕様に伴う嘔気による不適切なAVP分泌によってSIADが生じたと考えられた．3％ NaClのボーラス投与後，悪心症状はすみやかに改善し，2時間後の血清 $[Na^+]$ は120 mmol/Lまで上昇した．血清 $[Na^+]$ は24時間で6 mmol/Lの上昇を目標とした．

おわりに

CKDではGFRの低下に加え，種々の因子で尿希釈能が低下しやすい状態にある．CKD患者の低Na血症では，尿希釈能にかかわる3つの要素を理解したうえで，どの要素が何によって障害されているのかを適切に判断しなければならない．そのうえで，水分制限のみならず，進行したCKD患者では蛋白制限の緩和や被疑薬の休薬を含めた治療オプションを適切に検討することが重要である．

引用文献

1) 「National Kidney Foundation Primer on Kidney Diseases , 8th Edition」（Gilbert SJ, et al, eds），Elsevier, 2023

2) Sofue T, et al：Prevalences of hyperuricemia and electrolyte abnormalities in patients with chronic kidney disease in Japan：A nationwide, cross-sectional cohort study using data from the Japan Chronic Kidney Disease Database（J-CKD-DB）．PLoS One, 15：e0240402, 2020（PMID：33057377）

3) Inoue M, et al：Prevalence of hyponatremia and associated factors in patients with chronic kidney disease：the Fukuoka Kidney Disease Registry（FKR）study. Clin Exp Nephrol, 27：1023-1031, 2023（PMID：37642786）

4) Spasovski G, et al：Clinical practice guideline on diagnosis and treatment of hyponatraemia. Eur J Endocrinol,

170：G1-47, 2014（PMID：24569125）

5）Verbalis JG：Emergency management of acute and chronic hyponatremia.「Endocrine and Metabolic Emergencies」（Matfin G），p359, Wiley-Blackwell, 2018

6）Corona G, et al：Moderate hyponatremia is associated with increased risk of mortality：evidence from a meta-analysis. PLoS One, 8：e80451, 2013（PMID：24367479）

7）Usala RL, et al：Hyponatremia Is Associated With Increased Osteoporosis and Bone Fractures in a Large US Health System Population. J Clin Endocrinol Metab, 100：3021-3031, 2015（PMID：26083821）

8）Corona G, et al：The Economic Burden of Hyponatremia：Systematic Review and Meta-Analysis. Am J Med, 129：823-835.e4, 2016（PMID：27059386）

9）Rasouli M：Basic concepts and practical equations on osmolality：Biochemical approach. Clin Biochem, 49：936-941, 2016（PMID：27343561）

10）Bricker NS, et al：Observations on the concentrating and diluting mechanisms of the diseased kidney. J Clin Invest, 38：516-523, 1959（PMID：13641402）

11）「Fluid, Electrolyte, and Acid-Base Physiology, 5th edition」（Kamel KS & Halperin ML），Elsevier, 2016

12）Arzhan S, et al：Dysnatremias in Chronic Kidney Disease：Pathophysiology, Manifestations, and Treatment. Front Med（Lausanne），8：769287, 2021（PMID：34938749）

13）Edelman IS, et al：Interrelations between serum sodium concentration, serum osmolarity and total exchangeable sodium, total exchangeable potassium and total body water. J Clin Invest, 37：1236-1256, 1958（PMID：13575523）

14）Verbalis JG, et al：Diagnosis, evaluation, and treatment of hyponatremia：expert panel recommendations. Am J Med, 126：S1-42, 2013（PMID：24074529）

15）Spasovski G, et al：Clinical practice guideline on diagnosis and treatment of hyponatraemia. Eur J Endocrinol, 170：G1-47, 2014（PMID：24569125）

16）Hoorn EJ & Zietse R：Diagnosis and Treatment of Hyponatremia：Compilation of the Guidelines. J Am Soc Nephrol, 28：1340-1349, 2017（PMID：28174217）

17）Garrahy A, et al：Continuous Versus Bolus Infusion of Hypertonic Saline in the Treatment of Symptomatic Hyponatremia Caused by SIAD. J Clin Endocrinol Metab, 104：3595-3602, 2019（PMID：30882872）

18）Baek SH, et al：Risk of Overcorrection in Rapid Intermittent Bolus vs Slow Continuous Infusion Therapies of Hypertonic Saline for Patients With Symptomatic Hyponatremia：The SALSA Randomized Clinical Trial. JAMA Intern Med, 181：81-92, 2021（PMID：33104189）

19）Sterns RH, et al：Treating profound hyponatremia：a strategy for controlled correction. Am J Kidney Dis, 56：774-779, 2010（PMID：20709440）

20）Robertson GL：Regulation of arginine vasopressin in the syndrome of inappropriate antidiuresis. Am J Med, 119：S36-S42, 2006（PMID：16843083）

21）Verbalis JG, et al：Diagnosis, evaluation, and treatment of hyponatremia：expert panel recommendations. Am J Med, 126：S1-S42, 2013（PMID：24074529）

22）Garrahy A, et al：Fluid Restriction Therapy for Chronic SIAD；Results of a Prospective Randomized Controlled Trial. J Clin Endocrinol Metab, 105, 2020（PMID：32879954）

23）Sumi H & Tominaga N：Potential influence of dietary guidance for advanced chronic kidney disease：Prevalence of hyponatremia and associated factors in patients with chronic kidney disease：the Fukuoka Kidney Disease Registry（FKR）study. Clin Exp Nephrol, 28：175-176, 2024（PMID：37847438）

もっと学びたい人のために

1）「低 Na 血症―体液・水電解質異常の臨床とその理解」（柴垣有吾 / 監修，冨永直人，椙村益久，志水英明 / 監訳），中外医学社，2021

2）角 浩史，冨永直人：低ナトリウム血症〜その病態に基づいた鑑別診断〜．日本内科学会雑誌, 111：902-911, 2022

3）Tominaga N & Verbalis JG：Pathophysiology, Evaluation, Outcomes, and Treatment of Hyponatremia.「Electrolytes and Acid-Base Disorders in Nephrology Self-Assessment Program（nephSAP）」,（Sheridan AM. & McGrath MM, ed），the American Society of Nephrology, pp2074-2089, 2022

プロフィール

髙山 卓（Suguru Takayama）

聖マリアンナ医科大学 腎臓・高血圧内科／
University of Utah Division of Nephrology and Hypertension

大学生時代に病態生理に惹かれて腎臓内科を志しました．内科専攻医1期生になり，エンドレスに思えたJ-OSLERも気がついたら終了していました．過剰な労働が出来づらい時代になってきましたが，若手のうちに少し無理をして目標を達成してみると，見えてくる世界が広がる気がしています．

冨永直人（Naoto Tominaga）

川崎市立多摩病院 腎臓・高血圧内科

今，日本が閉塞感につつまれている原因として，若い人たちが自分の未来・将来を描きづらい，描くことができない環境（忖度が蔓延る社会）であるからのように思います．そこで壁にぶつかってしまい，自分で自分の未来・将来を考えることを後回しにしてしまう・・，そういう状況ではないでしょうか？ 結果として，自分で決断せずに，忖度しながら周りに流されてしまっていないでしょうか？ もちろん，それで物事が上手くいっていればよいですが，いったん物事が上手くいかなくなった際，そこにあるのは後悔しかないと思います．これからの日本・世界の未来を担う若い皆さんには，「反省はするけど，後悔はしない」という人生を歩んでほしいです．人生は一度きりです．自分の人生を歩んでください，他人の人生ではなくて．

第5章　CKD患者の電解質異常を診るときに知っておきたいこと

2. CKD患者の高カリウム血症

伊藤麻里江，高見礼示，曽根寧莉

Point

・高カリウム血症は致死的となりうる疾患である．まずは心電図により緊急度を見極める

・緊急性が高ければすみやかに治療を行い，同時に原因検索をする

・初期は細胞内へのシフト，長期的には体外への排出を促進する治療をする

はじめに

症例

70歳男性．もともとIgA腎症によるCKDステージG4A3で当院腎臓内科かかりつけ．自宅での失神，その後の体動困難で救急搬送された．到着時血圧100/50 mmHg，心拍数35/分，体温36.0℃，呼吸数16/分，SpO_2 98％RA，意識はGCSE3V4M6で，心電図で徐脈，P波減高，1度房室ブロック，テント状T波をみとめ，血液検査ではK 7.0 mEq/L，BUN 80 mEq/L，Cr 4.0 mg/dL，pH 7.28，HCO_3^- 17.0 mEq/Lだった．3週間前の前回外来受診時はK 5.0 mEq/L，BUN 30 mg/dL，Cr 2.5 mg/dL程度だった．内服薬はオルメサルタン1回20 mg 1日1回，重曹1回0.5 g 1日2回，アルファカルシドール1回0.25μg 1日1回だった．

1. 病態と診断

1 血清カリウム値と血液ガス

血液検査で容易に診断できる．ただし，**溶血**による偽性高カリウム血症に注意する．血球過多の場合，凝固時に血球からカリウムが放出されるが，この現象は血液ガスでは起こらない．酸塩基平衡異常の検索を含め血液ガスも確認する．血液ガスは結果が即時にわかるのでフォローに使用しやすいが，血漿カリウム（血液ガス）は血清カリウムに比して0.1〜0.7 mEq/L低い．

2 原因検索

1）内因性と外因性

原因として内因性か摂取過多・排泄減少などの外因性か判断する．癌や腹腔内出血，絞扼性イレウスなどの組織崩壊による内因性高カリウム血症は重篤で治療抵抗性となり，原因を除去しな

い限り持続的な血液透析を施行しても改善しない可能性がある．なお，腎機能が正常な場合は摂取過多のみで高カリウム血症をきたすことは稀であるが，CKDステージG3a（eGFR ≦ 59 mL/分/1.73 m²）の軽度の腎機能障害を持つ場合はリスクとなる[1]．

点滴加療時は点滴中のカリウム量を確認し，減量する．レニン・アンジオテンシン・アルドステロン系（RAAS）阻害薬，カリウム保持性利尿薬による抗アルドステロン作用により，腎からのカリウム排泄が抑制されるので，高カリウム血症時は休薬する．脱水，過降圧による腎前性急性腎障害が増悪因子である可能性があるので適宜補正する．

2）高カリウムと心腎連関

高カリウム血症にはしばしば急性腎障害［AKI：新規発症と慢性腎臓病の急性増悪（AKI on CKD）を含む］と心不全を合併する．高カリウム血症，腎機能障害，心不全がある場合，腎機能障害が原因で高カリウム血症が起こり，徐脈，心不全をきたした可能性と，心不全が原因で腎機能障害，高カリウム血症を起こした場合がありうる．高カリウム補正の後に不整脈や心不全がないか今一度確認する．

●ここがピットフォール
隠れている不整脈，心不全を見逃さない！

2. 治療

まずは心電図により緊急性を判断する（図1）．心電図異常があるかK > 6.5 mEq/Lで心筋細胞膜電位の安定化のためカルチコールを投与する．なお，ジギタリス投与中の患者はジギタリス中毒が出やすいので点滴静注などさらに緩徐に投与する．慢性的に高カリウム血症がある場合は心電図異常をみとめない場合もしばしばあるが，急激な変化の場合は比較的低値でも心電図変化をみとめることがある．

●ここがポイント
血清カリウム値だけで重篤性を判断せず，必ず心電図を確認する！

1 最初の治療—細胞内シフト

1）GI療法

まずはGI療法（グルコース・インスリン療法）を施行する場合が多い．インスリン作用によりブドウ糖とカリウムを細胞内にとり込ませる．腎機能障害患者や高齢者では低血糖を起こしやすいのでインスリン量を減量する．GI後に低血糖のリスクがある場合は血糖測定をくり返したり10 %ブドウ糖の点滴静注を継続する場合もある．効果発現は30分程度，持続時間は4〜6時間程度．

●ここがポイント
一時的にカリウムを細胞内に移動させるのみの治療であるため，漫然と続けずすみやかに2の治療に移る！

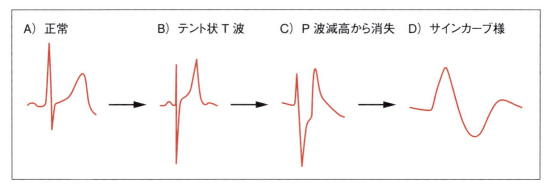

図1 高カリウム血症の心電図異常
心電図異常は正常（A）からまず幅が狭く左右対称の尖鋭化したテント状T波（胸部誘導でわかりやすい）をみとめる（B）．次に心房筋の興奮抑制・消失によるP波減高から消失をみとめる（C）．さらに房室伝導，心室内伝導が抑制されるとPQ間隔の延長，QRS間隔の延長を生じる．さらに増悪するとwide QRSがサインカーブ様（D）となり，やがて心停止となる．また，心室内伝導の遅延により各所でマイクロリエントリが生じ，心室細動となる場合もある[7]．
文献1を参考に作成

2) β2刺激薬

β2刺激薬によるカリウム低下も可能である．静注・吸入どの経路によっても低下が期待できるが，心負荷になる可能性があり適応外使用でもあるため筆者には経験がない．効果発現は30分程度，持続時間は2〜4時間程度．

3) 重炭酸

pH＜7.2の重篤なアシドーシスがある場合は重炭酸投与による補正を考慮する．

> ●処方例
> 1. グルコン酸カルシウム（カルチコール®）10 mLを緩徐に静注．（ジギタリス投与中の場合：グルコン酸カルシウム10 mLを生食100 mLに溶解して30分以上かけて点滴静注）
> 2. 50％ブドウ糖40 mL＋インスリン4 Uを緩徐に静注．適宜くり返す

2 長期的な治療―体外への排泄

細胞内シフトは一過性の効果しか認めず，後でリバウンドを起こすため体外排泄が必須となる．以前までは腎機能が維持されていればフロセミドによる尿中排泄促進，尿中排泄が期待できなければ血液透析を施行していた．ポリスチレンスルホン酸ナトリウム（ケイキサレート®）やポリスチレンスルホン酸カルシウム（カリメート®，アーガメイト®ゼリー）などのカリウム吸着薬は持続時間が短いことから，主に慢性期のカリウム低下を目的として使用することが多かった．近年，ジルコニウムシクロケイ酸ナトリウム水和物（ロケルマ®）で便中排泄をより強力に促進できるようになったため急性期にも積極的に使用されるようになった．カリウム値をフォローしながら治療法を選択する．

1) 便からの排泄

上述の通りジルコニウムシクロケイ酸ナトリウム水和物（ロケルマ®）の登場により高カリウム血症の急性期治療が変化した．腎機能障害患者はカリウムの尿中排泄量が減少している分便中排泄が亢進している[2]．ジルコニウムシクロケイ酸ナトリウム水和物により持続的な経腸管排泄

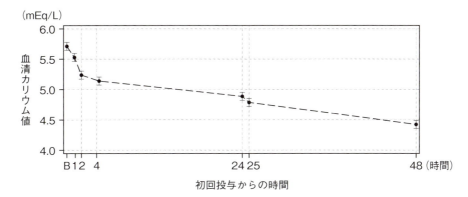

図2　ジルコニウムシクロケイ酸ナトリウム水和物投与後の血清カリウムの平均値の推移
HARMONIZE Global試験においてジルコニウムシクロケイ酸ナトリウム水和物を1回10g，1日3回投与した補正期において，上記の平均血清カリウム値の低下をみとめた．
文献8より引用

が可能になったため，軽度の高カリウム血症であれば同薬のみで改善が期待できる．国際共同第Ⅲ相試験（HARMONIZE Global試験）では1回10gを1日3回投与した開始48時間で，平均1.28 mEq/L低下した（図2）．急性期は1回10gを1日3回（2～3日間），それ以降維持に用いる場合は1回5gを1日1回とする．

2）尿からの排泄

利尿があれば補液や利尿薬投与により尿中排泄を促進させる．腎機能障害が高度で乏尿・無尿の場合や利尿薬反応性に乏しい場合は下記の血液透析を選択する．

●処方例
1. ジルコニウムシクロケイ酸ナトリウム水和物（ロケルマ®）5 g/包
　　1回2包　1日3回　朝昼夕食後　2～3日間
2. フロセミド（ラシックス®）40 mg 静注

3）血液透析

上記の治療に抵抗性の場合や高カリウム血症が重篤な場合などは，確実なカリウム低下効果を得るためには血液透析を施行する．特に末期腎臓病患者では尿からの排泄は望めず，AKI on CKDにより尿毒症，アシドーシス，うっ血性心不全など他の病態を合併している場合もあるため選択されやすい．カリウムは低分子であるため初回は2時間程度で十分な低下効果をみとめるが，細胞内からのリバウンドが起こりうる．頻回にカリウム値をフォローし，尿量や腎機能の経過に応じて透析頻度や時間を検討する．

4）長期的な管理

CKD患者において血清カリウムの目標値は4.0～5.5 mEq/Lである[4]．慢性的な高カリウム血症では栄養指導，適宜ポリスチレンスルホン酸系薬剤，ジルコニウムシクロケイ酸ナトリウム水和物などのカリウム吸着薬を処方する．その際便秘や腹部症状に注意する（カリウムの便中排泄を低下させるので便秘も高カリウム血症リスクである）．

また副作用や内服形状からアドヒアランス不良となりやすいため，内服状況を確認する．ポリスチレンスルホン酸系薬剤であれば最もカリウム摂取が多そうな食事の付近で内服とする．入院中であれば不適切な食事や輸液がないか確認する．

進行したCKD患者において，RAAS阻害薬，カリウム保持性利尿薬を長期的な腎保護・心保護効果を期待して一時的な休薬とするか，高カリウム血症やeGFR低下効果を考えそのまま中止とするかに関しては議論があった．Advanced Lectureに詳述する．

提示症例の経過

心電図異常，循環の異常（徐脈，低血圧）を伴う高カリウム血症であり，バスキュラーアクセスカテーテル挿入などの透析準備をしつつ，カルチコール静注，GI療法を行った．GI療法でK 6.0 mEq/Lになり，血圧 120/60 mmHg，心拍数 60となった．透析開始し2時間でK 4.0 mEq/Lに改善し，到着時から無尿であったが徐々に尿量が確保できた．リバウンドを考慮してジルコニウムシクロケイ酸ナトリウム水和物1回10 g 1日3回を開始した．

病歴聴取すると，1週間前に嘔気，下痢があり，症状は改善していたものの摂食不良が継続し，バナナだけ食べていたとのことだった．服薬はまじめにしており，もともと血圧 140/90 mmHg程度であったところ収縮期血圧 100程度が続いていた．脱水，低血圧による腎前性AKI on CKDと考え，オルメサルタンをいったん中止した．

3日後には腎機能はもとのレベルとなり，K 4.0 mEq/Lとなったのでジルコニウムシクロケイ酸ナトリウム水和物を中止し，透析は1回のみで離脱した．入院中の心エコーで異常所見はみとめず，心電図も正常範囲となった．血圧 150/90 mmHg程度となったことからオルメサルタンを順次再開してKが上がらないことを確認した．家族と本人にカリウム制限を含めた栄養指導と，低血圧時の内服調整（収縮期血圧＜110が継続するときはオルメサルタンを中止．改善なければ受診）を説明して退院とした．

Advanced Lecture

■ STOP-ACEi試験

RAAS阻害薬の心保護効果や腎保護効果は確立されているが，CKDステージG4〜5の進行した腎機能障害の患者ではRAAS阻害薬中止によってeGFRの改善の可能性や腎代替療法導入を遅らせる効果がある可能性が示されたため[5]，こうした患者群でのACE阻害薬の中止群と継続群を比較したSTOP-ACEi試験が行われた[6]．このopen label試験では腎機能，腎予後，重篤な副作用において有意差がないことが示され，中止の優位性はみとめられなかった．同試験では心血管イベントの有意差をみとめていないものの，別の観察研究において中止による心血管イベントの増加が示されており，中止による腎へのメリットがないことから文献6の筆者らはさらなるランダム化コントロール試験は不要との見解を示している．

おわりに

高カリウム血症は致死的になりうる疾患であり，迅速な対応が必要である．診断自体は容易で上記治療で（難治性の内因性カリウム産生を除いて）ほぼ確実にカリウム低下を望める．しかし，予期せぬ再発を避けるため原因検索も必須である．特に高カリウム血症になりやすい腎機能障害患者では食事指導や服薬アドヒアランスを確認し，予防に努める．

引用文献・参考文献

1) Clase CM, et al：Potassium homeostasis and management of dyskalemia in kidney diseases：conclusions from a Kidney Disease：Improving Global Outcomes（KDIGO）Controversies Conference. Kidney Int, 97：42-61, 2020（PMID：31706619）

↑慢性腎臓病患者における低カリウム，高カリウム血症に関する概説

2) Hayes CP Jr, et al：An extravenal mechanism for the maintenance of potassium balance in severe chronic renal failure. Trans Assoc Am Physicians, 80：207-216, 1967（PMID：6082243）

↑腎機能正常者ではカリウム排泄の12％程度が便中排泄されるのに対し，腎機能障害患者ではカリウム排泄の1/3を便中排泄が占める．

3) Zannad F, et al：Efficacy and safety of sodium zirconium cyclosilicate for hyperkalaemia：the randomized, placebo-controlled HARMONIZE-Global study. ESC Heart Fail, 7：54-64, 2020（PMID：31944628）

↑ジルコニウムシクロケイ酸ナトリウム水和物のHARMONIZE Global試験の結果

4) 「エビデンスに基づくCKD診療ガイドライン2023」（日本腎臓学会／編），東京医学社，2023
https://jsn.or.jp/medic/guideline/pdf/guide/viewer.html?file=001-294.pdf

↑CKD患者において血清K 4.0〜5.5 mEq/Lとすることが推奨されている．

5) Levey AS, et al：Change in Albuminuria and GFR as End Points for Clinical Trials in Early Stages of CKD：A Scientific Workshop Sponsored by the National Kidney Foundation in Collaboration With the US Food and Drug Administration and European Medicines Agency. Am J Kidney Dis, 75：84-104, 2020（PMID：31473020）

↑スウェーデンにおける大規模観察研究で，CKDG4-5の患者でACE阻害薬を中止または非開始群と継続群を比較し，心血管イベントが有意に増加した一方，腎代替療法の開始は有意に少なかった．

6) Bhandari S, et al：Renin-Angiotensin System Inhibition in Advanced Chronic Kidney Disease. N Engl J Med, 387：2021-2032, 2022（PMID：36326117）

↑CKDG4-5患者を対象としてRAAS阻害薬の中断した群と継続した群で腎機能，腎予後，重篤な副作用において有意差がないことがわかった．

7) 「心電図の読み方パーフェクトマニュアル」（渡辺重行，山口 巖／編），羊土社，2006

↑心電図の読み方が詰まった初期研修医から臨床医まで必携の1冊

8) ロケルマ懸濁用散分包5 g／ロケルマ懸濁用散分包10 g添付文書（2022年11月改訂 第2版）

もっと学びたい人のために

1) 「より理解を深める！体液電解質異常と輸液 改訂3版」（柴垣有吾／著），中外医学社，2007

↑高カリウム血症のみではなく水・電解質異常に関する理論がわかりやすく解説された実臨床に役立つ1冊

プロフィール

伊藤麻里江（Marie Ito）
昭和大学藤が丘病院 内科系診療センター内科（腎臓）

高見礼示（Reiji Takami）
昭和大学藤が丘病院 内科系診療センター内科（腎臓）

曽根寧莉（Neri Sone）
昭和大学藤が丘病院 内科系診療センター内科（腎臓）

第5章 CKD患者の電解質異常を診るときに知っておきたいこと

| 第5章 | CKD患者の電解質異常を診るときに知っておきたいこと |

3. CKD患者の酸塩基平衡異常

志水英明

● Point ●

- ・CKDでは代謝性アシドーシスが出現するため，酸塩基の評価と治療を行う
- ・CKDステージG3bから血液検査に静脈血液ガス分析を加える
- ・静脈ガス分析でHCO₃⁻ 22 mEq/L未満で炭酸水素ナトリウムの治療を検討する
- ・生化学検査でNa-Clの数値から代謝性アシドーシスの推測も可能
- ・緊急性のある酸塩基平衡異常として乳酸アシドーシスやケトアシドーシスによるAG上昇代謝性アシドーシスがある

はじめに

腎臓では1日あたり約1 mEq/kgの酸の排泄により酸塩基平衡が維持されている（図1）．CKDでは血清HCO₃⁻濃度低下により腎機能の悪化と関連していることが知られている．CKDステージG4では約40％に代謝性アシドーシスが認められる[1]．代謝性アシドーシスへの炭酸水素ナトリウムなどによる治療介入は，CKDガイドライン2023[2]では死亡や透析移行などのハードアウトカムについては明確なエビデンスに乏しいとされているが，腎機能低下を抑制する観点から推奨されている．炭酸水素ナトリウム経口投与による腎機能改善の機序としては代償機序と腎以外の機序が推定されている．

1. 代謝性アシドーシスの評価

代謝性アシドーシスは通常血液ガス分析で診断されるが，CKDの酸塩基平衡は静脈血でも評価可能である．しかし別途血液分析用の採血が必要となる．そのためCKD管理では酸塩基平衡異常が見逃されやすい．ガイドラインではCKDステージG3b以降で血液検査に静脈血液ガス分析を追加することが提案されている．静脈血液ガス分析以外でも，生化学分析装置でHCO₃⁻を測定可能なダイアカラー®・CO2（保険適用あり）や，生化学検査項目「Na」と「Cl」を用いてNa-Clの計算による評価も可能である（表1，図2）．

代謝性アシドーシスではAG（anion gap：アニオンギャップ）上昇とAG正常に分けられ，**AGは12が正常**とされている．代謝性アシドーシスの鑑別に有用である．AG上昇代謝性アシドーシスは**乳酸アシドーシス，ケトアシドーシス，腎不全，薬物**があり，AG正常代謝性アシドーシス

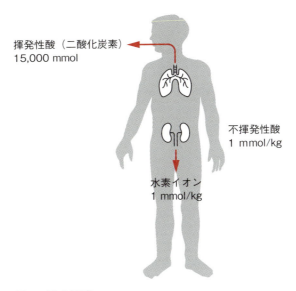

図1　酸の排泄
細胞の代謝により日々発生する15,000 mmolの水素イオンは揮発性酸（二酸化炭素）として肺から排泄され，蛋白の代謝によって生じる不揮発性酸は腎臓から排泄される．腎機能の低下に伴い腎臓からの酸排泄低下が起こり代謝性アシドーシスをきたす．
文献8を参考に作成

表1　酸塩基平衡評価方法

	Na-Cl	重炭酸塩 (total CO$_2$)	血液ガス 静脈	血液ガス 動脈
正常値	36	24	HCO$_3^-$：23〜27	HCO$_3^-$：22〜26
測定方法	生化学検査	生化学検査（追加キット必要）	血液ガス測定装置	血液ガス測定装置
利点	生化学検査から推測可能　過去の採血結果でも可能	静脈血（血清・血漿）自動分析装置測定可能，AGの評価可能	呼吸代償の有無評価が可能，静脈血での評価が可能	酸素化の評価できる換気不全と循環不全の鑑別可能
AGの評価	×	○	○	○
代償反応の評価	×	×	○	○
酸素化の評価	×	×	×	○
欠点	AG上昇代謝性アシドーシス検出できず　呼吸性アルカローシスでも上昇	呼吸性アルカローシスでも上昇	血液ガスキットへの検体注入が必要　酸素化の評価できない　換気不全と循環不全の鑑別ができない	動脈採血が必要
利用できる状況	一般診療　酸塩基平衡異常のスクリーニング	CKDの経過観察　外来での酸塩基平衡の評価	外来病棟での酸塩基平衡の評価（混合型）	静脈ガスでPCO$_2$が高いとき　酸素化の評価

文献8より引用

Na-Cl の考え方

AG（正常 12）＝Na-Cl－HCO₃⁻

Na-Cl＝HCO₃⁻＋AG（正常 12）＝36

正常値	覚え方
AG　＝12	1 ダース
HCO₃⁻＝24	2 ダース
Na-Cl ＝36	3 ダース

Na-Cl	酸塩基平衡異常
36 未満	代謝性アシドーシス
36	正常
36 〜	代謝性アルカローシス

＊注意点
・36 でも酸塩基平衡異常あり
・呼吸性の酸塩基異常では逆

図2　Na-Cl を用いた酸塩基平衡の評価スクリーニング
文献 9 を参考に作成

には**腎不全，尿細管性アシドーシス，下痢，トルエン中毒**などがある．腎不全では AG 上昇と AG 正常代謝性アシドーシスのどちらもきたすが，**保存期 CKD では AG 正常代謝性アシドーシス**のことが多い．

症例1

70 歳代　慢性腎臓病で通院中，食思不振のため入院．

バイタル　血圧 144/69 mmHg，心拍数 60 回 / 分，呼吸数 14 回 / 分，体温 36.6℃

	血液データ			血液ガス（静脈）	
Na	133 mEq/L	BUN	64.2 mg/dL	pH	7.162
K	4.2 mEq/L	Cr	5.96 mg/dL	PCO₂	22.5 mmHg
Cl	111 mEq/L	eGFR	5.9 mL/ 分 /1.73 m²	HCO₃⁻	7.7 mEq/L
Na-Cl	22	AG	14.3		

●炭酸水素ナトリウムの処方例

1 回 1,500 mg 1 日 2 回（3,000 mg/ 日）（HCO₃⁻　36 mEq/ 日）

処方のポイント

・経口摂取が可能であれば内服で治療をおこなう．

・塩気を感じるのであらかじめ説明しておく，腹部膨満などの症状をきたすことがある．

・体重増加や浮腫をきたすことがあるので注意深く観察する．

■ 解説

　経口摂取の低下もあり CKD の悪化も加わり重度の代謝性アシドーシスを呈している．HCO₃⁻ 濃度が 7.7 mEq/L と低下を認める．慢性腎臓病では AG 正常代謝性アシドーシスのことが多いが，本例では急性の腎機能悪化も加わり AG の軽度上昇を認める．

　炭酸水素ナトリウムの投与は通常 1 日あたり 0.5 〜 1 mEq/kg の用量で投与を行う（図3）．炭酸水素ナトリウム以外のアルカリ化剤としてクエン酸もあるがアルミニウムの吸収を高める可能性がある（表2）．本例では 500 mg/ 錠の剤形の炭酸水素ナトリウムを 6 錠（3 g/ 日）で投与を開始した．

　CKD 診療では代謝性アシドーシスの評価は血液ガスによる評価が必要となるが，血液ガス以外でも簡易的に評価が可能である．本例では **Na-Cl が 22 と低下しており代謝性アシドーシスが推測できる**．

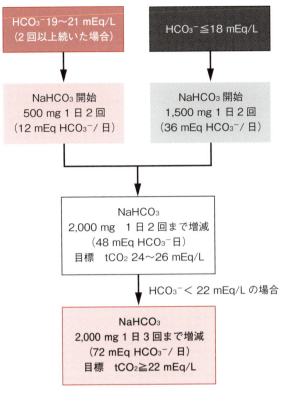

図3 保存期CKD 代謝性アシドーシス治療に対する
炭酸水素ナトリウムの投与例
文献10, 11を参考に作成

提示症例1の経過

	来院 （炭酸水素ナトリウム投与開始）	2日後	5日後	11日後
Na（mEq/L）	130	136	137	141
Cl（mEq/L）	117	111	107	103
Na-Cl	22	25	30	38
HCO_3^-（mEq/L）	7.7	11.0	16.5	22.0

● 炭酸水素ナトリウムの調整

　浮腫の出現や体重の増加やHCO_3^-濃度やNa-Clの推移も見ながら，炭酸水素ナトリウムの投与量を調整する．

【調整のポイント・注意点】

・浮腫の有無を確認し，体重の変化も記録しておく．

・補正の程度を確認（血液ガスやNa-Clでモニタリング）

・過剰補正による代謝性アルカローシスにも注意する．

表2　炭酸水素ナトリウムとクエン酸の種類と特徴

種類	剤形	薬剤名	容量	HCO_3^- mEq	
炭酸水素ナトリウム（内服）	錠剤	炭酸水素ナトリウム錠 500 mg「ファイザー」	500 mg	6 mEq/錠	・特異な塩味 ・代謝性アルカローシス ・腹部膨満 ・重篤な消化管潰瘍患者では胃酸の二次的分泌により症状が悪化する恐れあり
	散剤	炭酸水素ナトリウム「ファイザー」原末	粉末	12 mEq/g	
炭酸水素ナトリウム（注射）	注射剤	炭酸水素Na静注1.26%バッグ「フソー」	1,000 mL（150 mEq/L）	150 mEq/バッグ	・等張のため造影剤腎症予防に使用しやすい
		メイロン静注7%	20 mL（833 mEq/L）	16.7 mEq/アンプル	・高ナトリウム血症に注意 ・造影剤腎症予防には希釈して使用
			250 mL（833 mEq/L）	208.3 mEq/バッグ	
		メイロン静注8.4%	20 mL（1,000 mEq/L）	20 mEq/アンプル	
			250 mL（1,000 mEq/L）	250 mEq/バッグ	
クエン酸	錠剤	ウラリット®配合錠	クエン酸カリウム231.5 mg・クエン酸ナトリウム水和物195.0 mg（1錠）	4.5 mEq/錠（K 2.25 mEq, Na 2.25 mEq）	・重炭酸より腹部症状が少ない ・代謝されてHCO3⁻となる，肝障害代謝が障害される恐れ
	散剤	ウラリット®配合散	クエン酸カリウム463 mg・クエン酸ナトリウム水和物390 mg（1 g）	4.5 mEq/錠（K 2.25 mEq, Na 2.25 mEq）	・CKDでは高カリウム血症に注意 ・アルミニウムの吸収が高まる

炭酸水素ナトリウム注射剤には等張度の炭酸水素Na静注1.26%（150 mEq/L）と高濃度のメイロン静注7%（833 mEq/L），メイロン静注8.4%（1,000 mEq/L）があり原則として等張か希釈して使用する．
希釈の例
・メイロン静注7%　90 ml＋5%ブドウ糖410 mL（Na 150 mEq/L, HCO_3^- 150 mEq/L）75 mEq/バッグ
・メイロン静注8.4%　75 ml＋5%ブドウ糖425 mL（Na 150 mEq/L, HCO_3^- 150 mEq/L）75 mEq/バッグ
文献10, 11より引用

■ **解説**

　炭酸水素ナトリウムの投与によりHCO_3^-濃度は改善している．頻回の静脈採血が難しい場合にはNa-Clの推移も参考にすることにより，炭酸水素ナトリウムの調整が可能となる．Na-Clによる評価はCKDにおいてHCO_3^-の指標になること[3]，Na-Cl＜34では腎機能低下の高リスクの関連も報告されている[4]．

2. 緊急性のある代謝性アシドーシス

症例2

　30歳代男性．糖尿病で通院中，3週間前にウイルス感染のため皮疹出現，その後食思不振および全身倦怠感のため入院．以前からメトホルミン500 mg，SGLT2阻害薬を内服していた．
　バイタルサイン：血圧128/98 mmHg，心拍数132回/分，呼吸数25回/分，体温37.1℃

血液データ		血液・尿データ		尿検査・その他データ	
Na	128 mEq/L	血糖	227 mg/dL	pH	7.085
K	4.9 mEq/L	BUN	23 mg/dL	pCO$_2$	39.2 mmHg
Cl	97 mEq/L	Cr	1.5 mg/dL	HCO$_3^-$	4.5 mEq/L
Na–Cl	31	eGFR	53.0 mL/分/1.73 m^2	AG	26.5

●**SGLT2阻害薬による血糖正常ケトアシドーシス**

経過：集中治療室管理にて，インスリン・ブドウ糖による治療を開始．炭酸水素ナトリウムを経静脈的に投与を行った．
・48時間後　pH7.253，pCO$_2$ 13.8 mmHg，HCO$_3^-$ 5.9 mEq/L
・72時間後　pH7.325，pCO$_2$ 25.8 mmHg，HCO$_3^-$ 13.1 mEq/L

■ 解説

　緊急性のある代謝性アシドーシスとして，ケトアシドーシス，乳酸アシドーシスがある．CKDでは糖尿病性ケトアシドーシス，SGLT2阻害薬による血糖正常ケトアシドーシス，乳酸アシドーシスでは敗血症，虚血（心臓，腸管），薬物（メトホルミン），ビタミンB$_1$欠乏を鑑別する．これらはAGが上昇する代謝性アシドーシスである．AGが上昇している代謝性アシドーシスではNa–Clからは推測ができないため，重症病態では血液ガスで評価することが重要である（表1）．

　本例ではSGLT2阻害薬内服中にウイルス感染を契機に経口摂取が困難な状態にもかかわらず，SGLT2阻害薬の内服継続により血糖があまり上昇しない血糖正常ケトアシドーシスをきたした．バイタルサインからは頻呼吸のみで，生化学検査からも発見するのが難しく，病歴から疑い血液ガスを測定することで診断がつく．

Advanced Lecture

■ 正常血糖ケトアシドーシス

　血糖が正常（250 mg/dL未満）でケトアシドーシスを生じている状態．糖尿病でSGLT2阻害薬を内服中に感染症や外科手術など経口（糖質）摂取低下が誘因となり発症し，グルカゴンの上昇も関与している．食事が摂取できない状況（シックデイ）などでは内服の中止を説明しておくことも重要である．

　SGLT2阻害薬内服中の倦怠感では血糖正常ケトアシドーシスを疑い血液ガスを行う．治療はSGLT2阻害薬の休薬とインスリンとブドウ糖の投与である．アシドーシスの改善はpH＞7.3，血清HCO$_3^-$＞18 mEq/L，AG＜12 mEq/Lをめざす[5]．インスリンとブドウ糖の投与によりケトン体の産生抑制とケトンからのHCO$_3^-$の産生が起こりアシドーシスの改善が得られる．CKDが合併している場合には酸塩基平衡異常が72時間もしくはそれ以上遷延することがある[6]．代謝性アシドーシスに対する炭酸水素ナトリウムはpH7.1未満で投与を考慮する[6]，また米国糖尿病協会（ADA）による成人の糖尿病性ケトアシドーシス治療コンセンサスレポートではpH＜7.0の場合に炭酸水素ナトリウムの投与を考慮し，投与する場合には等張の輸液へ希釈（100 mEq）し，pH＞7.0となるまで2時間ごとに投与となっている[7]．表2：炭酸水素ナトリウムの希釈の例を参照．

おわりに

　CKDにおける酸塩基平衡異常は腎臓からの酸排泄低下による代謝性アシドーシスが多いため，CKDステージG3bから酸塩基の評価を行う．合併する病態によって他の酸塩基平衡異常が混在していることもあり，血液ガス分析により診断する．緊急性のある代謝性アシドーシスとしてケトアシドーシスと乳酸アシドーシスに注意する．

引用文献

1) Melamed ML & Raphael KL：Metabolic Acidosis in CKD：A Review of Recent Findings. Kidney Med, 3：267-277, 2021 （PMID：33851122）
2) 「エビデンスに基づくCKD診療ガイドライン2023」（日本腎臓学会/編），東京医学社，2023
3) Mae H, et al：Association of serum sodium minus chloride level at initiation of angiotensin-converting enzyme inhibitors or angiotensin receptor blockers and hyperkalemia in patients with CKD：a case control study. Renal Replacement Therapy, 10, 2024
4) Maruta Y, et al：Association between serum Na-Cl level and renal function decline in chronic kidney disease：results from the chronic kidney disease Japan cohort（CKD-JAC）study. Clin Exp Nephrol, 23：215-222, 2019 （PMID：30168046）
5) 「研修医のための輸液・水電解質・酸塩基平衡　改訂2版」（藤田芳郎，志水英明，富野竜人，野村篤史/編），中外医学社，2024
6) Palmer BF & Clegg DJ：Euglycemic Ketoacidosis as a Complication of SGLT2 Inhibitor Therapy. Clin J Am Soc Nephrol, 16：1284-1291, 2021 （PMID：33563658）
7) Umpierrez GE, et al：Hyperglycaemic crises in adults with diabetes：a consensus report. Diabetologia：, 2024 （PMID：38907161）
8) 小波津香織：血清pHを維持する 酸塩基平衡.「臨床がわかる腎生理」（柴垣有吾/監修，上原温子/監訳），中外医学社，pp214-49, 2018
9) 志水英明：日常診療で役立つNa-Clを用いた酸塩基平衡異常の鑑別と注意点. 日本内科学会雑誌, 111：957-64, 2022
10) Raphael KL：Metabolic Acidosis in CKD：Core Curriculum 2019. Am J Kidney Dis, 74：263-275, 2019 （PMID：31036389）
11) Raphael KL：Approach to the Treatment of Chronic Metabolic Acidosis in CKD. Am J Kidney Dis, 67：696-702, 2016 （PMID：26776539）

参考文献・もっと学びたい人のために

1) 志水英明：日常診療で役立つNa-Clを用いた酸塩基平衡異常の鑑別と注意点. 日本内科学会雑誌, 111：957-64, 2022
　↑具体例を挙げてNa-Clの使い方とピットフォールを解説しています．無料で読めます．
2) 「研修医のための輸液・水電解質・酸塩基平衡　改訂2版」（藤田芳郎，志水英明，富野竜人，野村篤史/編），中外医学社，2024
　↑9年ぶりの改訂です．症例も多く掲載され酸塩基平衡異常についても詳しく学べます．
3) Melamed ML & Raphael KL：Metabolic Acidosis in CKD：A Review of Recent Findings. Kidney Med, 3：267-277, 2021 （PMID：33851122）
　↑CKDの代謝性アシドーシスに関するレビューです．CKDの代謝性アシドーシスの介入試験や治療開始時期についての考え方が記載されています．

プロフィール

志水英明（Hideaki Shimizu）
大同病院 腎臓内科
酸塩基平衡異常を勉強すると腎臓がいかに頑張って働いているかを認識します．まさに「体のなかで粛々と働く，賢明で寡黙な哲学者」を思い浮かべます（坂井建雄著「腎臓のはなし　130グラムの臓器の大きな役割（中公新書）」より）．

| 第6章 | 末期腎不全の患者を診るときに知っておきたいこと |

1. 腎代替療法についていつ話すのか，いつ導入するのか？

祖父江 理

● Point ●

・eGFR≦30 mL/分/1.73 m^{2}で腎代替療法について説明を開始する

・eGFR≦8 mL/分/1.73 m^{2}に加えて腎不全に伴う症状があれば腎代替療法を導入する

・血液透析と腹膜透析は生命予後に差はなく，生活スタイルに合わせて決定する

はじめに

　わが国では毎年約4万人の患者さんが腎不全のために腎代替療法（血液透析，腹膜透析，腎移植いずれかの治療法）を新たに必要としている．その後の長い治療生活にどの方法を選択すればよいのか，患者さんにどのような生活を希望するのか，正確に理解していただく必要がある．

　3つの治療法それぞれの長所と課題を理解し，納得していただいたうえでいずれかを選択してもらうためには，患者さんの**価値観，生活・社会的環境，ライフスタイル，ライフステージ**に応じた最適の治療法を医療者がともに考えることが重要である．

症例

　65歳男性，自営業（うどん店）　奥様と二人暮らし．子は独立している．

　腎硬化症を原疾患とする腎機能低下（eGFR 30 mL/分/1.73 m^2）にて専門医紹介となった．週6日早朝から昼過ぎまで営業する中規模店の店主．店は自宅と併設．

　近医からeGFR≦30 mL/分/1.73 m^{2}にて紹介となったCKDの患者さんである．慢性腎臓病の患者であって，直近2回のeGFRがいずれも30 mL/分/1.73 m^{2}未満の場合，外来にて腎代替療法選択指導管理料を算定可能である．

1. 腎代替療法についていつ話すのか？

■1 腎代替療法についていつ話すのか？（初診時）

　初診時で年齢と腎機能を勘案して将来的に透析導入になる可能性が高い状況であれば，eGFRの値によらずその時点で次のように一度説明しておく．『現在残りの腎機能（eGFR値）が30，透析が必要となる値が8なので，残り22です．年に3ずつ悪くなると7年後に透析になる可能性があります．これを年に2ずつの低下に抑えるための治療を行い，10年以上持つように頑張りましょ

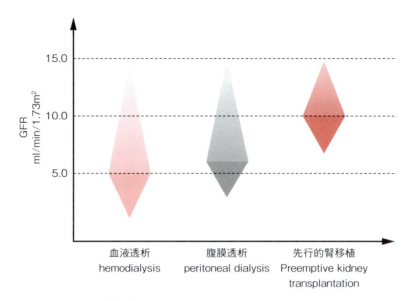

図1　腎代替療法導入時期
文献2より転載

う.一方で年齢を考えると寿命まで腎臓の働きがもたない可能性も高いです.腎臓の代わりをする治療は3つの選択肢があるので,うっすら考えておいてください』

2 腎代替療法についていつ話すのか？（eGFR低下時）

　腎代替療法によって準備開始時期は少し異なる.血液透析/腹膜透析の選択はeGFR ≦ 15 mL/分/1.75 m² で決定してもよいが,透析を経ない先行的腎移植を実施する場合はドナー選定・ワクチン接種などの準備が必要なので,できるだけ早い時期に説明し,泌尿器科などの腎移植担当科に紹介する（図1）.

　外来でのある程度の期間の付き合いがあれば,腎代替療法選択への受け入れをスムーズに進めることが可能である.逆にかなり末期腎不全に近いところで初回受診となってしまう患者では腎代替療法選択を進めようとしても透析への拒否感が強く難渋することが多い.

2. 腎代替療法選択について何を話すのか？

　非専門医・レジデントにとって,3つの腎代替療法の利点や課題を網羅的に説明することは困難である.そこで2020年に「腎代替療法選択ガイド2020」[1] が5学会合同で出版された.非専門医・レジデントや看護師と患者が一緒に見てもらうことで,例えばペットを飼いながら腹膜透析が可能か,腎移植後いつ仕事に復帰できるのか,などを具体的にイメージすることが可能である.

　基本的には3つの腎代替療法（**血液透析・腹膜透析・腎移植**）をフラットに説明するが,押しつけに近いパターナリズム,投げっぱなしに近いインフォームドコンセントではなく,患者さんと医療者（医師・看護師）が同じ方向を向いて意思決定の共有を図ることが必要である（表1）.この意思決定方法をSDM（shared decision making）という.患者さんがどのように生活し,どのような時間の使い方をしているのかを聞きとり,ソムリエのように一緒に考え,ある程度方針

表1 療法選択の3つの方法

パターナリズム (paternalistic approach)	協働アプローチ (shared approach)	インフォームド アプローチ (informed approach)
過去の経験や最新の知見に基づき医療者が意思決定	shared decision making（SDM）医療者からの情報とともに，患者からの情報も含め，患者のニーズに基づき話し合いを重ねて協働で意思決定	医療者が患者に選択肢・情報を提示し，患者が自己責任で意思決定

	パターナリズム	Shared approach	Informed patient approach
情報交換	医療的，法的に必要な最低限の情報を医療従事者から患者に一方的に伝達する	意思決定に必要な医療および個人情報が患者と医療従事者の間で交換される	すべての関連情報が医療従事者から患者に一方的に共有される
検討	医療従事者 （および他の専門家）	医療従事者と患者 （および他の関係者）	患者 （および他の関係者）
実施する治療の決定	医療従事者	医療従事者と患者	患者

上部は文献3より転載，下部は文献4を参考に作成

を指し示していく方法である．このために，腎代替療法選択外来を何度か実施する．

日本では95％の患者が血液透析を選択する現状があるが，腹膜透析・腎移植を含めたバランスのよい腎代替療法が求められている．よって腹膜透析・腎移植を実施していない施設でも，ある程度の説明を行うことが求められる．それぞれの腎代替療法は独立したものではなく，それぞれの欠点を補完するものである（図2）．人生において3つの腎代替療法を経験する方も存在する．注意すべき点として，血液透析と腹膜透析は医療者の視点である程度お勧めする（背中を押す）ことはしてよいが，腎移植に関しては生体腎移植が中心である以上，ドナー候補の方を社会的に追い詰めることがないように腎移植の情報提供という形にとどめ，興味をもつ患者さんに対してのみ詳細を説明すべきである．

1 腹膜透析について

腹膜透析は腹腔内に透析液を貯留し，一定時間貯留した後に排液することで，血液中の尿毒素や余分な水分をとり除く治療法である．拡散によって毒素を除去する点は血液透析と同様であるが，血液透析とは異なり限外濾過を用いた除水ができないため，ブドウ糖を用いた浸透圧除水を用いて除水を行う．

透析液の出し入れをするために，腹腔内へカテーテルを留置する手術が必要である．腹膜透析は血液透析と異なり自宅で行う在宅治療であり，4〜6時間ごとに1日2〜4回のバッグ交換を行う方法（CAPD：持続携行式腹膜透析）と，夜間に機械を使って透析液の入れ替えを行う方法（APD：自動腹膜透析）がある．自分の腹膜を利用して緩やかな透析を行うため，血圧が下がらず心臓への負担が少ないのが特徴で，通院は月に1〜2回程度ですむ．在宅医療であるため，訪問看護師にて自宅での治療を確認していただく（表2）．

2 腎移植について

腎移植は透析療法と比較して，腎不全患者のQOLのみならず死亡リスクを減少させる治療である．長期透析後の腎移植よりは未透析での先行的腎移植の方が移植後の生存率がよいが，わが国では慢性的なドナー不足であり，長期透析後の腎移植となるケースも多い．2020年現在わが国

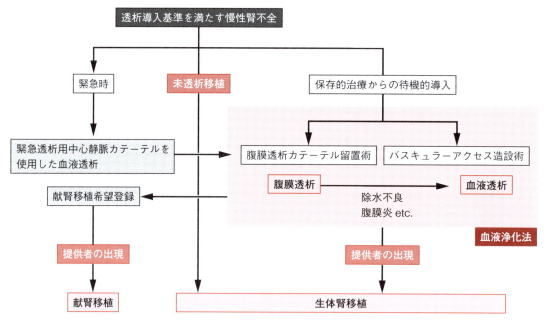

図2　腎代替療法の選択
文献1を参考に作成

表2　血液透析と腹膜透析の比較

	腹膜透析（PD）	血液透析（HD）
透析場所	自宅など	病院（自宅）
通院回数	月1～2回	月12～13回（週3回）
社会復帰	生活リズムに合わせて透析が可能．	週3回，1回4時間の透析中は拘束される．
水分・老廃物の体内変動	いつもほぼ一定で，体調が安定．	透析前と後では差が大きい．
毒素・水分の除去能	基本的には弱く，腹膜の性能に依存する．	強く，透析効率を上げることができる．
残存腎機能保持	しやすい	しにくい

では年間200件の献腎移植（脳死，心臓死ドナーからの移植）に対して1,800件の生体腎移植が行われている通り，ドナーの提供の意思があり，安全性が確保される場合，生体腎移植がある程度積極的に推進されている．移植腎の生着率は20年で50％近くなっている．

　腎移植は腎臓が悪くなった原疾患によらず，手術を受けることが可能である．先行的腎移植の場合は基本的にはeGFR≦15 mL/分/1.73 m^{2}で移植手術を実施する．移植腎は腸骨窩に移植され，自己腎は摘出されない．生体腎ドナーは姻族を含む親族に限られる．健康で腎機能に問題がなく，自発的な提供の意思があれば血液型不適合・HLA（human leukocyte antigen：ヒト白血球抗原）不適合でも腎提供は可能である．近年は70歳で高血圧を有するなどのマージナルドナーからの腎提供の割合が多くなっている．

表3　透析導入基準

✓	透析導入の少なくとも1カ月以上前にバスキュラーアクセス（内シャント）や腹膜透析カテーテルを準備する．
✓	透析導入は十分な保存的治療を行っても進行性に腎機能の悪化を認め，GFR＜15 mL/分/1.73 m² になった時点で必要性が生じてくる．
✓	GFR＜8 mL/分/1.73 m² かつ腎不全症候がある場合透析導入を考慮する．
✓	腎不全症候がなくとも，GFR 2 mL/分/1.73 m² までには透析を導入することが望ましい．

文献2を参考に作成

3. 腎代替療法選択について，いつ導入するのか？

　実際に腎代替療法を開始するタイミングは個々の患者によって異なる（図1）．維持血液透析ガイドライン[2] では，①eGFR≦8 mL/分/1.73 m² に加えて腎不全症状があれば透析を導入する，②eGFR≦2 mL/分/1.73 m² では症状がなくとも透析を導入する，③透析をはじめるであろう1カ月前にはアクセスを準備しておく，の3点が記載されている（表3）．腎機能低下速度は患者ごとに異なるため，低下速度を把握しながら，緊急導入にならないように早すぎず遅すぎない時期にアクセスの造設手術を行う．

　腎代替療法の説明は当然その前に開始する．eGFR値にかかわらず，腎臓内科初診のときに一度説明しておき，低下してきたタイミングで決定する．当院でも2回の腎代替療法選択看護外来を実施し，実際の腹膜透析液を手にとってもらったり，透析室を見学してもらったりしながらイメージをもってもらうようにしている．

●ここがポイント

血液透析と腹膜透析の間に生命予後の差はなく，患者の生活・希望を十分に聞きとったうえでそれを治療方針に反映させる必要がある．職業・介護・趣味などにどのように時間を使っているかを聞きとり，最善の腎代替療法を提案する必要がある．医療者がどのように伝えるかによって選択率は変わる．

●ここがピットフォール

医療費の面はレジデントにとって説明が難しい部分である．血液透析・腹膜透析・腎移植ともに身体障害の1級になり，更生医療もしくは特定疾病療養受領証によって自己負担は軽減される．加えて地域によっては治療アクセスの面で通院に時間がかかることもあり，選択の際に説明に加える必要がある．

第6章　末期腎不全の患者を診るときに知っておきたいこと

提示症例の経過

　eGFR 20 mL/分/1.73 m^{2}に低下した頃から外来にて毎月腎代替療法選択について話し合いを重ねた．地域に愛されるうどん屋をまだ閉店するわけにはいかないということで，週に3回の血液透析療法はできれば避けたいとのことであった．腎移植は適切な提供者が不在であり，生体腎移植は断念した．腹膜透析を選択したが，夜間に長い時間横になることはない（うどん屋の朝が早い）ため，APDを避け1日3バッグからのCAPDを実施することとした．腎代替療法選択看護外来にて接続デバイスに触れていただき，SMAP法（腹膜透析カテーテル埋没法）でカテーテル留置，その1カ月後に導入した．10日間の導入入院の後，自宅にて週に1回，訪問看護師による観察を受けながら腹膜透析を継続中である．朝の仕込みが終わった後，昼の営業後，夕食の後で3回のバッグ交換を行い，うどん屋を継続できている．

Advanced Lecture

■ 先行的（未透析）腎移植

　先行的腎移植は長期透析後腎移植と比較して生存率や生着率が高く，CKD診療ガイドライン2023[5]でも先行的移植が推奨されている．腎移植は必ずしも透析療法を受けている必要はなく，最近では日本で行われている腎移植の約3割は透析を経ずに行う先行的移植である．未透析移植を行う場合，一般的にはeGFR 20〜30 mL/分/1.73 m^{2}程度の少し早いと思われるところで一度腎移植施設へ紹介し，精密検査を実施しながら，eGFR < 15 mL/分/1.73 m^{2}での腎移植を準備していく．

おわりに

　腎代替療法導入は患者さんの人生において生活の状況が大きく変化する一大事である．末期腎不全になって人生が終わるわけではなく，腎不全と付き合いながらの"腎生"がはじまるのである．よりよい腎不全ライフをともに支える医療者であり続けるためにわれわれも努力を続ける必要がある．

引用文献

1) 「腎代替療法選択ガイド2020」（日本腎臓学会，日本透析医学会，日本腹膜透析医学会，日本臨床腎移植学会，日本小児腎臓病学会/編）ライフサイエンス出版，2020
https://cdn.jsn.or.jp/data/rrt_guide_2020.pdf

2) 日本透析医学会：維持血液透析ガイドライン：血液透析導入，日本透析医学会雑誌 46：1107-1155, 2013

3) 腎臓病SDM推進協会HP
https://www.ckdsdm.jp/sdm/sdm.html

4) Koizumi S, et al：Inhibition of DNA synthesis in BHK cells infected with western equine encephalitis virus. 1. Induction of an inhibitory factor of cellular DNA polymerase activity. Virology, 94：314-322, 1979（PMID：452420）

5) 「エビデンスに基づくCKD診療ガイドライン2023」（日本腎臓学会/編），東京医学社，2023
https://jsn.or.jp/medic/guideline/pdf/guide/viewer.html?file=001-294.pdf

プロフィール

祖父江 理 （Tadashi Sofue）
香川大学医学部 循環器・腎臓・脳卒中内科
平成16年香川大学医学部卒業
地方大学腎臓内科がどうあるべきか，日々考えています．
検尿異常から腎移植まで診療できる Total Nephrologist の育成を趣味にしています．

第6章 末期腎不全の患者を診るときに知っておきたいこと

2. シャントのある患者,注意すべきことは？
～この音って正常？ シャントのところが赤いけど大丈夫？

伊藤英利，重松寛哉，山本真寛

● Point ●

・シャントの状態が緊急性をもつかどうかを適切に判断することが重要である

・特にシャントの感染や血流障害は，判断を誤ると深刻な結果を招く

・いかにこれらを予防するかが患者の生命予後に大きく影響する

はじめに

　血液透析は，バスキュラーアクセス（VA）を使用して患者の血液を抜いて（脱血），ダイアライザーを通過させた後に患者に戻す（返血）治療である（図1）．そのためVAは血液透析を行う患者にとって不可欠であり，3つの主要な方法が使用されている．日本で最も多いVAは患者自身の動脈と静脈を直接つないで作製した内シャント（以下シャント）であるが，人工血管や，静脈内に留置するカテーテルを用いている場合もある．今回は，シャントの管理における主な注意点とポイントをあげる．このシャントを適切に管理し，保護することは，患者の安全と透析治療の効果を確保するために非常に重要である．

> **症例**
> 　70歳代男性．慢性糸球体腎炎を原疾患として血液透析中であったが，脱血不良による透析困難症に対しVAIVTが施行された．3日後にシャント血管に腫脹，発赤が見られたため当院を受診した．

VAIVTとは？

これはvascular access interventional therapyの略で，シャント血管の狭くなったり詰まったりした部分に対し，経皮的に血管内から風船（バルーンカテーテル）で拡げる手術である．血管に血液透析で使用するものと同程度かやや太めのシースイントロデューサーを一時的に血管内に留置して行う．

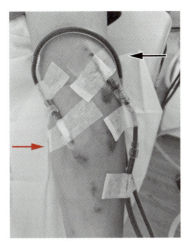

図1　バスキュラーアクセス（VA）
　➡（赤）が脱血，➡（黒）が返血のために穿刺した部位
　Color Atlas⑥参照

1. はじめに考えるべきこと

　どんな場合でもシャントに問題があるようなら，その状態をしっかり診察し，現状を確認することが重要である．

1 診察方法

1）視診
　シャントがある方の上肢全体の皮膚を目で見て観察し，変色，皮膚の赤み（発赤），腫れの有無を確認する．なるべく明るい場所で診察する．特に発赤は，シャントに問題があることを示す重要なサインであり，*2.* で詳しく述べる．

2）触診
　シャント血管を触診し，スリル（振動）や，圧痛，熱感の有無を確認する．触診は第2～4指の指先でやさしくシャント血管全体を触れていく感じで行う．

3）聴診
　聴診器を用いてシャント音を聴取する．その際，聴診器を強く押し付け過ぎないよう注意する．シャント血管全体を末梢（手指側）から中枢（肩側）に向かって聴診していく．聴診はシャント診察において特に重要であり，*3.* で詳しく述べる．

2. 発赤

　シャントにおける皮膚の赤み（発赤）は，感染や炎症，血流の異常などを示す重要なサインである．早期に異常を発見し，適切な対応を行うことで，シャントの機能を維持し，患者の安全を確保することができる．

■ ここがポイント：特に注意すべき発赤！

1）感染徴候

シャント部位の皮膚が赤くなり，そこに腫れや痛み，熱感を伴う場合は感染の可能性が高くなる．そして体温の上昇（発熱）や膿の排出もみられた場合は感染を起こしていると考えて対応する必要がある．専門医（腎臓内科医や血管外科医）に早めに連絡し，診てもらうのが望ましいが，困難な場合は，**血液培養を施行した後**に抗生物質を処方する．

●処方
アモキシシリン（サワシリン®カプセル）1回250 mg　1日1回（透析日は透析後）
or
セフカペンピボキシル（フロモックス®錠）1回100 mg　1日1回（透析日は透析後）

■ その他の発赤

1）一過性の炎症

軽度の赤みで，特に腫れや痛みが伴わない場合は，穿刺等による一過性の炎症所見の可能性がある．通常，これは透析終了後数時間以内に消失するため経過観察で十分であるが，赤みが長引いたり，悪化したりする場合は専門医に報告し，追加の検査や治療を検討することが必要である．

2）アレルギー反応

消毒薬やテープ，ドレッシング材に対するアレルギー反応として赤みが現れることがある．この場合，かゆみや発疹も伴うことが多い．アレルギー反応が疑われる場合，使用している製品を変更し，必要に応じて抗ヒスタミン薬などで治療を行う．

3）手術の影響

シャントを作製した術後は，手術による炎症反応として一時的に赤みがみられることがある（図2）．この場合，赤みは徐々に軽減する．通常，特別な治療を必要としないが，感染や他の合併症が発生していないかを確認するために経過観察は必要である．

4）血流の異常

シャント部位の赤みが狭窄や血栓による血流の異常によって引き起こされることがある．血流障害により皮膚が赤くなる場合，シャントの血流量が減少し，皮膚の温度が低下することもある．血流の異常が疑われる場合，血管超音波検査や血流量測定を行い，原因を特定する．

3. 聴診の基本

シャントの管理において，聴診器を使用してシャント音を確認することは重要な診断手段である．シャント音とは振動音（スリル）を聴取することであり，これを聴取することでシャントの状態を評価できる．以下に，注意すべき音とその意味について説明する．

■ 振動音（スリル）

1）正常な音

シャントが正常に機能している場合，「ゴーゴー」「ザーザー」という感じの音が聴こえる．これは血液がシャント内を高速で流れる際に発生する．**常日頃から正常な音を聞いておくことで異常音に気づきやすくなるので日々の診察が重要である．**

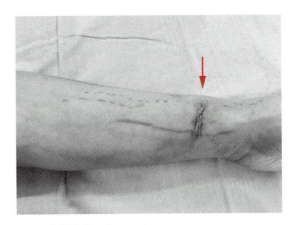

図2 作製直後のシャント
➡️ が吻合部
Color Atlas ⑦参照

2）弱い音
　音が弱々しい，あるいは遠くに聴こえるように感じた場合，シャントの血流が低下し，シャントの狭窄や閉塞しかけている可能性を示唆している．

3）高い音
　シャントが狭窄している場合，「ヒューヒュー」と聴こえる，あるいは木枯らしのよう，すきま風のようと表現される高い音を聴取することがある．これは血液が狭い部分を通過する際に発生する音で，シャントの狭窄が強く疑われる．

4）途切れるような音
　また「ザッザッ」「ズッズッ」のように断続的な，短く途切れるような音を聴取することがある．これは閉塞しかけていることを強く疑わせる．

5）音がしない
　聴診器で音が全く聞こえず，触診でもスリルが感じられない場合，シャントが完全に閉塞している可能性が高い．

4. ここを見逃してはいけない

1 感染
　感染が疑われる場合，すぐに専門医に報告する．抗生物質の投与や感染部位のドレナージなどの治療が必要となる可能性がある．もし感染が重篤化すればシャント閉塞や敗血症などの全身感染症につながることがあるため，迅速な対応が求められる．

2 血流障害
　血流障害もシャント閉塞を引き起こす可能性があるため，迅速な対応が必要である．早急に専門医に報告し，血管超音波検査や血流量測定を行って原因を特定したい．必要に応じて血管マッサージを行い，緊急でVAIVTの施行が必要かを検討する．場合によっては血栓形成を防ぐために抗凝固療法を適切に行う．シャント再建術等が必要となることもある．

5. シャント管理，患者への教育

　患者と医療スタッフにシャントの重要性を理解してもらい，シャントの管理方法や異常を早期に発見，識別する方法について教育することは患者の安全確保，合併症予防のためには重要である．以下に，主な注意点を示す．

◼ 日常のケア

- シャント腕を圧迫しない．
- 重いものをもたない．
- 血圧測定や採血をシャント腕で行わない．
- 透析時の穿刺後の出血を止める際，過度な圧迫は避けるよう注意する．

◼ 異常の早期発見

- **見る**：シャント部位の皮膚を視覚的に観察し，色や状態の変化を注意深くチェックする．
- **触る**：シャント部位の腫れ，痛みなどをチェックする．
- **聴く**：聴診器を使用してシャント音を確認し，正常か異常かの判別をする．

◼ 感染予防

- シャント周囲の皮膚を清潔に保つことが重要であり，患者には適切な洗浄方法を指導する．
- 透析前後には適切な消毒を行うよう医療スタッフに指導する．

▎提示症例の経過

　シャント感染の可能性が疑われたため緊急入院となった．採血上，WBC 10,130 μL，CRP 12.4 mg/dL と炎症反応が認められ，造影CTでは仮性瘤を形成しており，感染性静脈瘤と考えられた（図3）．また，創部の表在は脆弱となっており，破裂の可能性も高いと判断され，入院第3病日に内シャント閉鎖術と感染巣付近の debridement を行った．その後，血液培養と創部培養から *Staphylococcus aureus* が検出された．人工弁置換術後であることから，CEZ を4週間投与で炎症反応は改善し，その後も再燃は認めなかった．他部位に内シャント再建を検討したが使用可能な血管がなく，カフ型カテーテルを留置し退院となった．

Advanced Lecture

◎ シャントを採血に使用しても大丈夫ですか？

　この質問を患者だけでなく医療スタッフからも聞かれることがあると思われる．
　その際，答えに困らないよう解説する．

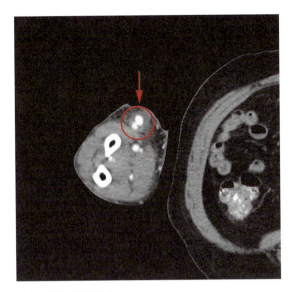
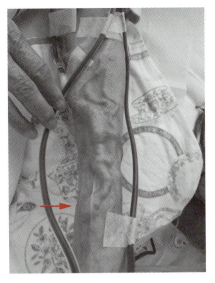

図3 感染性静脈瘤
造影CTで右前腕部シャント作製領域の仮性瘤と考えられた（➡）．
周囲の脂肪織濃度の上昇を認め，炎症の波及が疑われた．

図4 シャント作製して数年後のシャント血管
このようにシャント作製後，時間経過とともにシャント血管は太くなり，穿刺しやすくなる．➡が吻合部．
Color Atlas⑧参照

■ Answer

　シャントを作製して時間の経過したシャント血管は太くなり（図4），穿刺しやすくなるので採血に使用したくなるが，内シャントは透析患者にとって透析を継続するためには必要不可欠であり，その保護が最優先されるべきである．透析治療の安定性と患者の安全を確保するためにも，シャントは採血に使用せず，他の適切な部位で採血を行うことが推奨される．以下にその理由を説明する．

1） 感染リスクの増加
　穿刺や採血時に無菌操作が不十分だと，細菌がシャントに侵入するリスクが高まり，シャント感染や菌血症などの深刻な感染症を引き起こす可能性がある．

2） 血栓形成の危険性
　シャントでの採血や他の針刺し操作は，血栓を形成するリスクを高めることがある．血栓が形成されると，シャントの血流が遮断され，透析のための適切な血液流量が確保できなくなる可能性がある．

3） シャントの損傷
　採血や穿刺により，シャントの壁や血管にダメージを与えることがある．これが原因でシャントが閉塞したり，動脈瘤が形成されたりすることがある．

4） 出血の危険性
　シャントは通常の静脈と比較して血液の流れが速く，強い状態にあるため，採血や穿刺の際に出血が止まりにくいことがある．そのため穿刺した部位からの出血が大量になる可能性がある．

5） 透析治療の効率低下
　シャントが損傷したり感染したりすると，透析治療の効率が低下し，患者の健康状態に深刻な影響を与えることがある．

おわりに

　シャントを適切に診察できるかどうかで，その後の患者のシャントの状態や，生命予後に大きく影響する．シャントに問題が生じた場合の緊急対応方法を明確にし，それが患者と医療スタッフに周知され，しっかり理解されていることが大切である．また専門医（腎臓内科医や血管外科医）に迅速に連絡し，適切な対処を行える体制を整えておくことも重要である．これらの注意点を守ることで，シャントの適切な管理が実現し，患者の健康と治療効果を維持することができる．

参考文献

1)　Lok CE, et al：KDOQI Clinical Practice Guideline for Vascular Access：2019 Update. Am J Kidney Dis, 75：S1-S164, 2020（PMID：32778223）
2)　「Handbook of Dialysis（5th ed.）」（John T. Daugirdas, et al, eds），Wolters Kluwer Health, 2015
3)　「Vascular Access for Hemodialysis VI」（Mitchell L. Henry, et al, eds），Precept Pr, 1999
4)　「Dialysis Access Management（2nd ed.）」（Steven Wu, et al, eds），Springer International Publishing, 2021
5)　Harduin LO, et al：Guidelines on vascular access for hemodialysis from the Brazilian Society of Angiology and Vascular Surgery. J Vasc Bras, 22：e20230052, 2023（PMID：38021275）
6)　Voorzaat BM, et al：Patency Outcomes of Arteriovenous Fistulas and Grafts for Hemodialysis Access：A Trade-Off between Nonmaturation and Long-Term Complications. Kidney360, 1：916-924, 2020（PMID：35369548）
7)　Schinstock CA, et al：Outcomes of arteriovenous fistula creation after the Fistula First Initiative. Clin J Am Soc Nephrol, 6：1996-2002, 2011（PMID：21737851）

もっと学びたい人のために（お勧めのオンラインリソース）

1)　UpToDate
　　https://www.uptodate.com/contents/search
　　↑医療専門家向けのオンラインリソースで，シャントの管理に関する最新のガイドラインやエビデンスベースの情報が提供されている．
2)　PubMed
　　https://pubmed.ncbi.nlm.nih.gov/
　　↑米国立衛生研究所（NIH）の提供する無料のデータベースで，シャント管理に関する多くの学術論文を検索可能．
3)　National Kidney Foundation
　　https://www.kidney.org/
　　↑シャント管理に関するガイドラインや教育資料を提供しているウェブサイト．

プロフィール

伊藤英利（Hidetoshi Ito）
昭和大学横浜市北部病院 内科（腎臓）診療科長
当院では腎臓内科医でありながらも，シャント作製術，VAIVT，腹膜透析カテーテル留置術など外科的治療も積極的に行っています．また薬剤コーティングバルーンの使用可能施設として，より難治性の病変にも対応できる体制が整っています．興味ある方は，ぜひ見学にいらしてください．

重松寛哉（Hiroya Shigematsu）
昭和大学横浜市北部病院 内科（腎臓）
外科的治療も行える腎臓内科医をめざし，当院内科（腎臓）に就職しました．保存期CKDの管理から透析導入後のアクセスフォローまでを一貫して行える腎臓内科医をめざし，日々努力しています．

山本真寛（Masahiro Yamamoto）
昭和大学横浜市北部病院 内科（腎臓）
当院でのVAIVT件数は増加しています．どのような症例にも対応できるよう，術者としてのスキルをさらに磨くとともに，後輩の指導を通じて全体的な技術レベルの向上を図りたいと考えています．

第6章 末期腎不全の患者を診るときに知っておきたいこと

3. 緊急透析の判断とカテーテル挿入の注意点

及川 愛，大城剛志，米村 耀

● **Point** ●

・進行した慢性腎臓病患者においても緊急透析の適応は急性腎障害と大きく変わりないが，背景として慢性腎臓病特有の経過もあるため，その点を加味して適応を判断する

・透析用カテーテル挿入に際しては，脱血不良や再循環のリスクを避けるため挿入する前に一度血管走行や使用するカテーテルの種類を確認することが大切である

はじめに

　ステージの進行した慢性腎臓病患者の日常診療は腎臓専門医が担っているが，救急外来での診療や他疾患で入院管理を行っている際に非専門医が遭遇し，対応を求められる可能性は十分にある．本稿では進行した慢性腎臓病患者における緊急透析の適応とカテーテル挿入における注意点を述べる．

症例1
　80歳女性．原疾患不明の慢性糸球体腎炎のため腎臓内科外来に通院している．服薬アドヒアランスは良好であり，定期外来ではCr 3 mg/dL前後で推移していた．2週間前の外来では特に変わったことはなかった．数日前，外出中に軽い熱中症のような症状があった．自宅安静で症状は改善したが，倦怠感や呼吸困難感が持続したため，かかりつけ病院を受診した．
　　来院時のバイタルサイン：意識レベル 清明，血圧 110/70 mmHg，心拍数 35回/分，
　　　　　　　　　　　　　末梢酸素飽和度 96％（室内気），体温 37.0℃
　　血液検査：白血球 5,200/μL，Hb 9.9 g/dL，血小板 20.3万/μL，BUN 80.1 mg/dL，
　　　　　　　Cr 4.21 mg/dL，Na 134 mEq/L，K 7.1 mEq/L，Cl 105 mEq/L，HCO_3^-
　　　　　　　18.3 mEq/L
　　心電図：心拍数 36回/分，ST-T変化なし，テント状T波あり，QTc 422 m秒
　　内服薬：アジルサルタン 40 mg，アムロジピン 10 mg，スピロノラクトン 25 mg，フロセミド 40 mg

症例2

　45歳男性．悪性腎硬化症による慢性腎臓病で腎臓内科に通院している．仕事が多忙なことを理由に内服アドヒアランスが悪く，2カ月前の外来受診時には腎機能はすでにeGFRで10 mL/分/1.73 m²となっていた．透析導入準備について外来主治医が説明していたが，受け入れができておらずバスキュラーアクセスは未作製であった．1カ月ほど前から倦怠感が出現し，食欲が落ちていた．仕事には出勤していたが，しだいに倦怠感で朝起き上がることも困難になり，見かねたご家族に連れられてかかりつけ病院を受診した．

　来院時のバイタルサイン：意識レベルJCS Ⅰ-1，血圧200/120 mmHg，心拍数90回/
　　　　　　　　　　　　　分，末梢血酸素飽和度94％（室内気），体温36.9℃
　血液検査：白血球6,300/μL，Hb 7.9 g/dL，血小板24.4万/μL，BUN 195.7 mg/
　　　　　　dL，Cr 15.87 mg/dL，Na 130 mEq/L，K 6.8 mEq/L，Cl 102 mEq/L，補正
　　　　　　Ca 7.5 mg/dL，P 9.8 mg/dL，BNP 2,566.8 pg/mL，HCO₃⁻ 16.6 mEq/L
　胸部X線：CTR 55％，肺野 心血管影の増強と軽度胸水貯留あり
　心電図：心拍数92回/分，ST-T変化なし，テント状T波なし，QTc 420 m秒

1. 緊急透析の適応

　高度腎不全患者において緊急透析を要する病態は以下の4つがあげられる．
① 高カリウム血症
② 肺水腫，心不全
③ 代謝性アシドーシス
④ 尿毒症
　第3章-6において保存期腎不全患者の集中治療管理中における透析適応について言及されているが，緊急透析の適応となる疾患については大きく相違ない．しかし，それぞれ急性腎障害患者と比較して注意すべき点があるため言及する．

1 高カリウム血症

　高度腎機能障害の患者は慢性的にカリウムが高値であるため心電図に変化を起こす閾値が上がっていることが多い[1]
　そのため，腎不全患者で高カリウム血症を見た際にも緊急透析の適応とするかの判断には心電図変化があるかが重要となる．高カリウム血症での心電図変化は（**図1**）を参考にされたい[2, 3]．**テント状T波やQRS幅の延長，P波の消失や徐脈がみられたら緊急透析の適応と判断する．**

●ここがポイント

慢性腎臓病がベースにある患者は慢性的にKが高い傾向にある．血清K値のみで緊急透析の判断をせず，心電図変化があるかどうかも重要な判断材料となることに留意する．

2 肺水腫，心不全

　尿量が維持できている患者であれば，血管拡張薬やループ利尿薬の静脈投与などクリニカルシ

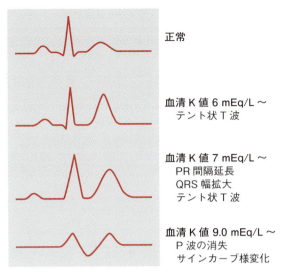

図1　高カリウム血症の心電図変化
文献2，3を参考に作成

ナリオに則った加療を行う．しかし，高度腎機能障害の患者はすでに高用量の利尿薬を使用している患者が多く，利尿薬に抵抗性を示すことが多い．肺うっ血像や両側胸水貯留が著明で高用量の酸素需要のある患者は，利尿薬投与の前段階で緊急透析の適応と判断してよい．

●ここがポイント
高度腎機能障害の患者は利尿薬抵抗となりやすい．すでに高用量の酸素需要のある患者や尿量低下傾向の患者において緊急透析を考慮する．

3 代謝性アシドーシス

腎不全のみではpHが7.2を切るような高度なアシドーシスを認めることは少なく[1]，乳酸アシドーシスや呼吸性代償の破綻など別の要因が潜在していることが考えられる．そのためまずは乳酸アシドーシスの原因検索や呼吸代償の改善目的の人工呼吸管理（NPPVや気管挿管など）が優先される．それでもアシドーシスが著明で改善が乏しければ緊急透析も検討される．

4 尿毒症

急性腎障害の患者と比較して高度腎機能障害の透析適応として多いのが尿毒症症状である．尿毒症症状には食欲不振や悪心・嘔吐といった消化器症状，restless legs症候群や足のしびれといった末梢神経症状といった軽度のものから，高度栄養障害を伴う食事摂取不良や意識障害，心嚢液貯留や心機能低下を伴う心外膜炎などといった重篤なものまで幅広い（表1）．**心外膜炎や意識障害は生命を脅かす合併症であり，すみやかに透析を施行することが望ましい**[5]．しかし，透析導入が必要な尿毒症症状はeGFRが10 mL/分/1.73 m² 未満，特に尿毒症性脳症はeGFRが5 mL/分/1.73 m² 未満にならないと発症しないとされており[5]，**尿毒症を疑う症状がみられた場合にはほかの器質的な疾患を除外することも忘れてはならない**．

表1　尿毒症症状

分類	症状
体液貯留	心外膜液貯留，胸膜炎
消化器症状	食欲不振，悪心・嘔吐，下痢
循環器症状	心不全
神経症状	中枢神経障害：意識障害，不随意運動，睡眠障害 末梢神経障害：かゆみ，しびれ
血液異常	高度の腎性貧血，出血傾向
視力障害	視力低下，網膜出血症状，網膜剥離症状

文献4を改変して転載

●ここがポイント

高度腎機能障害の患者の尿毒症は透析導入の適応となりやすい．意識障害や重篤な消化器症状，心外膜炎を疑う所見があり，他の病態が否定されれば不可逆的な病態となる前に緊急透析を施行する．

2. カテーテル挿入とその注意点

1 カテーテルの挿入方法

　緊急透析を行う際のバスキュラーアクセスとしては透析用の短期留置カテーテル（非カフ型カテーテル）が選択される．カテーテル挿入時には感染を避けるためできるだけ清潔な環境においてマキシマルバリアプリコーション下で施行されることや，動脈穿刺や気胸を避けるため超音波ガイド下で挿入することがガイドラインで推奨されている[6]．ガイドラインの推奨に加えて，各施設で消毒薬の種類や術者の選定などが別に指定されている場合もあるため，施行する際には病院の指針を一度確認しておくことを勧める．実際の挿入方法については各種手技の成書を参照されたい．

2 挿入部位

　カテーテル挿入部位に関しては，解剖学的な走行や感染のリスクを考慮し**右内頸静脈からの挿入が第一選択となる**．右大腿静脈や左内頸静脈，左大腿静脈も選択肢となりうるが，それぞれデメリットも大きい．

　右内頸静脈が挿入困難な患者や臥床傾向の患者では大腿静脈が選択されるが，右大腿静脈は腎移植が予定されている患者では右腸骨静脈が移植腎静脈の吻合先となるため極力避けることが望ましい[6]．左大腿静脈は解剖学的に右大腿静脈よりも下大静脈まで距離があるためカテーテルの先端が下大静脈に到達せず，血流量が安定しない可能性がある．左内頸静脈は左腕頭静脈が大動脈弓の前方を走行しており，上大静脈までの距離が長いことから先端が右心房に届かず血流量が安定しないこともある[7]．また，非カフ型カテーテルは屈曲性の高くないものが多く，挿入の際に血管損傷のリスクもあるため，選択順位としては下がる[6]．まれではあるが左上大静脈遺残（PLSVC）といった奇形もあるため注意が必要である．

　以前は鎖骨下静脈も選択されていたが，挿入後に血管狭窄をきたしやすく，同側上肢への自己

血管内シャント作製や人工血管挿入が困難となるため避けることが推奨されている[9, 10].

　カテーテル挿入が困難であった場合やカテーテル挿入までに時間がかかる際には，現在ある動脈や静脈を穿刺し，末梢静脈に返血する直接穿刺法（ダイレクト）も選択肢としてある．肘部の上腕動脈や大腿静脈を選択することが多いが，上腕動脈は止血不良による仮性瘤やコンパートメント症候群のリスクが，大腿静脈は穿刺針が短いと体動による事故抜針のリスクがそれぞれある．いずれにせよ経験豊富な医師が行うことを推奨する行為であり，非専門医の先生方が行うことはお勧めせず，緊急透析時の一つの手段として心得ておく程度でよいと考える．

3 カテーテル挿入の注意点

　透析用の留置カテーテル挿入で重要なのは有効な透析を行うことができる血流量の確保である．カテーテルの先端は内頸静脈から挿入するのであれば右心房付近の上大静脈，大腿静脈から挿入するのであれば下大静脈の可能な限り中枢側に留置することが望ましい．そのため，事前に胸部X線やCTが撮影されているのであれば，刺入部から先端に置きたい部分までの距離を測定しておくことをお勧めする．撮影されていなければ，カテーテル挿入前に血管エコーで各静脈を確認するだけでも挿入部位の選択に有用な情報が得られる[10]．また，非カフ型カテーテルは内頸静脈用と大腿静脈用で形状が異なるため，その使い分けも理解しておくことが望ましい（図2）．カテーテルによっては輸液用のルーメンが附属されているものもあり，高カロリー輸液や持続点滴投与などが必要であればそちらを選択することも考慮される．

●ここがポイント

カテーテル挿入の際には，安全にかつ清潔に挿入することや血流量の確保できる部位を確保することが重要となる．必要に応じて画像での評価も行う．

症例1の経過

　心電図変化（徐脈，テント状T波）を伴う高カリウム血症であり，緊急透析の適応と判断した．CTで右内頸静脈の狭窄が疑われたため，右大腿静脈に非カフ型カテーテルを挿入した．3時間透析を行ったところK値は4.0 mEq/Lまで低下し，心拍数も72回/分まで回復した．心電図ではテント状T波も消失した．リバウンド予防に同日ジルコニウムシクロケイ酸ナトリウム水和物（ロケルマ®）を1回10 mg，1日3回内服したところ翌日の採血ではK 4.5 mEq/Lと上昇はみられず，非カフ型カテーテルは抜去した．脱水とアジルサルタン内服による高カリウム血症と考えられたため，飲水励行とアジルサルタン減量，ジルコニウムシクロケイ酸ナトリウム水和物の内服継続を行い入院第5病日に自宅退院した．

症例2の経過

　高カリウム血症による心電図変化や心不全症状はみられなかったが，BUN 150台と高値であり高度の尿毒症症状と考えられる意識障害を認めたことから緊急透析の適応と判断した．右内頸静脈より非カフ型カテーテルを挿入し，連日透析を行ったところ第3病日ごろには食欲不振や倦怠感が改善し，意識レベルも正常に戻った．本人より「入院前は頭がモヤモヤして言葉が出にくい感じがあったけれど，それがとれてすっきりした」との話もあった．入院中に透析導入する方針となったため，バスキュラーアクセスとして右前腕に自己血管内シャントを作製した．初回穿刺と透析クリニックの調整を行い，第40病日に自宅退院した．

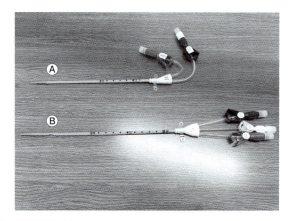

図2 短期留置カテーテル
A) 内頸静脈用→あごや耳などに当たらないように接続部がプレカーブとなっている．長さは13〜20 cmが多い
B) 大腿静脈用→接続部は大腿に出るためストレートになっている．長さは20〜35 cmが多い．中央に輸液用のルーメンがついている．
製剤見本協力：モザークメディカルジャパン合同会社
Color Atlas⑨参照．

Advanced Lecture

　前述のとおりカテーテル挿入時の注意点について述べたが，非カフ型カテーテルの挿入や装置の組み立てなどを勘案すると，**緊急透析の適応を判断してから実際に透析を開始できるまでには1〜3時間を要すると予想される**．その間に患者の容体が悪化しないような全身管理を進めていくことも大事である．これに関しては3章-6を参考されたい．

おわりに

　すでに腎機能障害の進行した患者における緊急透析の適応やカテーテル挿入の注意点について解説した．緊急性の高い状況に遭遇した場面では，焦って何に配慮すればよいか困惑してしまう部分もあると思うが，本稿の内容を参考に乗り切っていただければ幸いである．

引用文献・参照文献

1) 「保存期腎不全の診かた」（柴垣有吾/著），中外医学社，2006
2) De Nicola L, et al：Chronic hyperkalemia in non-dialysis CKD：controversial issues in nephrology practice. J Nephrol, 31：653-664, 2018（PMID：29882199）
3) レジデント2014年3月号（新博次/編），医学出版，2014
4) 日本透析医学会：維持血液透析ガイドライン：血液透析導入．日本透析医学会雑誌，46：1107-1155, 2013
5) Anthony Bleyer：Indications for initiation of dialysis in chronic kidney disease. UpToDate, 2023
6) 日本透析医学会：慢性血液透析用バスキュラーアクセス作製および修復に関するガイドライン．日本透析医学会雑誌，44：855-937, 2011

7) Engstrom BI, et al：Tunneled internal jugular hemodialysis catheters：impact of laterality and tip position on catheter dysfunction and infection rates. J Vasc Interv Radiol, 24：1295-1302, 2013（PMID：23891045）

8) 「ICU/CCUの急性血液浄化療法の考え方，使い方 ver.2」（大野博司/著），中外医学社，2024

9) O'Grady NP, et al：Guidelines for the prevention of intravascular catheter-related infections. Clin Infect Dis, 52：e162-e193, 2011（PMID：21460264）

10) 若手医師のための透析診療のコツ（加藤明彦/編），文光堂，2011

11) Falk A, et al：Vascular screening prior to placement of tunnelled and cuffed hemodialysis catheters. J Vasc Access, 3：169-173, 2002（PMID：17639481）

プロフィール

及川　愛（Megumi Oikawa）
昭和大学藤が丘病院 内科系診療センター内科（腎臓）
学生の頃は腎臓内科を難しい分野と思っていましたが，いろいろな巡り合わせで現在の道に進みました．この本でCKDについて感じている壁が少しでもとれれば嬉しいです．

大城剛志（Tsuyoshi Oshiro）
昭和大学藤が丘病院 内科系診療センター内科（腎臓）

米村　耀（Hikaru Yonemura）
昭和大学藤が丘病院 内科系診療センター内科（腎臓）

第6章 末期腎不全の患者を診るときに知っておきたいこと

4. CKD患者の心理的葛藤やACP
～PROを活用した研究から

栗田宜明

● Point ●

・不安，苦痛，うつや絶望感などの心理的な葛藤に配慮する

・腎代替療法を含むアドバンスケアプランニングに配慮する

・良好な医師患者関係を築いて患者の話を引き出しやすくする

はじめに

　慢性腎不全患者のさまざまなステージにおいて，病気の受容の難しさや，将来への不安，生活の変化に伴う苦痛，社会的サポートの不足，経済的な負担，うつや絶望感などの心理的な葛藤に直面する．このような葛藤は，腎代替療法に関する意向を含んだアドバンスケアプランニング（advance care planning：ACP）にも密接に関係する．したがって担当医は，病気や検査値に対する治療の話だけではなく，良好な医師患者関係を築きながら，葛藤や価値観，治療に関する意向（患者報告アウトカム：PRO）を引き出しやすくするための対話を心がけることが重要である．

症例1

　50代のCKDステージ5の男性．原疾患は慢性糸球体腎炎である．全身合併症はなく，身体的に自立している．そのため，自営業で生計を立てている．徐々に腎機能が低下していった．血液透析か腹膜透析の腎代替療法を選択する時期が近づいている．本人は「腎臓がダメになったことを考えると絶望的になる」といった心情を定期受診のたびに吐露している．結果として，血液透析と腹膜透析のどちらを備えていくのかを決めかねている．

症例2

　60代のCKDステージ5の女性．原疾患は糖尿病性腎症である．心血管病などの合併症はないが，糖尿病性網膜症により若干の視力低下がある．腹膜透析よりも血液透析の方が腎代替療法を継続しやすそうであった．「私はこれ以上腎機能が悪化しても，透析をやりません．透析をやらない意志について，文書を残しておいても結構です」と仰っている．「親の介護も頑張ってきたし…．透析をやらないことについて，娘や息子も理解しています．夫や子どもたちにも迷惑かけたくありません」と，涙ぐんでお話される．加えて娘や息子は遠方に住んでいて外来で同席することはできない．しかし，2人とも医療従事者で，透析患者さんを医療現場で見た経験があるため，病気について理解しているし，患者さん本人の意思を尊重

表1　慢性腎不全患者の心理的葛藤の例

1）病気の受容
・慢性腎不全という診断を受けた後，自分が病気であることを受け入れる過程での困難
2）将来への不安
・慢性腎臓病が進行して末期腎不全に至る可能性や生命予後に対する不安
・将来的に必要となる可能性がある腎代替療法への懸念
3）生活の変化に伴う苦痛や困難
・食事制限や水分制限に伴う苦痛
・多くの内服薬を継続することの難しさ
・社会活動（家族や友人とのかかわりを含む）や仕事の継続に対する困難感
4）社会的サポートの不足
・家族や友人からのサポートを得ることの難しさ
・家族や職場からの理解が不足していると感じることによる孤立感
5）経済的な負担
・収入の減少や失業に対する恐れ
・医療費，生活費などの経済的な負担
6）ストレス・うつ
・透析療法の身体的負担や，透析療法を継続することへのストレス
・絶望感やうつ状態

しているとおっしゃった．外来担当医は，患者さんの意思により腎代替療法を行わない方針とする文書を作成し，患者さんと病院で文書を共有した．

1. 心理的葛藤

1 心理的葛藤の基本的な考え方

　慢性腎不全患者の心理的葛藤は，腎臓病の診断を受けた時期や腎臓病のステージ，患者が置かれている生活環境や腎代替療法の治療内容の違いに応じて異なり，多岐にわたっている．

　表1は心理的葛藤の例である．

1）病気の受容

　自分が病気であることを受け入れている度合いを指す．特に，保存期CKDで無症状の場合や，末期腎不全で定期的な外来通院を経ることなく緊急の透析療法の導入が必要になった場合には，自分自身が病気をもっていることを受け入れきれていない場合がある．受容が不十分であると，健康維持のための規則的な内服が困難となるほか，置かれた状況に適応できずに抑うつになる可能性がある[1]．

2）将来への不安

　症例1が示している通り，自分にとって未知の腎代替療法がどんなものかという不確実性や，自分の生命予後がどうなるかという危機感から生じる．不安なまま日常生活を過ごすため，抑うつ気味になったり絶望感を覚える．

3）生活の変化に伴う心理的な苦痛や困難

　透析患者，特に通院血液透析患者が多く語る葛藤である．リン・カリウム・塩分の制限に伴う

食事の制限や，体液過剰を防ぐための水分の制限は，多くの患者にとって苦痛であることが昔から述べられている．透析患者では，血清リンや血圧のコントロールのために内服薬の数と種類が増える．さらに，血液透析患者の場合は透析日と非透析日で内服薬のレジメンが変わる場合があり，内服を規則的に守ることがますます困難になる．透析治療に要する時間のために，社会活動や仕事の時間が制限されて継続が難しくなることからも，心理的な苦痛を感じている可能性がある．

4）社会的サポートの不足

社会的な支援や理解が十分でないことからも，苦痛や**孤立感**を感じている可能性がある．職場のつき合いで同僚と同じものを飲食できないことを同僚に理解してもらうことに煩わしさを感じる患者や，家族に厳しい食事管理をされて監視されている気分を訴える患者や，腎不全の進行がきっかけで近しい人との関係性が悪化して孤立する場合もある．

5）経済的な負担

これも患者にとっては切実である．就労中の成人が透析療法，特に通院血液透析をはじめる場合，典型的には週3回の通院が必要になるため，フルタイムの就労が困難になる．生活機能の低下している患者が通院血液透析をする場合は，誰かに送迎を委ねる必要がある．介護タクシーによる送迎は，交通費を払う必要がある．

6）ストレス・うつ

慢性腎不全の患者によくみられる[1]．例えば，血液透析に伴う身体的負担や，透析療法を継続すること自体がストレスになる．これらのストレスに加えて，病気に対処するためにライフスタイルを変えることによる苦痛が，抑うつの原因になる．社会的な支援や理解が得られないことによる孤立感自体も抑うつの原因になる．脳血管障害などの器質的な疾患や，慢性的な炎症状態が続くことで抑うつになりやすいとも言われている[2]．

抑うつとは別に，将来の見通しが不安なために**絶望感（ホープレス）**を感じる患者もいる．ホープレスであることと，水分制限に対する苦痛や食事制限に対する苦痛が相互に関係している可能性もある[3]．

2 心理的苦痛のここを見逃してはいけない

1）病気を受容できないことに対しては，まずは医療者が継続的に耳を傾け，患者が安心して話せるための信頼関係を築くことが重要かもしれない．コミュニケーションを続けるなかで，患者さんが大切にしていることを引き出すことができれば，次に大切にしていることを叶えるために病気とどのように向き合っていけばよいかを一緒に考える契機になる．**信頼関係があるほど，内服を継続することの難しさが軽減される**ことを，血液透析患者を対象としたわれわれの研究で見出している[4]．

2）次に，病気を受容できたとしても不確実さに対する不安があるままだと，患者はこれからどのように病気と向き合っていけばよいかわからない．そこで，担当医や関係する医療スタッフは，できる限り腎代替療法の具体的な内容や，各治療法のメリットやデメリットを患者と共有して，患者にとってどの腎代替療法が自分の人生を送るうえで向いているかを患者自身が「解像度よく」考えられるように，コミュニケーションをとるのが望ましい．自分の生命予後が未治療の場合どれぐらいか，腎代替療法をはじめればどれぐらい生きながらえることができるのかといった比較を患者さん自身が理解することによって，納得して腎代替療法の選択ができる場合もある．したがって，**不安を解消するために患者さんが何を知りたがっているのかを引き出してできる限り情**

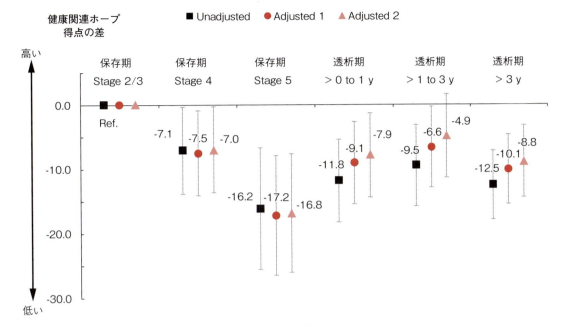

図1　慢性腎臓病のステージの違いとホープ得点の関係性
文献3より引用

報をわかりやすく示すことが大切である．

3）食事の制限や水分の制限に伴う苦痛に対しては，栄養士や看護師と相談しながら，**リンやカリウムの摂取量を減らすために工夫された食事療法**や，**減塩などの口渇を減らす工夫**を行う必要がある[5]．

6）抑うつは慢性腎不全患者の生命予後悪化のリスク因子とも言われている．抑うつが疑われる場合は精神科にコンサルトして，抗うつ薬や認知行動療法などの適切な治療に結びつける必要がある．

一方，**症例1**のように，必ずしもうつ病がなくても将来に対する見通しの悪さの結果として絶望感を感じている場合がある．われわれの研究では，特に腎代替療法前のCKDステージ5の患者がホープレスである可能性が示されている（図1）．したがって，保存期CKDの外来で，**腎代替療法をするかどうかについて話し合う時期には患者さんがホープレスに陥っていないかを気にかける**ことも，医師患者関係を築きながら方針を決定していくために有効かもしれない．

3 提示症例の経過

症例1の続き

腎代替療法の選択の意向を保存期CKD外来に受診するたびに担当医が確認するうちに，患者は，「自分の趣味は，山のなかの川まで出かけて，魚釣りをすることだ．どちらの方が，趣味が続けられますか？」と尋ねてきた．自営業を継続することや，趣味活動が続けられる可能性について話し合った結果，腹膜透析への関心が強くなった．最終的に患者さんは腹膜透析で治療をはじめることにした．

表2　腎臓病患者で容態が悪化したときの医療内容に関するアドバンスケアプランニングの例

保存期CKD患者・透析患者・移植患者によらない
・急変時の心肺蘇生医療（人工呼吸器，心臓マッサージ，除細動）を行うか否か
保存期CKD患者
・生命維持のための腎代替療法（透析，腎移植）を導入するか見送るか
・緊急時の急性血液浄化療法（高カリウム血症に対する透析など）を行うか否か
透析患者
・生命維持のための透析療法を離脱するか

2. ACP（アドバンスケアプランニング）

ACPの考え方は最近の数年で変わってきており，複雑である．加えて，慢性腎不全患者においては，腎不全のステージごとに，延命医療の選択肢が異なるため，ACPの範囲が異なる（表2）．

1 従来のACPの基本的な考え方

従来のACPのコンセプトは，患者さんが万が一，人生の最終段階で意思疎通をとることが困難となった場合に備えて，本人がどのような医療を受けたいのかについての意思を事前に示し，医療者と共有することによって，意思に沿った医療を保証することである．そのため従来のACPは，治療方針の意思を事前指示書として残しておくことを必要としていた．事前指示書を医療者が確認することによって，延命を重視する意向がある場合は急変したときの心肺蘇生（人工呼吸器・心臓マッサージ・除細動など）が行われ，逆に，延命よりも苦痛の軽減を重視する意向がある場合は心肺蘇生よりも最大限の症状の緩和が行われる．

ACPは，重篤な患者さんと家族が現在の状況のなかで治療の目標について話し合う「その場での意思決定」とは異なる．例えば（筆者の経験した例では），できる限りの治療を尽くした進行がんの高齢の患者さんが容態の悪化のために緊急入院となって，1カ月以内の退院も見込めないような場合に，積極的な根治療法をする代わりに苦痛をできる限り緩和する医療（best supportive care：BSC）を行い，同時に急変時の心肺蘇生医療を行わないこと（do not attempt resuscitation：DNAR）を事前に確認して文書で残すことを上級医から勧められたことがあった．また，ご本人が予後についてはっきりと知らされていない場合にはBSC＋DNARの同意をご家族から取得することもあった．このようなプロセスが，その場での意思決定にあたる．

本来のACPでは，肺炎や心不全で入退院をくり返す高齢の患者さんを対象に，現在の健康状態を受け止めたうえで，**人生の最終段階までどのように生きていきたいのか，どのような医療を望んでいるのかを考えて備えるプロセスが求められる**．患者さんが1回の話し合いで心づもりを決めるものではなく，**くり返しの話し合い**が必要になる．

2 慢性腎不全患者のACPの例

表2で示す通り，容態が悪化したときの医療内容が腎臓病患者のステージによって異なってくる．急変時の心肺蘇生医療は，腎臓病の有無によらず，常にあてはまる医療内容である．保存期CKDの場合は，腎不全が進行したときに透析や腎移植などの腎代替療法を行うかどうかや，高度な徐脈を引き起こす高カリウム血症に対する治療のように，救命のための急性血液浄化療法を行うかどうかも含まれる．また，透析患者の場合は，生命維持のための透析療法を意思疎通になっても継続するかどうかも含まれる．

症例2は，保存期CKDで，腎代替療法を今後行うかどうかという局面にいた．60歳代であるので腎代替療法を行えば少なくとも5年から10年は日常生活を送れる可能性が高かった．しかし，患者さんは家族への介護の経験を経て，すでに腎代替療法を行わないという心づもりを表明していた．自分が家族に迷惑をかけたくないという気持ちも心づもりに影響していただろう．担当医は，ジレンマを感じながら患者さんからの自発的な「腎代替療法を行わない」ことの意思を受け入れ，文書化した．

ここで重要なことは，**一度作成した文書はいつでも修正することができる，患者さんの意思は変わることもある**，ということである．

治療方針の選択は，不確実であり，患者さんの感情で変わりやすいということに留意すべきである．また，患者さんの価値観は固定的ではなく，患者さんの身体的な機能や，家族との関係性（家族の介護負担感，逆に家族への役割），経済的状況などにも影響され，**経過とともに変化することを受け入れる方がよい**[6]．したがって，文書に残されたからといってその方針に従うことは義務ではなく，法的に拘束されることもない[7]．文書の記入よりも，**何を大事にしたいのか，そのためにどんな医療を受けたいのかをくり返し話し合えるように担当医が支援することが重要である**[7]．

3 提示症例の経過

症例2の続き

事前指示書を作成して，保存期CKDの外来を継続的に受診した．患者さんの腎機能がさらに低下していく間に，担当医は腎代替療法を受けない意思について定期的に確認した．しかし，途中で，患者さんの意思が変わった．自分が遠方に住む子どもの手伝いに出かけた間に，同居の夫の精神的な状態が不安定になり，患者さんがいなければ夫がどうなってしまうかわからないという心配と，夫とともに生きなければという意思が芽生えた．このエピソードをきっかけに，担当医は血液透析を進めていく意向を確認し，実際に治療をはじめることになった．

Advanced Lecture

■ 日本の文化に即したACP

事前指示書の作成をACPと定義した研究の系統的なレビューでは，ACPが人生の最終段階で質の高いケアに役立つことを示せていない．具体的には，事前指示書の作成によって患者さんの目標と一致したケアの提供や，患者さんのQOLを高める結果につながるというエビデンスを示すことができなかった[8]．

そのため，ACPは事前指示書の作成よりも，**コミュニケーションのくり返しに重点を置いて，確認した内容を修正していくことが望ましい**と考えられるようになった[7]．これは2022年に宮下らが日本の文化に適合させたACPを定義して，具体的に示した内容にも含まれている．その内容の一部を表3に提示する．

日本の維持血液透析患者を対象にしたわれわれの検討によると，透析施設で患者さんを中心に据えたケアを受けられていると認識している患者さんほど，ACPへの参加ができている可能性が

第6章 末期腎不全の患者を診るときに知っておきたいこと

表3　日本の文化に即したACPの定義，将来の備えの範囲，および記録の管理

ACPの定義	
簡単な定義	アドバンス・ケア・プランニングとは，本人と信頼関係を築いている医療従事者の支援を必要に応じて受けながら，本人が家族や近しい人たちと将来の備えについて考え，話し合うことである． これには，現在の健康状態や，これからの生き方，将来受けたい医療やケアなどが含まれる．
ACPの目的	本人が意思決定することが困難となった場合に，将来への備えに関する本人の発言をもとに，家族と医療者が話し合いを行い，本人の価値観を尊重し，本人の意向を反映した医療やケアを提供することを目的とする．
将来への備えの範囲	
個人の価値観	これまでの人生を振り返って，これからどのような人になりたいか，どのような人生を送りたいかを想像すること．その実現のために，何にこだわり，何に不安を感じ，何を重要視しているかを考えること．
健康状態	現在および将来予想される自分の健康状態，病気や怪我，それに伴う障害についての見通しを自覚し，受け入れることが含まれる．
生き方や，人生の最終段階まで医療やケアを受けたいという希望	人生の最終段階において，どこで，誰と，どのように暮らしたいかを想像すること．人生の最期まで自分がどのような人生を送りたいのかを可能な限り実現するために，どのような医療やケアを受けたいのか，また，どのような医療やケアを受けたくないのか，その条件も含めて考える．
信頼できるパートナーの選択	自分の意思を自分で決めることが難しくなったときに，医療者との話し合いに自分の意思が反映されるように，自分の代わりに行動してくれる信頼できるパートナーの選択に配慮する．信頼できるパートナーは，通常家族のなかから選ばれる．
記録管理	
記録管理の一般的な考え方	将来への備えに関する話し合いについては，必要に応じて記録を残すことが望ましい． 医療・ケアに関する具体的な事項については，可能であれば専用の書面で記録することが望ましい． 作成は義務ではなく，法的拘束力もない．いつでも修正することができる． 定期的に受診している医療機関や自治体，リビングウィルを推進している団体が作成した書式を利用するのも一つの方法である．
記録の目的	本人が自分の意思を伝えられなくなったとき，これまでの話し合いをもとに作成された記録や文書が，医療者が信頼できるパートナーと協力して，本人の意思を反映した医療やケアを提供するための要となる．
孤独な人のための記録管理	将来の備えについて話し合う家族がいない場合，本人が望めば，医療者が対話者になることができる．話し合いの議事録を作成するとよい．
医療者間の記録共有	医療者は，本人の将来への備えをカルテに記載し，スタッフ間で共有し，新しい担当者に伝えることを心がけるとよい． 特別な書式：例えば，「リビングウィル」のような事前指示書など，個人が将来のプランを記録する書式や，生命を脅かす病気をもつ個人に医療者が提供する生命維持治療を主に記録する医療用の書式など．

文献7を参考に作成

示されている（図2）．ここでのACPへの参加は，意思疎通がとれなくなったときの治療について医療者と話し合ったことがある場合か，文書に残した場合と定義している．特に，透析施設の医師が患者としてだけでなく，**その人をよく理解しているかどうか**という問いと，**その人にとって最も重要な問題が何かを知っているか**という問いにあてはまるほど，ACPへの参加ができていた．

　以上より，患者さんの病気に関することだけでなく，日頃から患者さんの人生も織り交ぜながらコミュニケーションをとり，ACPについて安心して話し合えるように信頼関係を築くことが望ましい．

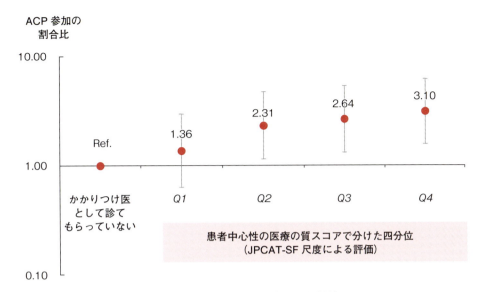

図2 患者中心性の医療の質のスコアとACPへの参加の関係性
文献9より引用

おわりに

　腎性貧血やミネラル代謝マーカーについての知識の習得と実践をすることだけが腎不全診療ではない．本稿で紹介した私どもの研究が示唆するように，患者さんの人生が絡んだ心理的な葛藤や，ACPなどの複雑な意思決定では特に「病気を診ずして病人を診よ」の態度が求められている．

引用文献

1) Iida H, et al：Psychological Flexibility and Depression in Advanced CKD and Dialysis. Kidney Med, 2：684-691.e1, 2020（PMID：33319193）
2) Shirazian S：Depression in CKD：Understanding the Mechanisms of Disease. Kidney Int Rep, 4：189-190, 2019（PMID：30775614）
3) Kurita N, et al：Association between health-related hope and adherence to prescribed treatment in CKD patients：multicenter cross-sectional study. BMC Nephrol, 21：453, 2020（PMID：33129292）
4) Inanaga R, et al：Trust, Multidimensional Health Literacy, and Medication Adherence among Patients Undergoing Long-Term Hemodialysis. Clin J Am Soc Nephrol, 19：463-471, 2024（PMID：38127331）
5) Bossola M, et al：Thirst in patients on chronic hemodialysis：What do we know so far? Int Urol Nephrol, 52：697-711, 2020（PMID：32100204）
6) Morrison RS, et al：What's Wrong With Advance Care Planning? JAMA, 326：1575-1576, 2021（PMID：34623373）
7) Miyashita J, et al：Culturally Adapted Consensus Definition and Action Guideline：Japan's Advance Care Planning. J Pain Symptom Manage, 64：602-613, 2022（PMID：36115500）
8) Jimenez G, et al：Overview of Systematic Reviews of Advance Care Planning：Summary of Evidence and Global Lessons. J Pain Symptom Manage, 56：436-459.e25, 2018（PMID：29807158）
9) Kanakubo Y, et al：Association between person-centred care quality and advance care planning participation in haemodialysis. BMJ Support Palliat Care, 2024（PMID：38429114）

プロフィール

栗田宜明（Noriaki Kurita）
福島県立医科大学大学院 医学研究科 臨床疫学分野
腎臓内科専門医，透析専門医，総合内科専門医
臨床疫学・臨床統計の手法をベースに，今回紹介したような臨床研究やビッグデータの研究などをしています．問い合わせはコチラ kuritan@fmu.ac.jp
研究室の URL（大学院生も募集しています）https://noriaki-kurita.jp/

第7章 エビデンスで解決できること，エビデンスで解決できないこと

1. How to read CPG 〜CKD ガイドラインでわかること・わからないこと

佐々木 彰

● Point ●

・診療ガイドラインは，出版時点のエビデンスが系統的にわかりやすくまとめられており，非常に有用なツールである

・診療ガイドラインの根拠となったエビデンスも参考にすると良い

・診療ガイドラインを目の前の患者に適用する際には，その患者に個別化した目線も大切にする

はじめに

　診療現場のカンファレンスでは，「ガイドラインには●●●●●と書かれていました」と議論される場面にしばしば遭遇する．しかし，診療ガイドラインにおける推奨や提案を受けても，診療方針において結果的にそれに従う場合と従わない場合があり，特に初学者は混乱することも多いのではないだろうか？ このことからもわかるように，診療ガイドラインは重要な知見のまとめである一方で，絶対的な基準ではないし，その分野のすべての領域がカバーされているわけでもない．本稿が，臨床現場においてガイドラインと向き合う際の助けになれば本望である．

1. 診療ガイドラインとは？

　診療ガイドライン（clinical practice guideline：CPG）とは何かを冒頭でまとめておきたい．EBM普及推進事業（Minds）の定義[1]（一部，筆者改変）によると，診療ガイドラインは，「健康に関する重要な課題について，医療利用者の意思決定を支援するために，システマティック・レビューにより得られた個々のエビデンスを評価し統合したものを，益と害のバランスを勘案して，最適と考えられる推奨を提示する文書」とされている．噛み砕いて，「医療者が診療方針を決める際に役立つエビデンスの質と結果を科学的に妥当な方法で評価し，まとめ，推奨を示してくれている文書」とイメージしても大きな齟齬はないだろう．

　多くの場合，ガイドラインの作成元である学会が任命した委員会により，あらかじめクリニカル・クエスチョン（CQ）が設定され，システマティックレビューの際にはそれらのCQに答えるランダム化比較試験（RCT）が（主に）エビデンスとして使用される（図1）．2024年現在，腎臓領域で出版されている主要なガイドラインを表1にまとめた．

第7章
エビデンスで解決できること，エビデンスで解決できないこと

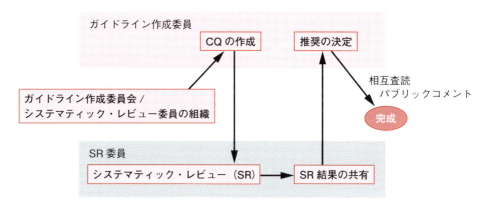

図1　ガイドライン作成の流れ

表1　主なCKD診療ガイドライン

名称	出版学会／団体	概要
エビデンスに基づくCKD診療ガイドライン2023[2]	日本腎臓学会	・本邦初の診療ガイドラインの最新版． ・全17章（42個のCQ＋推奨と58の総説）で構成されている． ・作成過程は，システマティック・レビューから日本内外のRCTおよび観察研究を抽出し，推奨を作成という流れであり，質は国際標準を満たしていると考えられる． ・KDIGOよりもCQが多くなっている． ・また，日本の現状を踏まえた記載内容も散見され，日本でのCKD診療に配慮されているのも特徴．
KDIGO 2024 Clinical Practice Guideline for the Evaluation and Management of Chronic Kidney Disease[3]	The Kidney Disease : Improving Global Outcomes (KDIGO)	・非常に信頼性の高い国際ガイドラインの最新版（2024年に12年ぶりに全面改定）． ・28の推奨と170のpractical point（実践上のポイント）で構成されている．作成過程は，システマティック・レビューからRCTおよび観察研究を抽出し，推奨を作成という流れであり，質は国際標準を満たしていると考えられる． ・エビデンスを踏まえた専門家の意見ともとれるpractical pointが多数記載されており，とても参考になる．

2. ランダム化比較試験と観察研究の違い

　臨床研究には，ランダム化比較試験（RCT）とその他が存在する．その他のなかには，ランダム化を行わない介入研究と観察研究が含まれるが，昨今，前者が行われることはきわめて稀であるため，ここでは観察研究について述べる．

　前述のように多くの診療ガイドラインが，CQに基づくシステマティック・レビューを経て作成される．システマティック・レビューでは，検索・評価の対象論文をRCTに限定することが多いが，それには理由がある．RCTは，ランダム化という現状最強の武器を用いて，2つ以上のグループ（多くの場合，介入群と対照群）の比較を行う．なぜ最強かというと，2つ以上のグループに分ける過程をランダムに行うことで，各グループの患者背景が（測定していないものも含めて）揃い，介入を行った場合と行わない場合の比較が非常に似通ったグループ間で可能となるからである．RCTの論文において，最初の表でグループ間の患者背景を要約して示すのは，「きちんとランダム化できているぞ！」という筆者達からのメッセージでもあるのだ．

　では，観察研究はどうであろうか？　観察研究では，研究のための介入を行わず，リアルワー

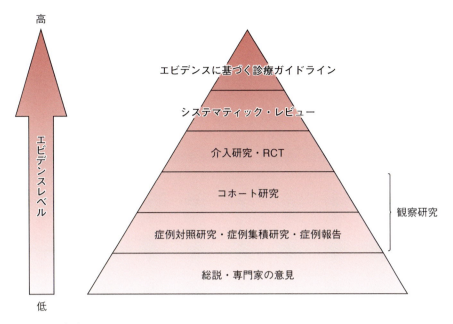

図2　エビデンスピラミッド
一般に，上段に行くほどにエビデンスレベルは高くなるが，研究デザインの質によっては，この順序に沿わないこともある．例えば，研究デザインの質が低いRCTの結果よりも，質の担保されたコホート研究の結果の方が，エビデンスレベルが高いと評価されることもある．

ドから得られた情報をもとに曝露群（研究のための介入をするわけではないので介入群ではない）と対照群に分けて比較されることが多い（これらを設定しないタイプの観察研究もある）．そのことから，曝露群と対照群では，患者背景が多かれ少なかれ異なる（例．急性虫垂炎患者を対象とした観察研究で，急性虫垂炎の手術を受けた患者と保存的治療のみを受けた患者では，前者の方が重症である，など）．このように比べたい群間で異なる背景因子のなかには，曝露とその研究で検証したいアウトカムの関係性を誤った方向に歪めてしまう交絡因子というものが含まれており，これらに対処するために研究デザインや統計解析をどのように工夫するかが観察研究におけるきわめて重要なチャレンジであり続けている．

　このように，同じ臨床研究であっても，RCTと観察研究とでは大きく異なる点があり，少なくとも交絡因子への対処という意味では，RCTの方が信頼度の高い結果を示してくれると考えることができる（図2）．またガイドライン作成の立場から見ると，観察研究の評価は難しく，推奨にどのように活かすか議論がわかれることも多い．しかしながら，RCTの実施が現実的に不可能であるが臨床的に重要な領域では，観察研究からの知見も貴重な情報となるため，診療ガイドラインにおいてこれらが貴重な情報であることには疑いようがないだろう．

3. ガイドラインは必要か？

　大前提として診療ガイドラインは，出版時点のエビデンスがわかりやすくまとめられており，診療上，非常に有用なツールである．

診療ガイドラインは，表1に示したように「システマティック・レビューに基づいた推奨」と「それ以外（エビデンスに基づいたエキスパートオピニオン）」で構成されることが多い．このように分けられる理由は，臨床的に重要な疑問すべてに，システマティック・レビューが可能なほどの（疑問に対応する）エビデンスがあるわけではないからである［その様な場合は，後者（推奨なし）になる］．

では，腎臓領域のガイドラインはどこまで目を通しておくのが望ましいだろうか？ 筆者は，「腎臓診療の専門家は，推奨およびそれ以外について十分理解しておく必要がある」と考えている．また，非専門家であっても，CKD患者の診療に従事するのならば，少なくともガイドラインの推奨はチェックしておいたほうがよい．理由の1つとしては，昨今，診療ガイドラインが，標準的な診療の目安としてみなされることがあげられる．診療ガイドラインは，遵守を強制するものではないが，標準的治療から逸脱する場合は，判断の根拠がそれなりに必要と考えられる（そのためには，ガイドラインの該当について知っておく必要がある）．

では，診療ガイドラインから逸脱する理由（根拠）には，どのようなものが想定されるだろうか？ ガイドラインの適用を考える際のポイントについて考えてみる．

ポイント①：システマティック・レビュー終了後に重要な論文はでていないか？

前述のとおり，診療ガイドラインは，システマティック・レビューを経て作成される．通常，システマティック・レビューは，CQについての文献検索からはじまるが，その際に系統的な過程として（科学性を担保するために），検索式を立てる．これらの検索式のなかには，検索期間も含めるのが一般的であるが，検索期間より後に新しい重要な研究が出版されることは少なくない．当然，ガイドラインの推奨は，その新しい研究を含めずに作成されているので，極端な例でいうと，推奨自体を考え直さなければならない場合もありうる．そのため，ガイドラインを参照する人には，できるだけ最新の信頼性の高いガイドラインをチェックすることと，できれば，ガイドラインの推奨で引用されている論文リストにも軽く目を通すこと，その分野の最新のトピック（ガイドラインの推奨を変えうるような研究は，必ず話題になっているので簡単な検索でも引っかかる可能性が高い）にもアンテナを張っておくことが求められる．

ポイント②：対象は，目の前の患者さんにあっているか？

臨床研究（特にRCT）では，研究の対象となる集団が，具体的に定義されている．これらの情報は，論文のMethodsの部分で，組入基準（inclusion criteria）と除外基準（exclusion criteria）として記載されていることが一般的だ．特にRCTでは，資金的な理由や時間的な理由（できるだけ効率よく比較する群間の差を検出可能とするため）で比較的アウトカムを起こしやすい対象を設定されることが少なくない．また，研究対象の人種や居住エリアの特性などの影響も受ける．診療ガイドラインでは，日本国外の研究も推奨の根拠とするが，推奨を決める段階では，それらの根拠の対象が日本人ではないという事実もいくらか考慮はされている．しかし，このような推奨であっても，われわれがリアルワールドで診療するすべての患者に当てはまるとは考えにくい（むしろ当てはまらないと考えるほうが自然かもしれない）．例えば，海外の非常にコントロールが悪い糖尿病合併CKD患者（多くが肥満）を対象に有効性が示された治療Aに関するRCTの結果を，日本のコントロールのよい非肥満の糖尿病合併CKD患者の治療にガイドラインでの推奨だけを根拠にとり入れるのは，時として患者の害にすらなるかもしれない．

ポイント③：介入は，自分たちの診療にあっているか？

　ガイドラインの根拠となった論文の介入方法は，すべてそのままわが国で適用できるものではない．まず考慮すべきは，日本人にあった介入方法であるか？である．しかし，日本人を対象にした臨床研究（特にRCT）が少ない現状において，それを判断するのは困難である．少なくとも，わが国の保険適用を考慮し介入方法を見直す努力は必要と考える（本邦発のガイドラインでは，これらの事情を考慮して推奨がなされている場合が多い）．

　また，RCTでは安全性を担保するために，細やかなフォローアップがなされそのときの患者の状態に合わせて介入方法を調整する場合が少なくない．リアルな診療現場で，そのような細やかなフォローアップが不可能な場合（例．患者の不都合，検査不可，検査に時間がかかる，など）は，安易にその介入方法を導入しない，あるいは十分なフォローアップが可能な施設に紹介するという慎重さが必要と考える．

ポイント④：アウトカムは，目の前の患者さんや家族にとって切実か？

　アウトカムに関しても，上記と同様のことが言える．理解の助けのために極端な例を挙げると，悪性腫瘍で5年後の生存が難しい患者に対し，RCTで3年後の心血管死のリスク減少効果が示された治療を導入することの是非は，患者・家族・医療者で十分に協議して決定されるべきだと考えられる．

Advanced Lecture

■ ガイドラインに書かれていない状況をどう乗り越える？

　リアルな診療現場は，いわば複雑である．そのため，診療ガイドラインには記載されていない状況に遭遇することも多いのではないだろうか？そのような診療の場面で意思決定するのはしばしば容易ではないが，現状筆者が行っている対処法を紹介する．

　第1に，その時点でアクセスできる知見を整理することである．これらの知見が，（エビデンスレベルが低いとされる）観察研究であっても，研究の質や複数の研究での一貫性から診療方針決定のヒントになることも少なくない．異なる手法で行われた研究において同様の結果を見出すことで結果の信憑性を判断する research triangulation[4] という考えかたも提唱されている．

　第2に，科学的な根拠だけでなく，"個別の"問題点もできるだけ簡潔に整理したうえで，俎上に上げて，チームおよび患者・家族と十分に話し合うことである．これらの過程は，常に患者中心であるべきことも忘れてはならない．

おわりに

　本稿では，診療ガイドラインとは何か，診療ガイドラインの使い方（診療ガイドラインの重要性，診療ガイドラインの限界）についてまとめた．特にグレーゾーン（診療ガイドラインがカバーできない領域）については，筆者の主観を交えた記載を含みやや明確さに欠けるものになったが，これらが読者の意に沿わない内容であっても，「それだから臨床はおもしろい」とご一笑いただけると幸いである．

引用文献

1) 公益財団法人 日本医療機能評価機構：Minds ガイドラインライブラリ
https://minds.jcqhc.or.jp/cpg/about-cpg/definition/
2) 「エビデンスに基づく CKD 診療ガイドライン 2023」（日本腎臓学会/編），東京医学社，2023
3) Improving Global Outcomes（KDIGO）CKD Work Group：KDIGO 2024 Clinical Practice Guideline for the Evaluation and Management of Chronic Kidney Disease. Kidney Int, 105：S117-S314, 2024（PMID：38490803）
4) Munafò MR & Davey Smith G：Robust research needs many lines of evidence. Nature, 553：399-401, 2018（PMID：29368721）

プロフィール

佐々木 彰（Sho Sasaki）
京都大学医学部附属病院 臨床研究教育・研修部 / 福島県立医科大学 臨床研究イノベーションセンター
臨床研究を学びたいけれど，何からはじめてよいかわからずに悩んでいる方々もいるのではないでしょうか？ 臨床畑から研究者に進んだ目線で，キャリア相談に乗れるかもしれません（たぶん…）.ぜひ，気軽にご連絡ください！

第7章 エビデンスで解決できること，エビデンスで解決できないこと

2. CKD患者における災害時の留意点

矢尾　淳

●Point●

- ・災害とは需要と供給のバランスが崩れた状態である
- ・一般的に血液透析は災害に非常に弱い
- ・保存期CKD患者でもステージ4・5では被災により腎機能が悪化し治療が必要な場合がある
- ・保存期・透析期・移植後も自助の観点から平時の患者教育が必要である
- ・医療従事者は自施設（地域）の災害時透析医療体制を把握しておく必要がある

はじめに

　災害とは需要と供給のバランスが崩れた状態である．災害の種類・規模によるが一般的に血液透析は災害に非常に弱く，腹膜透析・腎臓移植は災害に強いと言われている．保存期CKD患者でもステージ4・5の患者は外傷や脱水・内服薬の不足や避難所での栄養の偏りなどにより，腎機能が悪化（いわゆる慢性腎臓病の急性増悪）し，高カリウム血症など緊急血液透析の対象となる場合がある．

　発災直後は公助を期待できないため保存期・透析期・移植後も平時より患者教育を行い，自助を実践させる必要がある．災害発生超急性期ではDMATなど災害医療チームが被災地に投入されるが，そのなかでCKD患者に対応できる医療従事者は少ない．もともと腎臓内科専門医や透析専門医は全国的に少なく，被災地内では普段透析医療に従事する看護師や臨床工学技士だけでなく初期研修医や専攻医も含めた総力戦で対応する必要がある．

1. 災害総論

1 災害の定義

　「災害」と呼ばれるのは，人間に影響を及ぼす事態に限られる．例えば，洪水や土砂崩れが発生しても，そこに誰も住んでいなければ　被害や損失を受ける者は出ないため，それは災害とは呼ばない．「災害」という用語は多くの場合，自然現象に起因する自然災害（天災）を指すが，人為的な原因による事故や事件（人災）も災害に含むことがある．通常は，人間生活が破壊されて何らかの援助を必要とするほどの規模のものを指し，それに満たない規模の人災は除かれる．

　また災害の規模により地域災害（局地災害）・広域災害・激甚災害に分類される．

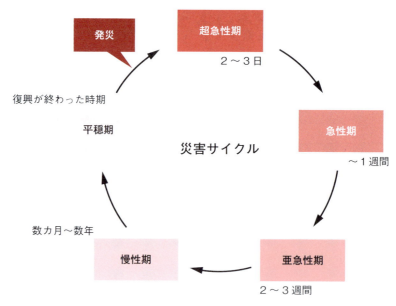

図1　災害サイクル

　災害サイクル（図1）とは，発災から次の発災までを期間ごとに分ける考え方である．発災から，超急性期，急性期，亜急性期，慢性期，平穏期を経て，次の発災のようにくり返すサイクルのことをいう．
　本稿はブロック（地方）レベルでの対応が必要な「**広域災害**」と全国レベルで対応が必要な「**激甚災害**」の**超急性期～急性期**あたりに焦点を当てて対応を述べる．

2 過去の教訓

　災害時は通常医療と異なり多数の患者が同時に受傷し，医療機関の対応能力を上回る患者が発生する．特に大規模災害時は以下のような状況が想定されるため，通常とは異なる医療体制が必要である．

①多くの医療機関が被災して診療ニーズを支えきれない
②通信手段が破綻
③医療供給は常に不足
④ライフラインの途絶＝通常診療ができない
⑤職員は医療機関に泊まり込み帰宅できない

　わが国の災害医療体制は1995年に発生した阪神・淡路大震災がターニングポイントとされている．この災害で初期医療体制の遅れが指摘され，「避けられた災害死[注1]」が約500名存在した可能性があると言われている．
　この教訓をもとに災害拠点病院の整備，DMATの発足，広域医療搬送計画などが策定された．2011年の東日本大震災では災害拠点病院が透析施行不可能となった施設の血液透析患者を受け入れ，24時間体制で透析医療を提供したことは記憶に新しい．

注1）平時の救急医療レベルの医療が提供されていれば救命できたと考えられる災害死

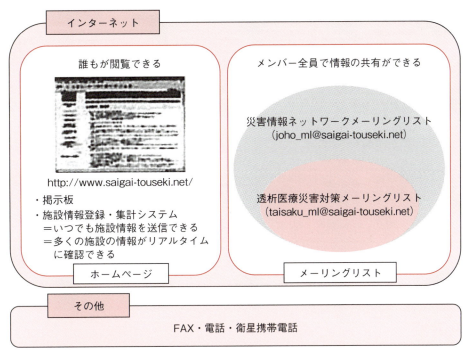

図2 日本透析医会が構築しているネットワーク
文献3より転載

2. 災害時の透析医療体制

　透析医療は災害に弱いことは古くから認識されており，災害時の透析医療体制についてはさらに歴史が古く，経験した地震災害は1978年の宮城県沖地震からはじまり日本透析医会が中心となって対応してきた（図2，3）．

　先日の令和6年能登半島地震においても日本透析医会が石川県透析連絡協議会をバックアップして対応した．筆者はDMATとして亜急性期に能登半島へ派遣されたが，すでに必要な血液透析患者の避難は完了していた．血液透析は1～2日おきの治療をしないと患者の生命にかかわるという特徴があり，早期に対応された結果である．各地域で災害時の透析医療体制は異なるため読者は各自の在籍する地域のネットワークを平時に確認しておくべきである．

　筆者が在籍する神奈川県を例にあげると神奈川県透析医会，神奈川県透析施設連絡協議会，神奈川県臨床工学技士会，神奈川県腎不全看護研究会の4団体を中心に2021年11月に神奈川県透析危機対策協議会（Kanagawa-DC）が設立された．当協議会は自然災害だけでなく，新興感染症などあらゆる要因から安定した透析医療を継続できない状態を「危機」と捉え，医療提供体制の円滑化を目的として活動している．それまでは県内の透析医療ネットワークがなく，COVID-19において対策開始が遅れ，感染爆発期で刻一刻と変化する情報が共有されなかった．

　当協議会では神奈川県内を医療圏に準じてブロック化・エリア化しており（図4），現在県内の93.8％の施設が参加，平時より顔の見える関係を構築している．筆者はその本部事務局長を担当し，各部署・機関との連携や県内の透析医療施設への情報共有を適宜行っている．

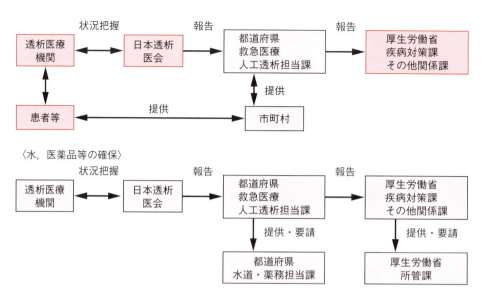

図3 厚生労働省が策定した人工透析提供体制
文献3より転載

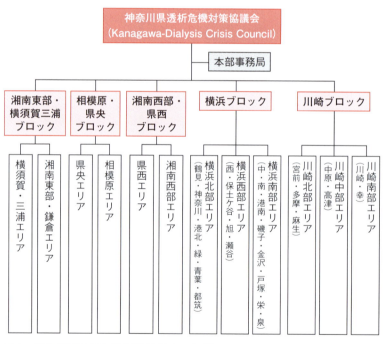

図4 神奈川県透析危機対策協議会の組織図
文献4より引用

3. 各病期での対応

1 血液透析

血液透析は透析医療施設へ通院して治療を受けるが,大量の水(1回4時間の血液透析で約120 L)や電気を必要とするため,災害時に施行不可能となることが多い.広域災害や激甚災害では

水や電気などのライフラインが途絶え，復旧に日数を要する．また普段自力で通院できずに公共交通機関や介護タクシー・施設送迎車を利用している患者は自分で施設までの交通手段の確保が必要となる．物流が止まることにより穿刺針や消毒液が不足する．そもそも被災地内の医療従事者も被災者であり，施設にたどり着けず通常の血液透析ができない可能性がある．当然ではあるが災害で施設の損壊（またはその恐れ）がある場合も治療を受けることができない．**自施設で血液透析を提供できない場合の対応を患者にも説明しておく必要がある．**

過去の経験からも血液透析患者は広域災害や激甚災害では，行政による被災地外への搬送対象となりやすく見知らぬ土地への搬送になることが多い．いつもと異なる施設で安全に透析療法を受けるために，**重要な情報（透析条件やアレルギーなど）を提供しておく必要がある．**できれば事前に親戚・知人・友人のいる避難先を想定して，その近くの透析医療施設を把握させておくとよい．避難先では必ずしも普段通りの十分な透析はできないことがあり，日頃より体重増加や過食に注意させる．

② 腹膜透析

自宅（介護施設を含む）で行う治療法であり，血液透析の欠点をカバーできることが大きな利点と言える．手動（電気を使わずに）で行える場合は問題にならないが，器械を使って治療を行う場合は電気が必要となる．普段は器械を使っていても，いざというときには手動で行えるように患者教育が必要である．また自宅損壊や物流が止まることにより腹膜透析液が不足することが考えられる．透析液が不足しないよう自宅での備蓄が必要である．

③ 腎移植

免疫抑制剤の服薬中断により，移植後どの時期でも拒絶反応が起こりうるため，不足しないよう注意が必要である．災害時の免疫抑制剤の処方・受けとりについて検討し説明しておく．

④ 保存期CKD

冒頭に述べた通りステージ4・5の患者で特に高齢の場合は外傷や脱水・内服薬の不足や避難所での栄養の偏りなどにより，腎機能が悪化（いわゆる慢性腎臓病の急性増悪）しやすい．これは災害時に限らず，平時の医療でも散見される．高カリウム血症やうっ血性心不全など緊急血液透析の対象となる場合があるが，検査が簡便に行いにくい災害現場ではなかなか医療従事者側のみで察知できないことも多い．体調不良時はすみやかに患者自らが周りに申し出ることが重要である．

4. 患者に求めるべき災害時の一般的な行動

現場は混乱していることも多く，透析患者は周りの人から気づかれないこともある．透析療法が必要であることを自ら申し出て家族や患者同士など複数で行動させる方がよい．互助の観点からも団体行動に協力させ，透析療法が受けられるのならば長時間歩いてでも向かわせる．

災害時の限られた食品のなかで，CKD患者ではしばしば制限が必要な塩分・カリウムの多い食事に気をつけてしっかり食べることが大切である．

腎移植では免疫抑制剤を服用しているため，避難所など多くの人が集まる場所は不衛生になる

表1　各用語の解説

自助	自分自身の命は自分で守るということ．これは一般市民や患者だけでなく，行政職員や医療従事者でも最優先に必要な行動原則．自助なくして互助（共助）・公助はあり得ない．
互助	町内会や学校区くらいの顔の見える範囲内における地域コミュニティで災害発生時に力をあわせること．＊共助：互助のなかで制度化されたもの
公助	公的機関（行政）が個人や地域では解決できない災害の問題を解決すること．

表2　患者が自分でできる日頃からの準備

① 災害時，どう行動するか（避難場所までの道のりの確認など）を決めておく
② 非常持ち出し物品を準備しておく
③ お薬手帳や透析の手帳，普段の薬や腹膜透析液等はまとめておく

文献1を参考に作成

ことも多く，感染防御に努めて感染症にかからないように注意させる．

　どの病期にせよ，すべてを医療従事者・行政に委ねるのではなく，自助・互助（共助）・公助の観点（表1）から日頃からの心構えが重要である（表2）．

おわりに

　CKD患者における災害時の留意点について概説した．平時よりCKD患者を診療できれば災害時はその延長線上であり，対応可能である．

　災害大国である本邦において，災害が発生しない地域はない．患者も医療従事者もともに平時から連携し，災害に立ち向かうことが重要である．

引用文献・参考文献

1) 矢尾淳：Q9地震のような災害時に血液透析・腹膜透析・腎移植を続けるうえでの注意点は何ですか？．「腎代替療法選択ガイド2020」（日本腎臓学会，日本透析医学会，日本腹膜透析医学会，日本臨床腎移植学会，日本小児腎臓病学会／編），pp12-13, ライフサイエンス出版，2020
https://cdn.jsn.or.jp/data/rrt_guide_2020.pdf
2) 日本透析医会：東日本大震災と透析医療〜透析医療者奮闘の記録〜
https://www.touseki-ikai.or.jp/htm/05_publish/
3) 日本透析医学会：東日本大震災学術調査報告書−災害時透析医療展開への提言−
https://www.jsdt.or.jp/jsdt/1641.html
4) 神奈川県透析危機対策協議会HP
https://kanagawa-dc.jp/index.php/outline

プロフィール

矢尾 淳（Atsushi Yao）
関東労災病院 腎臓内科 副部長
主な災害関係の資格等：
日本DMAT隊員（統括DMAT登録者）
神奈川県透析危機対策協議会 本部事務局長
川崎市透析災害対策協議会 事務局長
川崎市災害医療コーディネーター
神奈川県透析医会 理事
日本透析医会災害時透析医療対策委員会委員
災害対策は救急医など一部の医師が行うイメージがあるかもしれませんが，そんなことはありません．私に災害を教えてくれた諸先輩方のなかにも内科の先生は多くおられました．本書が皆様が災害対策をはじめる一助になると幸いです．

第7章 エビデンスで解決できること，エビデンスで解決できないこと

3. 透析導入したら車で片道2時間の透析クリニックに通院⁉ プライマリ・ケア医の対CKD戦略

山並寛明，菅家智史

●Point●

・末期腎不全の治療選択には医療環境や社会的背景が影響する

・治療の選択には患者と医療者双方の価値観の把握と共有が重要となる

・高齢末期腎不全患者の増加に伴い，腎代替療法を行わない選択肢（CKM）も認知されはじめている

・エビデンスと価値の統合が真のEBMの実践である

はじめに

　本稿は慢性腎臓病，特に末期腎不全の治療選択を個別の事情に合わせてどう行っていくかの参考として，へき地の医療環境における実情と，筆者が用いる家庭医療学の思考法という2つの話題を取り上げ，腎代替療法を行わない選択肢（conservative kidney management：CKM）を実例を通して紹介する．

1. へき地におけるCKD診療 —福島県南会津郡只見町の例—

　福島県南会津郡只見町は人口3,613人（令和6年4月1日現在）[1] の市町村で，筆者はこの町における医科で唯一の医療機関（有床診療所）に勤務している．只見町の近辺は医療資源に乏しく，最寄りの二次救急医療機関まで救急車で1時間，三次救急医療機関まで2時間の移動時間を要する．

1 只見町の透析医療

　只見町には令和6年現在，維持血液透析を受ける患者が10人余り在住している．只見町から最も近い血液透析施設を有する病院までは車で約1時間の距離があり，冬期の移動は雪のためさらに時間がかかる．平成31年から自治体による送迎サービスが開始されたが，それですべてが解決するわけではない．ある維持透析患者は，サービスにより移動は助かっている一方で，本人に認知症の症状が現れたことで家族が透析中の同伴を求められたため，家族も毎回同行し時間を丸一日拘束される状況になっている．隣町の透析病床に新規の空きがないため，さらに遠方の施設まで片道2時間かけて通っている患者もいる．より極端な離島などのへき地であれば，維持血液透析を受けるため住んでいた地を移住するようなケースもありうると考えられる．一方で，維持血

液透析がはじまってから空気の美味しい只見町に移住したという人も見つかり，人の価値観はさまざまだと感じる．

2 只見町の保存期CKD診療

維持血液透析の多大な負担を考えると，末期腎不全の予防の観点が大事となる．只見町では健診結果で高リスクの該当者に個別の訪問や生活指導を行う事業を保健師が担っている．しかし若年層が透析導入に至るパターンの一つは，健診を受けずに糖尿病を放置し，末期腎不全になってから気づかれた場合と思われるので，健診による拾い上げにはジレンマがある．

へき地診療所であってもCKD診療は「CKD診療ガイド」[2] から大きく外れない．将来の腎機能悪化が想定される患者は紹介基準[2] に準じて腎臓内科へ一度紹介するが，遠方の腎臓内科に定期通院する負担は大きく，保存的加療の方針で診療所外来に再び通院する患者も多い．安定した慢性疾患であれば採血は年に1回の通院患者も多いなか，CKD患者では知らぬ間の悪化を避けるため，CrとHb（高K血症を伴う場合は血清K値も）の定期フォローを筆者は心がけている．CKDステージG3相当では3〜6カ月ごと，eGFR 30 mL/分/1.73 m^2 に近づくにつれ頻度を上げ，eGFR 30 mL/分/1.73 m^2 未満またはCr 2 mg/dL前後になれば1〜2カ月ごとの採血としている．

当診療所では院内でCrやHb，さらには血液ガス分析も測定できるためありがたいが，設備の少ない診療所においては血液検査の結果が外注で翌日以降となるため，すぐに得られる情報が少ないなかで疾病管理を行う難しさがある．

3 透析導入へのかかわり

腎代替療法についてはそもそも具体的なイメージをもてない患者が多く，パンフレット等を用いても一般外来で説明するには限界がある．平均余命による生命予後予測と腎機能低下の速さを照らし合わせ，寿命を迎える前に透析を要するレベルの末期腎不全に至ると予想される患者には腎臓内科の専門外来を改めて受診してもらい（進行が比較的緩徐な腎硬化症においては，筆者はCr 3 mg/dLを目安にしている），詳しい説明を受けた本人・家族に意向を確認する．維持血液透析を希望された場合は透析シャントを造設した後に診療所の外来で再びフォローし（または専門外来との「二人主治医制」），Crが5 mg/dLを超えるか腎不全の合併症管理が難しくなった段階で腎臓内科外来に再紹介し血液透析導入のタイミングを図るのが「標準的な」やり方と考える．

しかしながら筆者はこれまでの勤務で上記のような流れのケースにはいまだ遭遇していない．移動が苦でない若年患者は，ある程度の腎機能低下がわかった時点で遠方の中核病院の専門外来に定期通院している可能性が考えられる．他方，診療所で高齢の患者からよく聞かれるのは「先生，透析なんてしなくていいです」という言葉である．

事例1

診療所に通院する末期腎不全の93歳男性．7年前の時点でCr 2 mg/dL，尿蛋白陰性で両腎皮質が菲薄化しており，長年の高血圧に伴う腎硬化症と診断されていた．遠方の高次医療機関に通院していたが，85歳のときに遠方への通院継続を本人から辞退し，地元の当診療所に通院を移行した．ある時，かぜによる体調不良で数日間入院した．腎不全の増悪があり，症状軽快後もCr 4 mg/dL台のままとなった．これを機に今後の意向について本人に改めて尋ねたところ，透析を希望しないという意思を示した．

表1　Sackett *et al.*（2000）による EBM の定義

> EBMとは，最善の研究のエビデンス（best research evidence）を臨床的専門性や患者の価値と統合することである
> ・最善の研究のエビデンスとは，臨床的に適切な研究であり，基礎医学的な研究も多いが，特に診断的な検査（診察を含む）の正確性，予後に関する指標，治療・リハビリ・予防の効率や安全性に関する患者中心の臨床研究から得られることが重要である．新しい臨床研究のエビデンスにより，以前から受け入れられてきた診断的検査や治療の意義は弱まり，より正確で，効率がよく，安全なものに置き換えられていく
> ・臨床的専門性とは，患者の健康状態や診断，潜在的な介入に対する個々の患者のリスクやベネフィット，そして患者の個人的な価値や期待をすばやく同定するために，臨床スキルと過去の経験を用いる能力である
> ・患者の価値とは，個々の患者が診察場面に持ち込むような好み，懸念，期待であり，それらは患者に作用するとすれば，臨床上の意思決定に組み込まれなければならない
> これら3つの要素が統合されるとき，臨床家と患者は臨床アウトカムやQOL（quality of life）を最適化できるような診断および治療の連携を作り上げる

文献3より引用

2. 家庭医療学の考え方とVBP

　事例1のように難しい意思決定のプロセスを「価値に基づく診療」（values-based practice：VBP）[3] を六分儀にして解説する．**事例1**の顛末をその後に示す．

■1 EBMと共同意思決定

　現代の医療ではエビデンスに基づく診療（evidence-based medicine：EBM）の実践が求められる．個々の事情に合わせた実践はEBMと別物という印象をもたれるかもしれないが，その認識は正確でない．EBMは**表1**に示すように，「**最善の研究のエビデンスを臨床的専門性や患者の価値と統合すること**」と定義されており[4]，そこには医学的な推奨の押し付けでも患者の言いなりでもない，共同意思決定の過程が含まれている．共同意思決定[5]には①医学的評価，②患者と家族の意向，③医療者の価値観，④医療環境や社会面の制約が関与していると考えると，うち従来の医学がカバーする範囲は①が主である．②〜④を含む複雑な状況下においてバランスのとれた共同意思決定をめざす流れを，そのための方法論であるVBPに沿って以下に詳しく説明していく．

■2 患者と家族の意向

　共同意思決定を行うにあたっての第一歩は，そのケースに絡んだ数ある価値にできるだけ気づくことである（それでも明示できない価値の存在にも留意する）．患者側の価値観を把握するには，十分かつ良好なコミュニケーションがもちろん基本で，疾患や症状だけ捉えるのではなく**患者が当人の生活史や家族，住む地域という文脈のなかで病気をどう経験しているかを想像する**ことが大切である［家庭医療学ではときに医学的な疾患（disease）に対比して患者の病気の経験（illness）を用語で区別する[6]］．また，ここでは問題ばかりでなく患者のもつ資源や強み，やりたいことといったポジティブな面にも目を向けて意識的に情報収集するようにしたい．

■3 医療者の価値観

　患者と家族の意向だけではなく，医療者自身の価値観も共同意思決定に影響する．以下に**事例2**を示す．

表2 生命倫理の4原則

自律尊重 (respect for autonomy)	無危害 (non-maleficence)	与益[*3] (beneficence)	正義(公正) (justice)
ある選択を合理的に行う能力のある個人が,理解をもって他の支配的影響なしに行為できるようできるだけ配慮し,その選択を尊重する[*1]	危害を加えてはならない[*2]	・危害を予防,除去すること ・善を実行するか促進すること →医療専門職は上記に基づいた正当なケアを提供する義務を有する	・資格のある者には等しく機会が与えられる ・自らに責任のない性質の違いによって機会に不利を生じるのは不正義である ・医療資源は上記に基づき公正に分配されるべきである

＊1　文献7においては「推定意思」をあいまいさを理由に除いている
＊2　無危害原則は与益原則と完全には分離されない
＊3　文献7では「仁恵」
文献7を参考に作成

事例2

MRSA菌血症と判明した高齢患者.医師から積極的に勧められ,遠方の高次医療機関に転院した.ところが,抗生物質の副作用から転院先でも治療が難しく,緩和的方針となり診療所に再転院が決まった.その調整の最中に容体が悪化し,家族の面会ができずに亡くなった.

へき地でよく遭遇する悩みの一つは,医療者が適切と考える医療が高次の医療機関では受けられるのに,地域を離れることを望まない患者に出会うことである.筆者は現在の勤務を開始してしばらくの間,診療所で医学的に改善できない患者を抱えることを罪のように感じていた.しかし,**事例2**の経験を通し,患者にとっての価値はそう単純でないことに気づいた.

多くの医師は自分自身の価値観を認識する訓練を受けていない.医療者側の価値観に気づく補助として,VBPでは**過去に経験した類似事例に照らす方法**(case based reasoning)と,**標準的な規範に照らす方法**(principal based reasoning)を提示している.**事例2**のような経験をうまく活かせば今まで気づいていなかったような価値を見出す手がかりになるが,自己認識が甘いとかえって過去の個人的なエピソードに無意識に引っ張られることもあるため注意が必要である.ここに個人的な見解を一つ含めると,感情の生起は自身の価値観に気づくきっかけとなる.医療者が一つの方針にこだわって冷静さを失う時,問題の在りかは「**患者の態度**」でなく「**患者の認識と医療者の価値観の大きなギャップ**」と一歩引いて捉えるのがよい.

医療者の価値観を記述する規範的枠組みには「生命倫理4原則」と一般に呼ばれるものがある[7](**表2**).血液透析療法を例として考えると,認知症のある高齢患者に維持血液透析を導入したい家族がいた場合,それが本人にとって益になるかどうかという悩みが「与益/無危害」,家族の意見を鵜呑みでいいのかというのが「自律尊重」,大事な国の医療費を費やしていい症例だろうかというのが「正義(公正)」の原則にかかわる悩みと言える.現実には常にすべての価値を高めることは困難であり,一般には患者の意思(確認できなければ推定意思)の尊重[8]が優先して検討されるが,希望する医療行為が医学的にも本人の人生にとっても無益と判断される場合や,重大な害やリスクを有する場合,患者や家族の意向をそのまますべて受け入れなければならないわけではない[9].

規範的枠組みにもその枠に収まらない生の現実を見えづらくするデメリットがある.目の前の事例の具体的な洞察と規範的な枠組みを組合わせて活かす姿勢がよい.

4 共同意思決定のめざすところ

　医療者と患者・家族双方の価値観と患者をとり巻く環境についてできる限り情報を整理したら，共同意思決定を行っていく．実際には話し合いと同時に情報収集が進むことも多い．ここで留意すべきは，**すべての価値を満たす完全な合意をめざすのではない**ということだ．先に触れたように医療者の価値観の中だけでも拮抗しうる．そこに患者固有の価値が入ればなおさらである．良識ある現実的な「落としどころ」を見つけることが目標であり，そこには共通する価値を見出して合意するほかに，100％は実現しない部分をお互いに認め合うことも含まれる．話し合いの末に選択された結果だけでなく，関係者で話し合った過程自体が意味をもつ．状況が変わると話し合いの後にどたん場で選択が変わることも現実には起こりうるが，価値観のレベルで関係者が理解し合えていれば，残るわだかまりも減る．

　価値を含んだ臨床的判断は困難をしばしば伴うため，特に研修医は**自分だけの価値観で判断せず**，**地域で元から働くスタッフにも相談し**，**複数の視点で進める**ことを奨める．

> ### 事例1のその後
>
> 　患者は妻を先に亡くして子はおらず，近くの近親者は高齢の弟のみで，長らく1人暮らしだった．患者をとり巻く状況を整理すると表3のようになる．生命倫理の4原則を念頭に，支援者の不在や地理的状況が理由で医療を受けられないのは**公正性**を欠くのではという観点でも検討したが，**負担の大きい治療を受けない**選択は患者のこれまでの生き方に沿っており，診療所の医療者としても**年齢的に自然**な道を望むことに同意できた．本人の弟は**本人の意思を尊重する**スタンスだった（強調箇所は価値観にかかわる部分）．
>
> 　腎代替療法を行わない方針を確かめてから1カ月後に患者のADLが低下し，診療所併設の介護老人保健施設に入所した．その後，下腿蜂窩織炎を生じて診療所に入院し，治療後も傾眠状態となった．そのときのBUNは100 mg/dLを超えており，尿毒症による意識障害と判断した．そのまま診療所で見守り，1週間後に永眠した．

Advanced Lecture

■ 腎代替療法を行わない選択肢〜CKM〜

　CKM（conservative kidney management）は末期腎不全に達したCKD患者が腎代替療法を選択せず，あるいは維持透析患者が透析の継続を中止して尿毒症症状や苦痛の軽減を含む保存的治療を行うことを指す[10]．CKMのあり方は国際的にも標準化はなされていないが，高齢患者の腎硬化症が末期腎不全のパターンとして増えている現状で，本稿で提示したような症例で選択肢として普及することは十分にありうる．本症例では認めなかった溢水による呼吸苦を生じると，決断にさらなる困難を伴うと予想される．一度結論を出していても，状況が変わったときなど，根拠となる価値が合意されれば治療選択の変更も許容される（もちろん緊急透析は予後が悪く，透析実施施設への負担も大きいことを意思決定の過程で十分に事前に共有し，検討しておくことが大前提である）．

　治療しない選択肢は医療資源に乏しい地域の診療所よりもむしろ医療資源豊富な地域や大病院の医師にとってハードルが高いかもしれない．本稿で示した共同意思決定の考え方が多少なりとも読者の役に立つことを願う．

表3　事例1をとり巻く情報の整理

医学的評価
・腎硬化症による末期腎不全
・平均寿命を越えて自立した生活を送ってきた93歳男性
・尿量は維持されており体液貯留はなく，問題となる貧血や電解質異常もない
・腎代替療法を行わなければ腎不全によって数カ月程度で寿命を迎える可能性が高い

患者と家族の意向
・患者は負担の大きい血液透析療法を望んでいない
・妻と子はなく，長らく一人暮らし
・近親者の弟は本人の意思を尊重するスタンス

医療者の価値観
・本人の意思を尊重したい（自律尊重の原則）
・年齢を考えると血液透析を導入する利益は限定的（与益の原則，寿命に対する価値観）
・血液透析を導入しないことにより本人に与える苦痛は少ない（無危害の原則）
・社会的な困難さから治療を行えないことは避けなければならない（公正の原則）

医療環境や社会面の制約
・町が送迎を行う最寄りの透析施設は空きがなく，維持血液透析を行うとしたら車で片道2時間の遠方に通うことになる 　→送迎できる家族はおらず，タクシー等を利用すれば経済的負担がきわめて大きい
・腹膜透析を行うにも支援できる家族等がおらず，連日入れる訪問看護などの資源もない

おわりに

　本増刊号最後の記事として，医学的事実の外にある具体的な現実に触れた．広い視点を持ち，医療専門職としてエビデンスと患者の価値を統合した医療の実践に励んでほしい．

引用文献

1) 只見町：広報ただみ2024年5月号，p13
   https://www.town.tadami.lg.jp/publicity/2024/05/17/No648.pdf
2) 「CKD診療ガイド2024」（日本腎臓学会/編），東京医学社，2024
3) 「価値に基づく診療VBP実践のための10のプロセス」（大西弘高，尾藤誠司/監訳），メディカル・サイエンス・インターナショナル，2016
4) 「Evidence-based medicine：how to practice and teach EBM, 2nd edn」（Sackett DL, et al, eds），p1, Churchill Livingstone, 2000
5) 「臨床倫理の考え方と実践」（清水哲郎，他/編），p6，東京医学出版会，2022
6) 「患者中心の医療の方法」，原著第3版（葛西龍樹/監訳），p46-47，羊土社，2021
7) 「生命医学倫理 第3版」（永安幸正，立木教夫/監訳），成文堂，1997
8) 厚生労働省：人生の最終段階における医療・ケアの決定プロセスに関するガイドライン．2018
   https://www.mhlw.go.jp/file/06-Seisakujouhou-10800000-Iseikyoku/0000197721.pdf
9) 日本老年医学会：高齢者ケアの意思決定プロセスに関するガイドライン　人工的水分・栄養補給の導入を中心として．2012
   https://www.jpn-geriat-soc.or.jp/proposal/pdf/jgs_ahn_gl_2012.pdf
10) 日本腎臓学会：11.腎代替療法　腎不全 治療選択とその実践
   https://jsn.or.jp/general/kidneydisease/symptoms11.php#p-005（2024年9月閲覧）

参考文献・もっと学びたい人のために

1) 厚生労働省：糖尿病性腎症重症化予防　事業実施の手引き（令和6年度版）
https://www.mhlw.go.jp/content/12400000/001226129.pdf
2) 日本透析医学会：透析の開始と継続に関する意思決定プロセスについての提言．日本透析医学会雑誌, 53：173-217, 2020
https://www.jstage.jst.go.jp/article/jsdt/53/4/53_173/_pdf/-char/ja
↑「腎代替療法が必要に至った時点での意思決定プロセス」が載る．Web上で閲覧可能.
3) 「慢性腎臓病患者とともにすすめるSDM実践テキスト」（腎臓病SDM推進協会/編），医学書院, 2020
↑実際のコミュニケーションのやり方に詳しい．専門外来向き.
4) 「本人の意思を尊重する意思決定支援 – 事例で学ぶアドバンスケアプランニング」（西川満則, 他/編），南山堂, 2016
↑透析に限らず難しい意思決定支援を迫られた事例の実際の転帰まで書かれた貴重な本.
5) 「医師・医学生のための人類学・社会学 – 臨床症例/事例で学ぶ」（飯田淳子, 錦織宏/編），ナカニシヤ出版, 2021
↑医療者がもつ価値観の相対化に役立つかもしれない.

プロフィール

山並寛明（Hiroaki Yamanami）
福島県立医科大学 総合内科・総合診療学講座 専攻医/只見町国民健康保険朝日診療所
宮城県出身．腎臓内科ほか内科研修数年間の後，総合診療専門研修に従事中.

菅家智史（Satoshi Kanke）
福島県立医科大学 総合内科・総合診療学講座 講師
福島県出身．医師キャリアの最初から総合診療医・家庭医を志し，へき地勤務も経験．現在は大学で後進育成にとり組む.

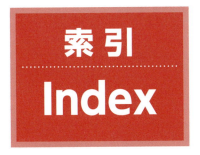

数字・記号

2型糖尿病	146
3段階除痛ラダー	79
α-GI	153
α-グルコシダーゼ阻害薬	153
β遮断薬	84
β2刺激薬	180

欧文

A～D

ACE阻害薬（ACEI）	20, 28, 83
Aciclovir	57
acidosis	125
ACP	212
ACS	101
acute coronary syndrome	101
acute interstitial nephritis	49
acute kidney injury	16, 71, 119, 124
acute tubular necrosis	127
ACV	57
ADA	150
ADPKD	28
advance care planning	212
AG上昇代謝性アシドーシス	184
AG正常代謝性アシドーシス	184, 186
AIN	49
AKI	16, 71, 92, 119, 124, 179
AKI on CKD	179
Alport症候群	35
Amenamevir	57
AMNV	57
angiotensin converting enzyme inhibitor	20, 28, 83
angiotensin receptor neprilysin inhibitor	20
angiotensin II receptor blockers	20
APD	193
ARB	20, 28, 83
Area under the concentration time curve	48, 54
ARNI	20, 83
ATN	127
AUC	48, 54
autosomal dominant polycystic kidney disease	28
best supportive care	216
BSC	216
CA-AKI	72
CACS	165
CAPD	193
cardio-kidney-metabolic disease	83
cardiorenal syndrome	83, 92
cardiothoracic ratio	117
ceiling dose	94
central venous pressure	92
CEZ	42
CHA2DS2-VAScスコア	65
CHADS2スコア	65
CI-AKI	72
CIN	72
CKD-MBD	162
CKM	135, 238
clinical practice guideline	221
Cockcroft-Gault（CG）式	43, 59
computed tomography	71, 118
conservative kidney management	135, 238
contrast-associated acute kidney injury	72
contrast-induced acute kidney injury	72
contrast-induced nephropathy	71, 72
coronary artery calcification score	165
CPG	221
CQ	221
CREDO-Kyotoリスクスコア	64
CRRT	125
CRS	92
CT検査	71, 118
CTR	117
CVP	92
DAPA-CKD	27
DAPT	68
diabetic kidney disease	25, 147
direct oral coagulants	64
DKD	25, 147
DMAT	228
DNAR	216
do not attempt resuscitation	216
DOAC	64
DPP-4阻害薬	151
dual antiplatelet therapy	68

E～P

EBM	236
EBM普及推進事業	221
ECUM	97
Edelman式	172
eGFR	17
eGFR initial dip	150
eGFR slope	24
eGFRcreat	17
eGFRcys	18
electrolyte abnormality	125
EMPA-kidney	27
EPO	140
erythropoietin	140
estimated GFR	17
Evacuation期	127
evidence-based medicine	236
Famciclovir	57
FCV	57
FGF23	163
fuzzy regression discontinuity design	76
GFR	17
GI療法	179
glomerular filtration rate	17
GLP-1受容体作動薬	26, 151
GRACE score	105
HFrEF	93
ICU	124
IgA腎症	26, 33, 35
IHD	125
initial dip	26
intoxication	125
Johns and Hopkins Antibiotic Guide	43
KDIGO	18, 25, 141, 150
Kidney Disease: Improving Global Outcomes	141
LEADER試験	151
MBD	165
MDCalc	43
MDS	140
methicillin-resistant Staphylococcus aureus	54
MIC	54
Minds	221
mineral and bone disorder	162
mineralocorticoid receptor antagonist	20
Mini Nutritional Assessment	121
Mini Nutritional Assessment-Short Form	121
minimum inhibitory concentration	54
MNA®	121
MNA-SF®	121
MR拮抗薬	26
MRA	20, 83
MRSA	54
myelodysplastic syndrome	140
Na利尿閾値	94
natriuretic threshold	94
non-ST-elevation ACS	101
NSAIDs	78, 92, 113, 119
NSTE-ACS	101
NSTEMI/STEMI	74

ODS ······················· 172
Onconephrology ··········· 78
Optimization 期 ············ 127
osmotic demyelination syndrome
······················· 172
overload ··················· 125
Oxford 分類 ················ 33
P糖蛋白 ··················· 64
PAT ······················· 55
patiromer ················· 87
PD ························· 94
PEW ······················ 159
pharmacodynamics ········· 94
pharmacokinetics ·········· 94
PIPC/TAZ ················· 47
PK ························· 94
PKD ······················ 27
POCUS ···················· 98
point of care ultrasound ··· 98
polycystic kidney disease ··· 27
PPI ······················· 64
Practical AUC-guided TDM for
vancomycin ············· 55
protein-energy wasting ···· 159
proton pump inhibitor ····· 64
PT-INR ··················· 67
PTH ······················ 163

Q～X

QOL ······················ 193
RA系阻害薬 ················ 26
rapid progression ·········· 24
RAS阻害薬 ········ 84, 133, 137
RCT ······················ 221
RENAL-AF試験 ············ 67
renalism ··················· 72
Rescue期 ·················· 127
research triangulation ····· 225
REWIND試験 ·············· 151
ROSE ····················· 127
ROSE コンセプト ··········· 127
RS3PE症候群 ·············· 151
Sanford Guide ············· 43
SDM ······················ 192
SGA ······················ 121
SGLT2阻害薬
········· 20, 26, 83, 133, 137, 148
SIAD ····················· 173
SLED ····················· 125
sodium glucose co-transporter ····· 20
ST-Tパターン ·············· 101
Stabilization期 ············ 127
Staphylococcus aureus ····· 202
STEMI ···················· 103
STOP-ACEi試験 ··········· 182
SU薬 ····················· 148
subjective global assessment ····· 121
SUSTAIN-6試験 ··········· 151

syndrome of inappropriate antidiuresis
······················· 173
SZC ······················ 87
TAZ/PIPC ·············· 43, 47
TDM ················ 47, 48, 54
therapeutic drug monitoring ····· 48, 54
TIMI score ················ 105
uremia ···················· 125
VA ························· 198
VA-AKI ··················· 51
VACV ····················· 57
VAIVT ···················· 198
Valaciclovir ··············· 57
values-based practice ······ 236
vancomycin ··············· 54
vancomycin-associated AKI ····· 51
vascular access interventional therapy
······················· 198
vascular access ············ 97
VBP ······················ 236
VCM ··················· 47, 54
VExUS grading system ····· 98
X線検査 ··················· 117

和 文

あ行

アーガメイト®ゼリー ········ 180
アウトカム ················ 225
アクトス® ················· 148
アシクロビル ··············· 57
アシクロビル脳症 ············ 60
アシドーシス ··············· 180
アスピリン ················· 68
アセトアミノフェン ·········· 78
アゾセミド ················· 112
アドバンスケアプランニング ··· 212
アピキサバン ··············· 67
アメナメビル（AMNV） ··· 57, 61
アモキシシリン ············· 200
アルブミン尿 ··············· 25
アルベカシン ··············· 52
アンジオテンシンⅡ受容体拮抗薬 ····· 20
アンジオテンシン受容体-ネプリライシ
ン阻害薬 ············· 20, 85
維持血液透析 ·············· 234
移植後 ····················· 227
一日尿量 ·················· 116
遺伝性腎炎 ················· 35
院外発症AKI ·············· 124
因果推論 ··················· 76
インクレチン関連薬 ········· 151
インスリン製剤 ········· 146, 153
インスリン分泌促進系 ······· 146
インスリン分泌非促進系 ····· 146
うっ血性心不全 ············· 91
うっ血性心不全管理 ·········· 83

栄養・食事指導 ············· 156
エキスパートオピニオン ····· 224
エコー ····················· 92
エネルギー ················ 157
エビデンス ················ 221
エプレレノン ··············· 85
エリスロポエチン ·········· 140
エンパグリフロジン ····· 86, 150
塩分制限 ·················· 168
オキシコドン ··············· 78
オピオイド ················· 78

か行

ガイドライン ·············· 221
介入群 ···················· 223
画像検査 ·················· 117
活性型ビタミンD ·········· 163
合併症 ···················· 116
カテーテル ······· 110, 198, 205
カナグリフロジン ·········· 150
カナグル® ················· 150
カリウム制限 ·············· 168
カリウム保持性利尿薬 ······· 179
カリメート® ··············· 180
カルシトニン ·············· 163
カルシトリオール ·········· 163
カルチコール ·············· 179
カルベジロール ············· 86
間欠的血液透析 ············ 125
肝硬変 ···················· 50
観察研究 ·················· 222
間質性肺炎 ················ 151
緩徐低効率血液透析 ········· 125
冠動脈ステント治療 ········· 67
冠動脈造影 ················· 72
既往歴 ···················· 116
急性間質性腎炎 ·········· 49, 68
急性冠症候群 ·············· 101
急性腎炎症候群 ············· 26
急性腎障害 ···· 16, 71, 92, 119, 179
急性増悪 ·················· 231
急性低Na血症 ············· 170
急性尿細管壊死 ············ 127
急性尿細管障害 ············· 51
急性腹症 ··················· 71
急速進行性腎炎症候群 ········ 26
共助 ······················ 232
共同意思決定 ·············· 236
曲線下面積（AUC） ········· 51
局地災害 ·················· 227
虚血性心疾患 ·············· 67
起立性蛋白尿 ··············· 37
緊急血液透析 ·············· 231
緊急透析 ·········· 91, 97, 206
クリアランス ·············· 102
クリニカル・クエスチョン ··· 221
グリニド薬 ················ 153
グルコース・インスリン療法 ··· 179

クレアチニンクリアランス	59
クロピドグレル	67
ケイキサレート®	180
経口血糖降下薬	148
経口抗凝固薬	68
激甚災害	227
血液ガス	178
血液検査	117
血液透析	181, 191, 198
血管石灰化	165
血管病変	71
血漿浸透圧	171
結晶誘発性腎症	60
血清カリウム値	178
血栓症	64
血糖管理	146
血糖コントロール	158
ケトアシドーシス	184
下痢	186
減塩	156
限外濾過療法	97
顕性アルブミン尿	147
広域医療搬送計画	228
広域災害	227
高カリウム血症	84, 178, 206
後期侵襲的治療戦略	105
抗凝固薬	64
抗凝固薬関連腎症	66
抗菌薬	121
高血圧症	125
抗血小板薬	64
公助	232
抗生物質	51
高度腎機能障害	97, 150
高度腎機能低下患者	112
硬膜外カテーテル	119
呼吸機能検査	117
国際的腎臓病ガイドライン機構	150
互助	232
骨髄異形成症候群	140
骨折リスク	165
骨粗しょう症	165
骨・ミネラル代謝異常	162
コデイン	78
五苓散	87
コレステロール塞栓	73

さ行

サイアザイド系利尿薬	87, 93, 114, 168
サイアザイド類似薬	114
災害	227
災害拠点病院	228
災害サイクル	228
再灌流療法	101
採血	56
最小発育阻止濃度	54
サルコペニア	159
サワシリン®	200

酸塩基平衡	184
三叉神経第1枝	62
三大栄養素	157
ジギタリス	179
糸球体基底膜	33
糸球体基底膜菲薄化病	35
糸球体腎炎	26, 35
糸球体濾過量	17
自己血管内シャント	208
脂質	157
自助	232
シスタチンC	59
システマティック・レビュー	221
持続携行式腹膜透析	193
持続的腎代替療法	125
シックデイ	133
自動腹膜透析	193
ジャディアンス®	150
シャント	198
周術期管理	116
重炭酸	180
重炭酸ナトリウム（重曹）	75
重度代謝性アシドーシス	97
主観的な包括的栄養評価	121
手術創	120
消化管出血	140
症状改善薬	84
常染色体顕性	29
常染色体顕性多発性囊胞腎	28
上腸間膜動脈塞栓症	75
静脈血液ガス分析	184
静脈造影	72
静脈内投与	71
食事療法	109, 156, 168
ジルコニウムシクロケイ酸ナトリウム水和物	87, 180, 209
腎移植	191
腎盂腎炎	42
腎炎症候群	26
腎間質	92
心機能検査	117
腎機能障害	24
心胸郭比	117
心筋壊死	102
心筋トロポニン	101
心血管系疾患	125
腎硬化症	25
人工血管	198, 209
心腎症候群	83
心腎代謝病	83
心腎連関	83
心腎連関症候群	92
腎生検	24, 32
腎性貧血	140
腎前性AKI	124
心臓再同期療法	84
心臓リハビリテーション	84
身体診察	116
腎代替療法	191, 213

腎代替療法選択外来	135, 138
心電図	206
浸透圧	171
浸透圧腎症	72
浸透圧性脱髄症候群	172
振動音	200
腎嚢胞塞栓	28
腎病理	32
深部静脈血栓症	66
心不全	83, 92, 206
心不全治療薬	83
腎不全	184, 186
腎不全食事療法	156
心房細動	64
腎葉間静脈ドプラ波形	92
腎容積	28
心理的葛藤	213
診療ガイドライン	221
髄液移行性	62
推算GFR	17
水腎症	92
推定食塩摂取量	158
水疱性類天疱瘡	151
ステロイド	52
スピロノラクトン	85, 93
スリル	200
スルホニル尿素薬	148
正常血糖ケトアシドーシス	189
生体腎移植	193
生命倫理4原則	237
生理食塩水	75
セファゾリン	42
セフォタキシム	44
セフカペンピボキシル	200
セフトリアキソン	44
セマグルチド	151
繊維芽細胞増殖因子	163
先行的腎移植	196
造影CT	71
造影剤	71
造影剤腎症	71
早期侵襲的治療戦略	105

た行

第3世代セファロスポリン系抗菌薬	44
体液量過剰	125
代謝性アシドーシス	125, 184, 207
代謝性アルカローシス	114
対照群	223
帯状疱疹	57
大動脈解離	71
ダイレクト	209
多職種連携	134
タゾバクタム/ピペラシリン	43
ダパグリフロジン	86, 150
ダビガトラン	66
ダプトマイシン	52
短期留置カテーテル	208, 210

単純コンピューター断層撮影 ……… 71
炭水化物 ………………………………… 157
たんぱく質 ……………………………… 157
蛋白制限 ………………………………… 168
蛋白尿 …………………………………… 147
チアゾリジン薬 ………………………… 148
地域災害 ………………………………… 227
チエノピリジン系薬 …………………… 68
中心静脈圧 ……………………………… 92
中心静脈カテーテル …………………… 92
直接経口抗凝固薬 ……………………… 64
直接穿刺法 ……………………………… 209
低栄養 …………………………………… 156
低カリウム血症 ………………………… 114
テイコプラニン ………………………… 52
低左心機能 ……………………………… 74
低張性低 Na 血症 ……………………… 170
低ナトリウム血症 ……………………… 168
テジゾリド ……………………………… 52
テネグリプチン ………………………… 151
テネリア® ……………………………… 151
デュラグルチド ………………………… 151
電解質異常 ……………………………… 125
天井量 ………………………………… 94, 113
糖質 ……………………………………… 157
透析期 …………………………………… 227
疼痛管理 ………………………………… 119
糖尿病 ………………………………… 74, 146
糖尿病合併 CKD ………………………… 147
糖尿病関連腎臓病 …………………… 25, 147
糖尿病性腎症 ………………………… 25, 147
糖尿病性腎臓病 ………………………… 38
糖尿病性網膜症 ………………………… 146
糖尿病治療薬 …………………………… 146
動脈造影 ………………………………… 72
トラセミド ……………………………… 112
トラゼンタ® …………………………… 151
トラマドール …………………………… 78
トルエン中毒 …………………………… 186
トルバプタン ……………… 27, 87, 93, 114
ドレナージ ……………………………… 201

な行

内シャント ……………………………… 198
ナテグリニド …………………………… 153
二次性副甲状腺機能亢進症 …………… 165
乳酸アシドーシス ……………………… 184
尿細管障害 ……………………………… 72
尿細管性アシドーシス ………………… 186
尿浸透圧 ………………………………… 171
尿蛋白量 ………………………………… 24
尿毒症 …………………………… 97, 125, 207
尿毒症症状 ……………………………… 208
ネフローゼ症候群 …………………… 26, 50
脳動脈瘤 ………………………………… 28
囊胞腎 …………………………………… 28

は行

ハードアウトカム ……………………… 184
バイアスピリン® ……………………… 67
肺炎 ……………………………………… 42
バイオアベイラビリティ ……………… 112
敗血症 …………………………………… 71
敗血症性ショック ……………………… 126
肺水腫 ………………………………… 97, 206
肺塞栓 …………………………………… 71
曝露群 …………………………………… 223
播種性帯状疱疹 ………………………… 61
バスキュラーアクセス ……………… 198, 208
バソプレシン V2 受容体拮抗薬 ……… 114
バラシクロビル ………………………… 57
半減期 …………………………………… 56
バンコマイシン ……………………… 47, 54
バンコマイシン関連腎症 ……………… 47
非 ST 上昇型急性冠症候群 …………… 101
ピオグリタゾン ………………………… 148
非カフ型カテーテル …………………… 208
非虚血性心疾患 ………………………… 103
ビグアナイド薬 ………………………… 148
非造影 CT ……………………………… 71
ビソプロロール ………………………… 86
ヒドロクロロチアジド ………………… 114
ヒドロモルフォン ……………………… 78
ピペラシリン・タゾバクタム ………… 47
非弁膜症性心房細動 …………………… 66
非ポリマー消化管カリウム吸着薬 …… 87
非薬物療法 ……………………………… 84
標準体重 ………………………………… 158
病歴聴取 ………………………………… 116
貧血 ……………………………………… 140
ファムシクロビル ……………………… 57
フィネレノン …………………………… 85
フェンタニル …………………………… 78
フォシーガ® …………………………… 150
副甲状腺ホルモン ……………………… 163
腹膜透析 ………………………………… 191
不適切抗利尿症候群 …………………… 173
プラスグレル …………………………… 67
フロセミド …………………………… 110, 181
プロトンポンプ阻害薬 ………………… 64
フロモックス® ………………………… 200
米国糖尿病学会 ………………………… 150
へき地 …………………………………… 234
ヘンレループ …………………………… 50
蜂窩織炎 ………………………………… 42
ボーラス投与 …………………………… 96
ホスホリパーゼ A2 受容体 …………… 39
保存期 …………………………………… 227
ポリスチレンスルホン酸カルシウム
……………………………………… 87, 180
ポリスチレンスルホン酸ナトリウム
……………………………………… 87, 180
ポリファーマシー ……………………… 64

ま行

膜性腎症 ………………………………… 39
末期腎不全 ……………………………… 235
麻薬製剤 ………………………………… 120
慢性腎炎症候群 ………………………… 26
慢性低 Na 血症 ………………………… 170
水・電解質異常症 ……………………… 168
未透析移植 ……………………………… 196
ミネラルコルチコイド受容体拮抗薬
…………………………………………… 20
ミネラルコルチコイド受容体阻害薬
………………………………………… 114
無機硝酸 ………………………………… 75
メトグルコ® …………………………… 148
メトホルミン …………………………… 148
モニター音 ……………………………… 118
モルヒネ ………………………………… 78

や行

薬剤性腎障害 …………………………… 48
薬物 ……………………………………… 184
薬物中毒 ………………………………… 125
薬物動態 ………………………………… 94
薬物誘発性 AIN ………………………… 50
薬物療法 ……………………………… 84, 146
薬力学 …………………………………… 94
用量反応曲線 …………………………… 110
ヨード造影剤 …………………………… 71
予後改善薬 ……………………………… 84
予測 AUC ……………………………… 55

ら・わ行

ラシックス® ………………………… 112, 181
ランダム化比較試験 …………………… 221
リスク評価 ……………………………… 103
リナグリプチン ………………………… 151
利尿薬 …………………………… 84, 91, 109
リネゾリド ……………………………… 52
リベルサス® …………………………… 152
両側下腿浮腫 …………………………… 109
良性蛋白尿 ……………………………… 37
リラグルチド …………………………… 151
ループ利尿薬 ………………… 87, 93, 110
ルーメン ………………………………… 209
レニン・アンジオテンシン・アルドステ
ロン系（RAAS）阻害薬 …………… 179
レニン・アンジオテンシン系（RAS）阻
害薬 …………………………………… 125
レパグリニド …………………………… 153
連続測定 ………………………………… 103
ロケルマ® ……………………………… 180
ワルファリン …………………………… 67

執筆者一覧

■編集

西脇宏樹	昭和大学藤が丘病院 内科系診療センター 内科（腎臓）/ Division of Nephrology, Department of Medicine, University of Illinois Chicago

■執筆（掲載順）

鈴木泰平	昭和大学医学部 内科学講座 腎臓内科学部門
塩入瑛梨子	亀田総合病院 腎臓高血圧内科 腎移植科
鈴木　智	亀田総合病院 腎臓高血圧内科 腎移植科
原　怜史	金沢大学附属病院 腎臓・リウマチ膠原病内科 / Department of Pathology, University of Chicago
永瀬裕一朗	国立国際医療研究センター 国際感染症センター
石金正裕	国立国際医療研究センター 国際感染症センター
西脇宏樹	昭和大学藤が丘病院 内科系診療センター 内科（腎臓）/ Division of Nephrology, Department of Medicine, University of Illinois Chicago
鈴木絢子	昭和大学病院 薬剤部
稲永亮平	新百合ヶ丘総合病院腎臓内科 / 福島県立医科大学医学研究科 臨床疫学分野
柳澤侑哉	帝京大学医学部附属溝口病院 第4内科
河原﨑宏雄	帝京大学医学部附属溝口病院 第4内科
未田善彦	沖縄県立中部病院 腎臓内科
古庄正英	国立病院機構鹿児島医療センター 腎臓内科
夜久英憲	Division of Cardiology, Department of Medicine, Northwestern University Feinberg School of Medicine
酒井雅史	聖マリアンナ医科大学 腎臓・高血圧内科
谷澤雅彦	聖マリアンナ医科大学 腎臓・高血圧内科
伊藤伸悟	聖マリアンナ医科大学 循環器内科
木田圭亮	聖マリアンナ医科大学 薬理学
寺下真帆	Massachusetts General Hospital, Center for Transplantation Sciences
氏家直人	仙台市立病院 外科 / 東北大学大学院医学系研究科 消化器外科学分野
番場春衣	国立国際医療研究センター病院 腎臓内科
片桐大輔	国立国際医療研究センター病院 腎臓内科 / 血液浄化療法室
谷口智基	京都大学大学院医学研究科 内科学講座 臨床免疫学
鈴木皓大	名古屋市立大学 腎臓内科
濱野高行	名古屋市立大学 腎臓内科学
大庭悠貴	虎の門病院分院 腎センター内科・リウマチ膠原病科
山内真之	虎の門病院・虎の門病院分院 腎センター内科・リウマチ膠原病科
宮島　功	社会医療法人近森会 近森病院 臨床栄養部
笹井文彦	昭和大学藤が丘病院 内科系診療センター 内科（腎臓）
下川麻由	昭和大学藤が丘病院 内科系診療センター 内科（腎臓）
河西恵州	昭和大学藤が丘病院 内科系診療センター 内科（腎臓）
髙山　卓	聖マリアンナ医科大学 腎臓・高血圧内科 / University of Utah Division of Nephrology and Hypertension
冨永直人	川崎市立多摩病院 腎臓・高血圧内科
伊藤麻里江	昭和大学藤が丘病院 内科系診療センター内科（腎臓）
高見礼示	昭和大学藤が丘病院 内科系診療センター内科（腎臓）
曽根寧莉	昭和大学藤が丘病院 内科系診療センター内科（腎臓）
志水英明	大同病院 腎臓内科
祖父江理	香川大学医学部 循環器・腎臓・脳卒中内科
伊藤英利	昭和大学横浜市北部病院 内科（腎臓）
重松寛哉	昭和大学横浜市北部病院 内科（腎臓）
山本真寛	昭和大学横浜市北部病院 内科（腎臓）
及川　愛	昭和大学藤が丘病院 内科系診療センター内科（腎臓）
大城剛志	昭和大学藤が丘病院 内科系診療センター内科（腎臓）
米村　耀	昭和大学藤が丘病院 内科系診療センター内科（腎臓）
栗田宣明	福島県立医科大学大学院 医学研究科 臨床疫学分野
佐々木彰	京都大学医学部附属病院 臨床研究教育・研修部 / 福島県立医科大学 臨床研究イノベーションセンター
矢尾　淳	関東労災病院 腎臓内科
山並寛明	福島県立医科大学 総合内科・総合診療学講座 / 只見町国民健康保険朝日診療所
菅家智史	福島県立医科大学 総合内科・総合診療学講座

編者プロフィール

西脇宏樹（Hiroki Nishiwaki）

昭和大学藤が丘病院 内科系診療センター 内科（腎臓）
Division of Nephrology, Department of Medicine, University of Illinois Chicago

2005年　昭和大学卒業
2005年　昭和大学藤が丘病院 初期臨床研修医
2007年　昭和大学藤が丘病院 腎臓内科
2014年　京都大学大学院 医学研究科社会 健康医学系医療疫学分野，福島県立医科大学 臨床研究イノベーションセンター
2017年　昭和大学藤が丘病院 腎臓内科
2023年　イリノイ大学シカゴ校 腎臓内科

［所属学会］

日本内科学会，日本腎臓学会，日本リウマチ学会，日本プライマリ・ケア連合学会，日本透析医学会，米国内科学会，米国腎臓学会

昨年から臨床研究のためにシカゴに留学しています．パンデミックの影響で当初の予定よりも遅れて渡米しましたが，現在はシカゴにて研究にとり組んでいます．私の知る限りでも，シカゴには日本から腎臓専門医が4名（小児含む），基礎研究，臨床研究，そして臨床活動を目的に留学しています．アメリカに限らず，日本を飛び出して新しい環境で生活することで，多くの貴重な経験を得ることができました．もし機会があれば，ぜひ世界に挑戦してみてください．

レジデントノート　Vol.26　No.14（増刊）

いま身につけたい　CKD患者を診るチカラ　腎機能を診るチカラ

病態評価、薬剤選択、合併症管理、腎代替療法など、身近な症例で学ぶ31テーマ

編集／西脇宏樹

レジデントノート増刊

Vol. 26　No. 14　2024〔通巻378号〕
2024年12月10日発行　第26巻　第14号
ISBN978-4-7581-2726-4
定価5,170円（本体4,700円＋税10％）［送料実費別途］

年間購読料
　定価30,360円（本体27,600円＋税10％）
　　［通常号12冊，送料弊社負担］
　定価61,380円（本体55,800円＋税10％）
　　［通常号12冊，増刊6冊，送料弊社負担］
　※海外からのご購読は送料実費となります
　※価格は改定される場合があります

© YODOSHA CO., LTD. 2024
Printed in Japan

発行人	一戸裕子
発行所	株式会社 羊 土 社
	〒101-0052
	東京都千代田区神田小川町2-5-1
	TEL　03（5282）1211
	FAX　03（5282）1212
	E-mail　eigyo@yodosha.co.jp
	URL　www.yodosha.co.jp/
装幀	野崎一人
印刷所	広研印刷株式会社
広告申込	羊土社営業部までお問い合わせ下さい.

本誌に掲載する著作物の複製権・上映権・譲渡権・公衆送信権（送信可能化権を含む）は（株）羊土社が保有します.
本誌を無断で複製する行為（コピー，スキャン，デジタルデータ化など）は，著作権法上での限られた例外（「私的使用のための複製」など）を除き禁じられています.研究活動，診療を含み業務上使用する目的で上記の行為を行うことは大学，病院，企業などにおける内部的な利用であっても，私的使用には該当せず，違法です.また私的使用のためであっても，代行業者等の第三者に依頼して上記の行為を行うことは違法となります.

JCOPY ＜（社）出版者著作権管理機構 委託出版物＞
本誌の無断複写は著作権法上での例外を除き禁じられています.複写される場合は，そのつど事前に，（社）出版者著作権管理機構（TEL 03-5244-5088, FAX 03-5244-5089, e-mail：info@jcopy.or.jp）の許諾を得てください.

乱丁，落丁，印刷の不具合はお取り替えいたします.小社までご連絡ください.

羊土社のオススメ書籍

病棟指示と頻用薬の使い方　決定版

持参薬対応や病棟でのマイナートラブル対処まで、
意外と教わらない一生使える知識の詰め合わせ

松原知康, 宮﨑紀樹／編

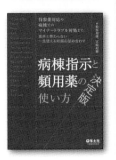

歴代No.1のレジデントノートの「病棟指示」の特集が超パワーアップ！　最適な指示のための
考え方から,その後のDr.Callまで病棟業務の勘所がこの1冊で!

■ 定価4,950円(本体4,500円+税10%)　■ B5判　■ 296頁　■ ISBN 978-4-7581-2397-6

医師のための処方に役立つ薬理学

診療が変わる!薬の考え方と使い方

笹栗俊之／著

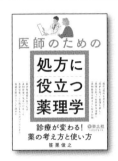

「薬理学」は日常診療にもっと使える! 薬物相互作用・モニタリング・副作用などの
「処方・診療に必須の知識」がポイントで理解できる,処方に携わる全医師におすすめの1冊.

■ 定価4,400円(本体4,000円+税10%)　■ A5判　■ 414頁　■ ISBN 978-4-7581-2417-1

すべての臨床医が知っておきたい
リウマチ・膠原病の診かた

これならわかる!主要徴候から導く鑑別診断のポイント

橋本　求, 神野定男／著

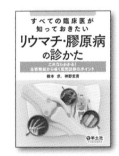

多彩な症状を呈し難しいイメージのあるリウマチ・膠原病. 関節炎をはじめとした主要徴候か
らアプローチすることで, 可能性のある疾患が整理でき,診断の考え方が身に付く!

■ 定価5,500円(本体5,000円+税10%)　■ A5判　■ 416頁　■ ISBN 978-4-7581-2419-5

医師1年目からの　100倍わかる!
胸部X線の読み方

解剖の基本 × 画像の見え方 × 絶対に見逃せない頻出所見まで
臨床で本当に必要な知識を放射線診断専門医が厳選してまとめました

田尻宏之, 橋本　彩／著

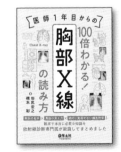

豊富な画像とシェーマから胸部X線読影の必須知識を学ぶ総論, 頻出疾患・病態の見え方を
学ぶ各論で, 異常所見を見落とさないための読み「型」が身につく!自信を持てる!

■ 定価5,170円(本体4,700円+税10%)　■ B5判　■ 376頁　■ ISBN 978-4-7581-2407-2

発行　羊土社 YODOSHA　〒101-0052 東京都千代田区神田小川町2-5-1　TEL 03(5282)1211　FAX 03(5282)1212
E-mail：eigyo@yodosha.co.jp
URL：www.yodosha.co.jp/

ご注文は最寄りの書店, または小社営業部まで

羊土社のオススメ書籍

長澤先生、腎臓って結局どう診ればいいですか？
適切な判断のための診療センスが身につき、
食事・薬物療法からコンサルトまで自信をもってできるようになる

長澤 将／著

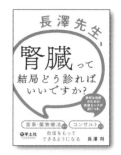

血圧・血糖管理、食事指導、腎生検の仕方……腎臓病の治療指針はたくさんあるけど、結局どう診ればいいですか？ そんな悩みを解決する、具体的な腎臓の診かた教えます！

■ 定価3,960円（本体3,600円＋税10%）　■ A5判　■ 213頁　■ ISBN 978-4-7581-2394-5

病態がみえる 検査値の本当の読み方
ルーチン検査の見かたが変わる、病態把握と診断・治療に活かす7つの視点

本田孝行／監，松本 剛／編

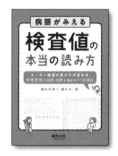

血液・尿検査の結果を使いこなせれば、診断・治療の精度をもっと上げられる！ 病態の改善・悪化で検査値がどう変動するか、注目すべき検査項目は何か、症例経過を通し解説

■ 定価4,400円（本体4,000円＋税10%）　■ B5判　■ 280頁　■ ISBN 978-4-7581-2416-4

患者さんを総合的に診るための 内科外来これ一冊、必携書

大玉信一／著

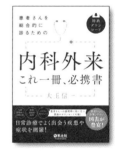

一般外来で診察する機会の多い疾患を網羅．診断や治療薬など，実臨床で本当に必要なことを厳選してわかりやすく解説！ これ1冊でなんとかなる，日常診療の必携書！

■ 定価9,680円（本体8,800円＋税10%）　■ B5判　■ 541頁　■ ISBN 978-4-7581-2420-1

シリーズGノート
まずはこれだけ！ 内科外来で必要な薬剤
自信をもって処方ができる、自家薬籠中のリスト

木村琢磨／編

内科外来で使う薬を厳選！ 多くの類似薬の中から患者背景に合わせて使いこなせるための，自家薬籠リストです．自分で自家薬籠リストを作成する際の拠り所にもなる1冊！

■ 定価5,280円（本体4,800円＋税10%）　■ B5判　■ 302頁　■ ISBN 978-4-7581-2358-7

発行　羊土社 YODOSHA

〒101-0052 東京都千代田区神田小川町2-5-1　TEL 03(5282)1211　FAX 03(5282)1212
E-mail：eigyo@yodosha.co.jp
URL：www.yodosha.co.jp/

ご注文は最寄りの書店，または小社営業部まで